鄭旭輝 著

當自己的按摩師

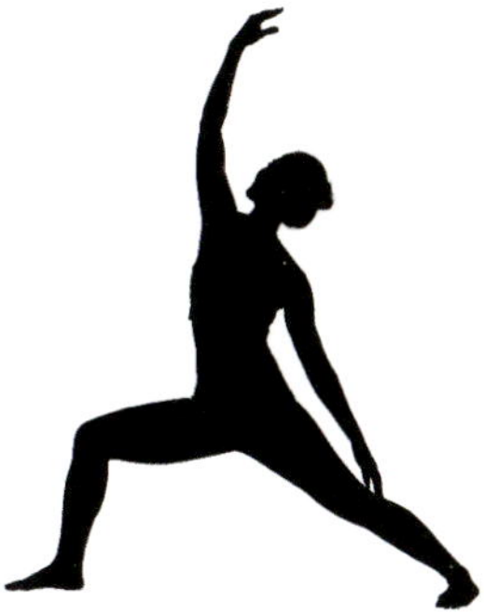

深層肌筋膜自我放鬆術

熱銷回饋版

方舟文化

CONTENTS

chapter 5

鬆筋自己來 6種姿勢擺位＋24區按摩操作圖解 114

結合筋膜放鬆與瑜伽，獨家深層肌筋膜放鬆術
以正確的角度和力道作用至深層，活化筋骨，舒展身心！

作者序

進入自我按摩的世界

還記得上一次身體輕鬆又舒服的感覺嗎？
那時候，連心情都是閃亮的！
放鬆，就是那把轉動身心活力的鑰匙！

記得小時候，每天看到許多人進出家裡。他們總是充滿了希望與期待來找父親，離開家裡的時候可以看到他們滿意的神情並十分感謝父親；也常聽到有人提到困擾他很久的痠痛問題，終於被父親處理好了，他們對父親的徒手按摩技術充滿敬佩與尊重。也因為這樣，大人們對我們這些孩子總是特別好，常有人不斷地鼓勵我一定要把父親這門徒手按摩的技術學好，這樣可以幫助許多人，有些人會在等待父親按摩的時候請我幫他按摩，雖然是胡亂按壓一通，但總會給予我肯定，這對一個孩子來說是很大的成就感，就這樣淺移默化中，我日後也走向徒手按摩的道路。

國中時期，家中湧進許多運動員來按摩，其中也包含了現役的國手運動員。運動員的訓練量相當大，運動後即使做了伸展，也不一定能完全放鬆到每個細節，這時候就會請我們幫忙放鬆，促進解除疲勞、恢復精神以及伸展放鬆不足的部位，有時也會有受到拉傷或扭傷等運動傷害的運動員，請我們以按摩促進血循，幫忙加快傷後復原。在教練與我們按摩的配合之下，當時的運動員總是能維持不錯的水平，能迎合接下來的訓練量，在成績上也有不錯的表現。

父親的徒手按摩技術傳承自舅公，常聽父親說，舅公的按摩技術源自於年幼時曾向中國的國術老師學習武術，當時習武是為了強身建體，而當時的國術老師也會教授一些傷科的處理，當時的想法是習武之人一定對身體各方面比較了解，加上習武過程難免有一些傷害，因此會學一些醫術來強身治理。但舅公只傳給父親徒手按摩的技術，而且在來往的客戶之中總會聽到他們說沒接觸過像我們家這樣按摩的手法，這也讓我對按摩起了更多的興趣，想進一步了解。

退伍是多數男孩長大成人的指標，傳承父親的工作之外，也想幫助更多人解決痠痛問題，因此退伍後我正式執業作為家傳第三代的按摩師。為了想更了解家傳的按摩手法與他人的差別，開始參加台灣按摩相關的協會課程，物理治療師設立的一般大眾解剖課或各種給健身教練、按摩師的身體相關課程。工作之餘的進修，一部分是因為求知慾被打開了，想知道為什麼按摩可以改善人們的活動水平。另外也想知道除了按摩，可以給予顧客什麼樣的自我伸展活動建議，而接觸了瑜伽，參與美國瑜伽聯盟二〇〇小時師資認證（Yoga Alliance RYT200）與運動訓練，國外的自我按摩課程、各類身體解剖學等等，直到現在也持續進修第二個美國瑜伽聯盟二〇〇小時的師資認證。這其間學到不少徒手按摩手法，也越來越明白有各種按摩手法而且都有一定的功能。也了解按摩手法若加上活動練習，可以提高生活或運動中的活動水平，也漸漸發現現代都市人的許多痠痛問題，已經與以前的農業和工業社會的生活型態有所改變。

十多年的執業經驗，我發現人體筋骨肌肉的不適感，甚或神經衰弱、內臟失調等問題，多數都和我們生活中的「姿勢」有關。現代生活型態大多時間都是坐著，甚至夜晚睡覺一連數個小時，不知不覺中也可能是屈著雙腿、蜷縮著身體，起床後坐著吃早餐、開車、騎車、搭車，到辦公室坐在電腦前工作，然後回到家還是坐著休息、低頭滑手機看平板，要不然就是身體歪斜窩在沙發上看電視，直到睡覺時再彎屈著身體睡覺。

低頭、彎腰、駝背、聳肩、久坐等姿勢「凍態」每天周而復始，再加上人的眼睛長在前方，我們的手腳總是向前伸，走路、看手機、打電腦、開車、騎車、煮飯、打掃……就連為了健康而做的運動，也多半是重複使用固定的某些肌群、某些特定方向角度的動作，長期下來，就會導致身體有些部分過度疲勞而緊繃，相對應的肌肉則被迫延伸拉長，時間一久，全身原本應該彈性平衡的肌肉與外層肌筋膜系統，陷入「有些地方短又緊、有些地方過度被拉長」的不平衡狀態，連帶造成血液循環與神經傳導不順暢，痠痛、發炎、代謝異常，甚至焦慮、鬱悶等情緒問題一個接著一個形成。

你的自療本能，還在嗎？

人類最初的原始生活中，沒有像現代的醫療機構和專門醫生，身體不適或受傷時，人們會本能地在患處按壓或摩擦，藉以減輕疼痛、止血，這就是人與生俱來的自療能力。自石器時代開始，人類更懂得運用器具，像是利用石頭或樹枝等隨手可得的東西，在雙手搆不著的背部或不舒服的部位抓癢、推揉和輕輕敲打，除了能緩和不適感，也能讓身心感覺更輕鬆、舒適，這可說是人類自療能力的再進化。

如果觀察動物，會發現牠們也常有類似的動作：熊會用背部摩擦樹幹，狗用屁股來摩擦地板，貓則經常在牆角來回磨蹭背部……這些都是自然、直覺的自我護理行為，在手腳不方便觸碰操作的部位，想辦法用外物加壓或摩擦來解決問題。人類跟其他動物同樣都有這種本能，但最大的差別，在於隨著知識與技術的演化，我們逐漸從「本能自療」轉變為依靠「外治方法」。

外治醫療的概念和技術不斷發展，然而，自我療癒力或多或少仍留存在每個人的本能中，當腳趾踢到東西，我們還是會直覺的用手壓住疼痛的腳趾頭；牙痛時會用手壓住牙痛的部位；頭痛或手腳痠痛時，會自然地敲打或揉搓痠痛的地方；當腹部不舒服時，你是不是也會彎著身體、用手抱著肚子，透過這些摩擦、按壓、調整身體姿勢的動作，減緩了疼痛感，也巧妙穩定了情緒，這是因為血液循環、身體張力的改變，進階也改變了體內的代謝、免疫、神經調節等身體的許多能力，生命本能都在這時候一併被啟動起來，身體的緊繃、淤塞、結節因而有機會得以放鬆，讓身體機能重新回到平衡循環的狀態。疼痛解除了，肢體活動靈活俐落，人的身心自然就能輕鬆愉快。

這些跟隨人類歷史流傳下來的自療本能，我們還保有多少呢？是否經常忘了善用，甚至心中有所懷疑、壓根不信？以至於當身體只是輕微不適或痠痛時，仍一味地尋求藥物、針劑、貼布等外治醫療方法呢？

雙手，是活化人體最好的按摩師

維持人體機能運作的兩大項目，就是血液循環和神經傳導。這兩大項目若受到壓迫或阻塞，輕則讓人感覺身體不適、心情煩躁；重則引發疾病、中風甚至衰竭。這兩大系統分支細微且複雜，以網絡狀遍布全身，而且都包藏在肌肉內外的筋膜組織中，也就是說，全身的肌肉和內外筋膜組織若能維持活動力正常、張力平衡，沒有緊繃、沾黏等阻礙血循和神經的狀況，就能保障人體基本的健康運作。

問題出在現代人普遍運動不足，加上生活姿勢不良，使得肌肉無力或過度緊繃的不均衡現象並存在身上；另一方面，運動鍛鍊肌肉固然重要，但許多人忽略了自己的體況條件，如果運動種類不適合自己，或運動前未充分暖身，運動後也沒有再多花一點時間做舒緩伸展的動作，或身體狀況不佳，還過度做拉伸、重訓等，其實都會造成越運動身體越緊繃、痠痛越加劇的反效果，即使是本質溫和的瑜伽或健身操，同樣可能造成運動傷害和痠痛。

雙手，其實一直是人類最貼身的醫生、按摩師。對於姿勢不良、不愛運動、運動不當或運動過度的各種肌肉緊繃問題，除了要積極改正錯誤的姿勢和運動方式，最好還能經常幫肌肉、筋膜活化與舒緩，這種長期柔性保養的方式，就是來自我們與生俱來的徒手治療本能——自我按摩。雙手每天在身上「東摸摸、西摸摸」的時候，其實就能細緻敏銳地找出緊繃、結節和痠痛的地方，以按壓、橫推等簡易的按摩手法，使該處放鬆舒緩；相對感覺比較無力的肌肉部位，也可以透過按摩加以促進血循、活化神經。在問題發生的第一時間緩解症狀，隨時關注全身張力的平衡，是解除痠痛和不適感的第一步。

徒手按摩，從深層肌筋膜下手！喚醒我們遺忘在身體裡的各種「活」力

近年來民眾的健康意識與自療養生風氣盛行，按摩不僅是自古流傳的保健方法，對身體的作用緩和且適用年齡對象很廣，因此一般人的接受度很高，有人會請按摩師幫忙「抓龍」、「馬殺雞」，另一方面學習「自我按摩」也成為新興的風潮，但如果光是學習按摩師傅的動作，依樣畫葫蘆是不夠的，力道太小或力氣太大，以及按摩的部位與角度不對，都有可能達不到功效，甚至讓身體變得更緊繃。

按摩著力的主要部位不只針對皮膚和肌肉，應連同深層的「肌筋膜」一起觸動。肌筋膜是人體龐大的軟組織系統，包覆在肌肉外層也深入內部，負責多種功能，包括：包覆穩定、全身連結，架構出讓血管與神經、淋巴穿梭的管道，以利全身營養和訊息傳遞，同時筋膜含有豐富的水分，位於肌肉間的筋膜能使肌肉束間順暢的滑動，人體動作才能靈活俐落。

如同遍布人體的一張大網，全身各處的肌筋膜都互相連動與平衡著，也因為全身的肌肉、內臟都被肌筋膜包覆、懸吊與固定著，所謂牽一髮而動全身就是這個狀態：任何一處肌筋膜出問題，全身各處都會受到牽扯。肌筋膜的最大特性是：遇到過度的壓力或刺激就會攣縮！如果身體某處的肌筋膜發生攣縮，身體其他部位的相關組織也會連帶受到影響，跟著改變平衡和功能流暢性，嚴重甚至關節與骨骼位置也會因為不均勻的拉力而歪斜，造成全身性的健康大風暴。

相對的，如果出問題的肌筋膜部位能恢復正常，後面一連串的影響就能跟著改變，這也正是按摩要達到的重要目的——解除局部問題，停止連鎖反應。所以，按摩前「透過活動找出自己的緊繃部位」是十分重要的，找出緊繃不適的地方，在該區域施以正確的按摩手法，鬆解緊繃、淤滯結節的情況，對症「下手」，就能促進身體重新恢復整體的平衡。有時身體多處看似不相關的痠痛、緊繃、無力等問題，在找對問題位置，施以正確的按摩之後，極有可能「咻一下」同時消失，讓你意外驚喜！因為，全身的肌筋膜和肌肉組織，都是彼此互相連動影響的！

善加活用我們與生俱來的徒手自療本能——自我按摩，可說是現代人養生保健最全方位的一帖處方，更棒的是，方法直覺而簡單，每個人在家裡就能隨時自行操作。

感謝方舟出版社邀請我完成這本自我按摩的書，這讓我更加不斷的研習進修，希望與各位讀者分享安全的資訊與多年徒手自療的經驗，提供讀者真正實質且有幫助的內容，是我寫這本書的出發點。

SELF MYOFASCIAL RELEASE

痠痛OUT 肌效UP！

打破「硬叩叩」緊箍咒

現代人幾乎都中的「筋膜症候群」，你也上榜了嗎？

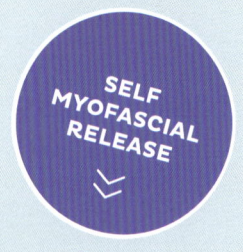

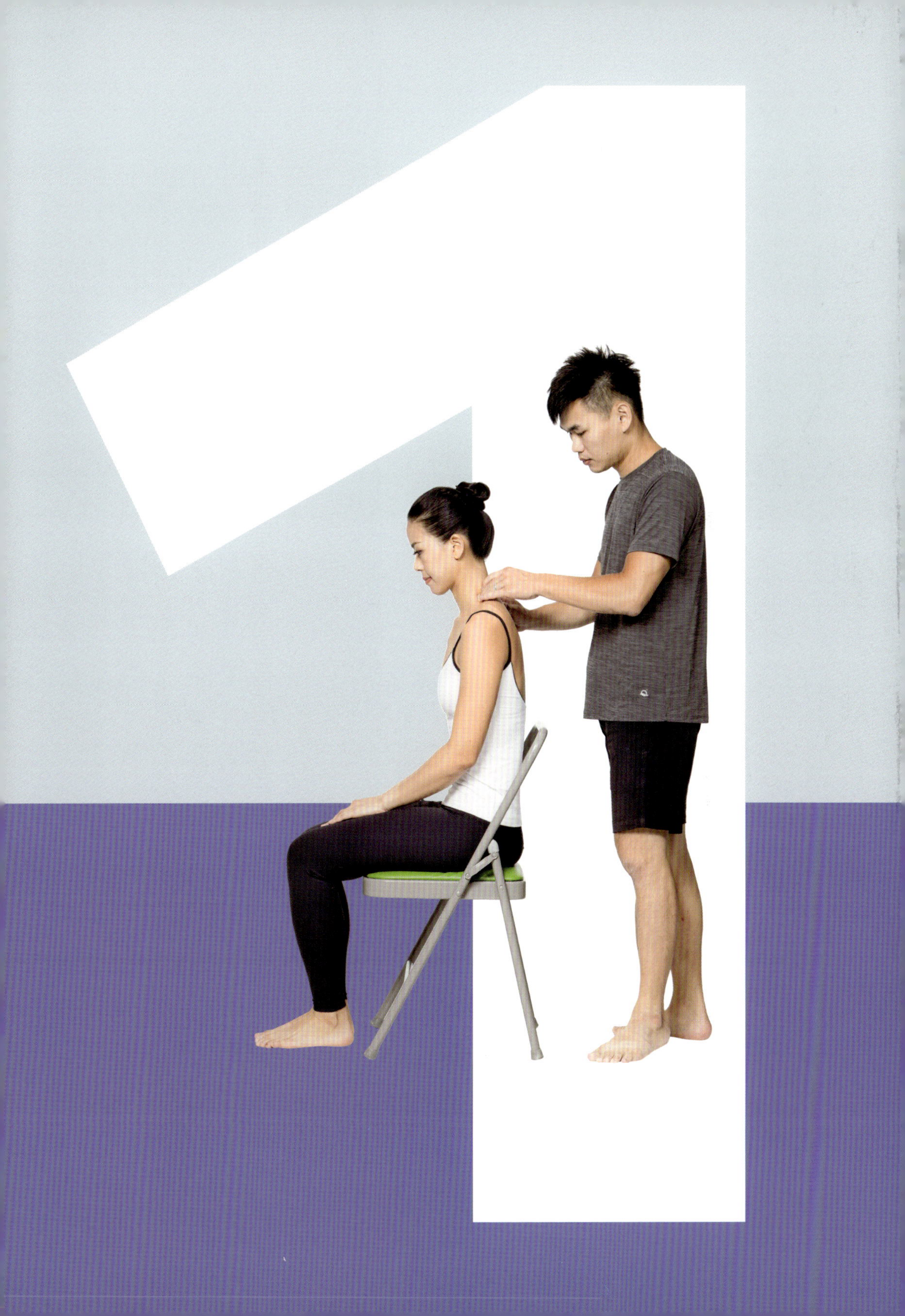

現代人深受其苦的痠痛、僵硬、不適感，經常忽隱忽現、時好時壞，甚至疼痛緊繃症狀會在身體到處「跑來跑去」換地方發作，雖稱不上急症，卻足以擾亂每天的生活和心情。你是否有時也會感覺頭昏昏脹脹、眼睛乾澀、肩頸僵硬、腰痠背痛？肌肉經常容易緊繃、拉傷或是扭傷？手肘或手腕周圍容易痠痛？身體某些關節轉動的角度變小，稍微拉伸大一點就會疼痛或卡住？這些現象可能就是「筋膜症候群」找上你了！筋膜症候群和長期的姿勢不良、運動不當有直接關係，不經意間一點一滴造成身體內的微損傷、血液循環差、代謝功能不佳，或是經常的情緒緊張也是一大原因。現在就來看看原本應該柔軟、靈活的身體，一旦筋膜張力失衡會發生什麼樣的後果。

OUT 1 筋膜管很寬 當心全身拉緊報

經常感覺疼痛、痠麻、浮腫、不靈活、難以描述的「不舒服」……這些症狀，都有可能是你的筋膜出問題了！

筋膜的主要組成為水分和膠原纖維，架構起讓血管、神經、淋巴等其他軟組織穿梭、分布的彈性空間，有些筋膜位於皮膚下層，有些筋膜包覆著各處的肌肉、內臟、骨骼，人體所有的生命機能與活動力幾乎都會受到筋膜的影響。左圖列出經常發生在現代人身上的筋膜張力失衡狀況，許多人只會注意疼痛或感到緊繃的部位，但肌筋膜緊張會產生的連鎖反應遠多於我們一般的想法。例如：嘴巴張合兩側張力不平衡，可能會直接影響到腰髖或是足底的筋膜張力，時常腰酸的人，其緊繃也可能來自於前側的筋膜張力等等。同時，筋膜組織十分敏感，會隨著壓力、運動、情緒、環境等各種不良因素而緊繃、損傷，症狀時隱時現、全身都可能發生，看診時不容易描述清楚，因此很難有效的醫治，多數人都靠著貼布、噴劑、止痛藥來短打治標。其實，這種生活型態引發的「文明病」，無法一治久癒，最有效的方式，就是日常的姿勢調整與自我按摩保養，預防勝於治療。

筋膜張力失衡對身體活動度的影響

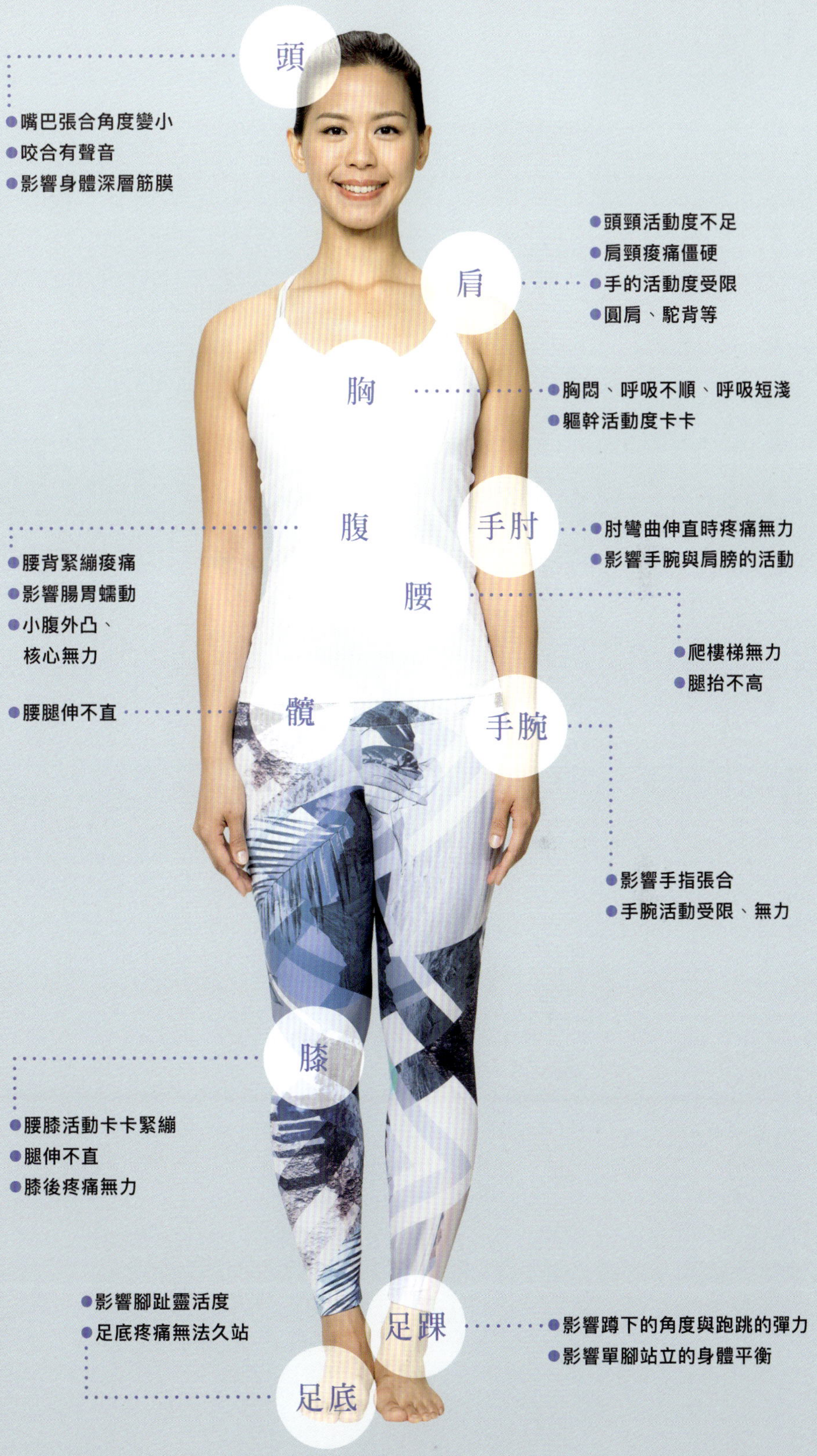
頭
嘴巴張合角度變小
咬合有聲音
影響身體深層筋膜
肩
頭頸活動度不足
肩頸痠痛僵硬
手的活動度受限
圓肩、駝背等
胸
胸悶、呼吸不順、呼吸短淺
軀幹活動度卡卡
腹
腰背緊繃痠痛
影響腸胃蠕動
小腹外凸、
核心無力
手肘
肘彎曲伸直時疼痛無力
影響手腕與肩膀的活動
腰
爬樓梯無力
腿抬不高
髖
腰腿伸不直
手腕
影響手指張合
手腕活動受限、無力
膝
腰膝活動卡卡緊繃
腿伸不直
膝後疼痛無力
足踝
影響蹲下的角度與跑跳的彈力
影響單腳站立的身體平衡
足底
影響腳趾靈活度
足底疼痛無法久站

OUT 2

緊繃、沾黏！瘦痛症與慢性病的大溫床

現代人不自覺的生活型態和不良姿勢，或是同一個姿勢維持太久，長期下來某些部位的肌肉和筋膜變得緊繃，問題拖久了甚至會開始缺水、組織沾黏，身體氣血不通、神經受壓迫，就會逐漸形成各種痠痛症和慢性病。

所謂「柔能克剛」，要解放硬叩叩的身體，恢復身體均衡的柔軟與彈性，除了要注意坐、臥、站、走各種姿勢的正確性，並且要經常活動身體，不要久坐不動。另一方面，在運動之前，可以按摩的方式從「促進血液循環」、「強化神經傳導」兩大基本功下手，不僅可以減少運動傷害的機率，還能使運動表現提升。而運動後，按摩配合拉伸動作也是重要的保健祕訣，多花幾分鐘讓運動後的肌肉能充分的舒緩、放鬆，可以減輕疲勞感，並使肌肉線條恢復順滑度，避免蘿蔔腿、鐵腿等肌肉緊繃痠痛的問題產生。

目前按摩應用最廣的兩大類型，其一為養生舒壓、美容塑身、運動前後的「保健式按摩」；另一類為「醫療式按摩」，應用在疾病和運動傷害的整治、復健上，對情緒的改善和治療也有幫助。在按摩操作手法的細緻度上，身體各部位的操作方式被研究得更為仔細，可以看到標榜針對皮膚、淋巴、肌腱、韌帶、肌肉、穴位等個別部位的療程或運動。

實際上，人體組織具有互相連通的影響性，只要是觸動某一個部位，都會同時連動作用到周遭和遠端的其他部位和組織，也因此，各種按摩方式最後的效果都是全身性的，都在追求全身的平衡。

OUT 3

按摩的四大促進力 重新找回全身的張力平衡

如果你有容易焦慮、緊繃、痠痛等前面所述及的筋膜相關症狀，以及不當的姿勢習慣與生活型態，先別急著鍛鍊肌肉、追求人魚線和重量訓練，首先，可以先做輕緩、柔和的按摩！按摩為什麼能應用在保健、美容、心理、物理治療這麼多種項目上，發揮如此多樣化的效果呢？當按摩這種外在力量作用在人體時，究竟會對我們的生理和心理產生什麼樣的改變？現在就讓我們來探究這「一觸多效」的人體反應吧。

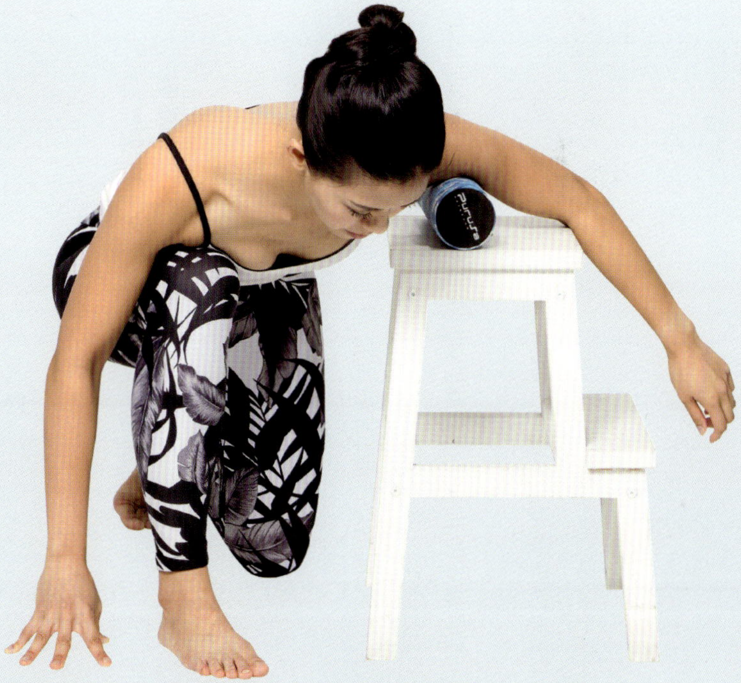

Q1 按摩明明是施予壓力，為什麼身體卻覺得放鬆？

A 按摩作用 促進體內水分流動，加速氣血循環

人體的組成中有七成是水分，所以，當外部施加壓力時，必然會立即影響到人體內部液體的流動狀態。尤其負責輸送營養精華到全身各個組織的血液，其中99%都是水，連結全身肌肉和內臟的筋膜組織也富含70%的水分，使得肌肉能在潤滑狀態下順利的伸縮活動。人體的組織細胞若缺少水分和血液的滋潤，輕則影響機能，重則失去功能！

常見的按摩手法中：推、油推、按壓、擠壓等動作，都是為了提高體內的血流速度，血流速度加快，除了讓傳送養分更順暢，同時能增加血管彈性、避免血管阻塞，並且有利於排毒，同時，也能鬆開筋膜緊繃的纖維，使其不會因為攣縮而缺水沾黏。在其他的養生保健方法中，常用熱敷、泡腳、泡熱水澡等方式來增加血管擴張，也是為了使血液和水分流動更順暢；醫療儀器裡紅外線、超音波、冷熱敷、電療（肌肉收縮時會擠壓血管，藉此促進血液流動）、增生療法（PRP、高濃度葡萄糖）；中醫常使用的拔罐、滑罐、刮痧，部分目的也是為了促進人體血液和水分的流動。

人體的水路和血路通暢，活動力、代謝力、免疫力和自癒力都能保持活化，身體自然就會感覺輕鬆、舒服，心情也能平穩愉快。

Q2 為什麼按一按、壓一壓，痠痛感就消失了？

A 按摩作用 刺激粗神經，減輕疼痛不適感

人體有許多「感受器」，負責偵測體內、體外環境的變化，當外部給予作用或壓力時，身體的感受器就會受到刺激而產生訊號。這些接收外部刺激的感受器，多數都分布於筋膜等軟組織上，相較之下，肌肉上的反而比較少，也因此，按摩除了針對肌肉，也要一併觸動到筋膜組織才會有更好的效果。人體的感受器可分為以下幾類：

- **機械感受器** ↓ 傳導觸覺、壓覺。

- **溫度感受器** ↓ 傳導溫覺、冷覺。
- **傷害感受器** ↓ 對刺激的反應較前兩者的門檻高。
- **化學感受器** ↓ 對各種不同的致痛刺激較敏感。

按摩對於改善人體痠痛、不適感之所以有效，是因為透過觸覺、壓覺、冷熱覺的刺激作用，可以減少人體原有的疼痛感受度（但並非所有的疼痛感）。根據「閘門控制理論」(gate control theory) 的分析，疼痛若是經由較細的神經纖維傳導至大腦，傳導路徑的閘門會比較大，人感受到的疼痛就會比較大；反之，經由較粗的神經傳導至大腦，傳導路徑的閘門會變小，疼痛感也就會變小。

透過適度的摩擦、按壓，或是冷熱等按摩手法的刺激後，人體的神經傳遞，就會變成由較粗的神經纖維來傳遞，而使閘門縮小，因此，能減少疼痛或不適感傳遞至大腦的訊號。這也是為什麼被蚊子叮咬感覺疼痛搔癢時，我們會用涼涼的藥膏來回塗抹患部；其他情況造成緊繃或痠痛，我們也會直覺地在該部位摩擦或按壓，這都是人體的經驗本能，藉此達到放鬆、舒緩、減輕痠痛的作用。

Q3 身體不再緊繃，好像思路也變得比較清晰了？

A 按摩作用 平衡全身張力，機能效率更提升

筋膜在人體的分布很廣，人體可說是由一層層的筋膜連結包覆各種器官、組織包覆而形成的。如果能維持全身筋膜的張力平衡，就能維繫肌肉、臟腑、骨骼、血管、神經、淋巴腺體等的穩定，可說是全身健康和活力的基礎架構。若由外部按壓、撥動時，筋膜的張力會被改變，按摩放鬆的原理，就是由體外施加壓力於筋膜上，促使按壓部位的筋膜纖維張力增加，再加上輕微幅度的單方向推撥手法，鬆開肌肉束之間滑動的空間，把緊繃、結節不通的部位放鬆開來，原本的緊繃點獲得解除，全身張力重新恢復平衡，身體自然會感到靈活輕鬆，神經系統能順暢運作，人的感官和思路、注意力也會提升。

人體張力的改變，不能只看力學上的狀態，必須把整體因素考量進來，按摩並非只是皮膚表面的觸碰，而是同時影響到按摩部位以及連帶更遠處所有相關的組織。即使我們只是在休息，體內的筋膜纖維仍會自然維持在

某種張力狀態，除了按摩能施力改變，外部氣候溫度的變化、情緒精神上的狀態，同樣也會影響筋膜的張力。因此，按摩的手法本身，以及按摩時的環境舒適度、按摩時身體和心情是否都放鬆了？這些都是自我按摩要一併考量的條件。

Q4 按摩有益身體健康，也能讓心情比較輕鬆愉快？

A 按摩作用 調節自律神經，有助穩定心跳與情緒

呼吸可以反映和改變一個人的生理和心理狀態。一般在不自覺的狀態下，呼吸是交由人體延髓中樞自動執行的，人在遇到生氣、壓力、危機時，呼吸會變得急促，「交感神經」會處於興奮狀態，因此會心跳加速、肌肉緊繃、血管收縮，整個人處在備戰或逃跑的緊張狀態中；人在休息和放鬆時，身體對氧的需求會減少，尤其是處於安穩舒適的環境中，呼吸會自然變得緩慢均勻，這時候「副交感神經」就會被緩慢的呼吸所誘發，讓肌肉得以放鬆、血管擴張、腸胃蠕動增加。

呼氣與吸氣，對於自律神經中的交感、副交感神經都有直接的影響性。呼吸的狀態，會透過神經系統，快速影響身體許多機能的變化，有利的一點是，我們可以用自主意識來控制呼吸，在自我按摩時，技巧地牽動呼吸相關的肌肉與筋膜，配合呼吸節奏的調整，就能影響自律神經的變化與心跳速度，情緒也會跟著改變，主要訣竅就是——在按摩施與身體壓力時吐氣。光是這麼做，就能夠提高按摩放鬆的效率。

以上按摩對人體的四種重要作用，在生理、心理層面都能產生良好的效果，只要善加運用，就能改變我們生活中的活動力、健康和情緒表現。

摩法MEMO

按摩的10種有感功效

增進循環與代謝

——促進血液循環，使全身機能活絡

——加速排除體內毒素，減少體內發炎

——增加血管彈性，避免動脈硬化

活絡自癒修護力

——減少運動後肌肉緊繃和痠痛感

——幫助微損傷組織加速復原

——增加本體感的敏銳度

穩定自律神經系統

——調節自律神經，減緩或提升精神張力

——減少心率變異（HRV）

——減少憂鬱，維持穩定平和的情緒

——增加活動意願，提升運動表現和效能

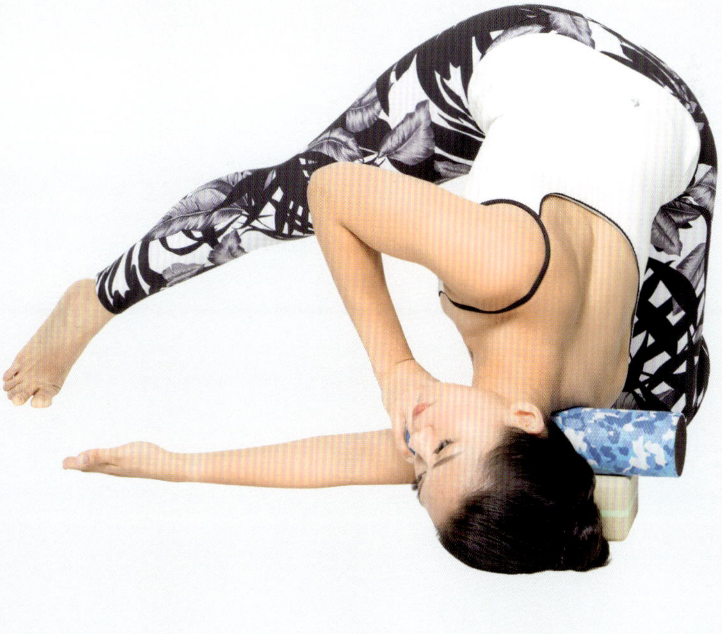

SELF MYOFASCIAL RELEASE

人體
肌筋膜地圖

找到身體的最佳放鬆點

緊繃沾黏，健康免彈！透視人體最大的感受器網絡

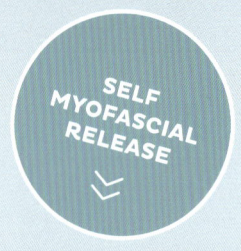

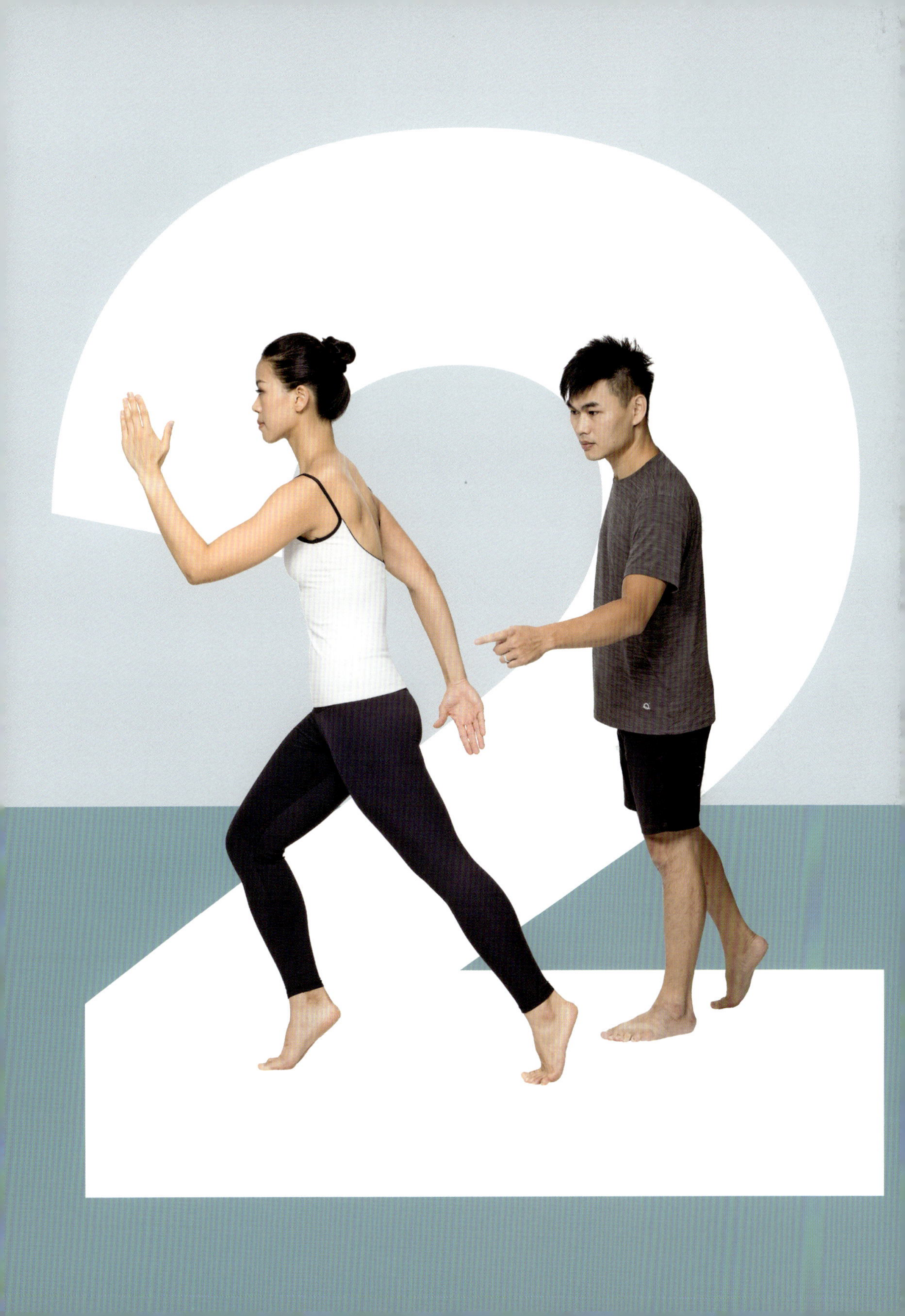
2

人體的主架構是硬質的骨骼，但是因為有肌肉、筋膜和其他軟組織的包覆與互相連結，才能使人體成為一個可以多向度活動的彈性體。除了提供彈性，筋膜系統還有固定肌肉和內臟位置的重要作用，使人體內的器官組織不會「亂跑」或「移位」，各司其職的維持正常機能。由於筋膜呈網絡狀連結整個人體，同時有血管、神經、淋巴和體液等穿流其中，影響力無所不在，也因此，筋膜問題在全身各處都可能發生。

RELEASE 1

筋膜為什麼需要放鬆？

一處緊繃，就是全身的地雷

生活中姿勢不良、情緒緊張、生理受到刺激，或是過去的創傷紀錄、運動傷害，都可能造成筋膜微損傷、組織沾黏、結節硬化，進而引起發炎、腫脹，壓迫到穿梭其中的血管、神經和淋巴等組織，使得血液循環不順暢、神經傳遞不正常、代謝排毒功能減退，脊椎和骨骼也可能因為肌肉筋膜張力不均而歪斜，身體從局部到大區域的機能異常，都可能促使行動受限、痠痛、發麻、內臟失調、情緒不穩等問題產生。

由於筋膜無所不在，而且全身互相連結，問題會四處傳遞，像骨牌一般的連帶影響，頭、肩、頸、手、上背、下背、腰、臀、腿，全身有肌肉、內臟、骨骼之處，都有可能出現筋膜問題。所以，我們的身體和心情都需要常常放鬆，即使是小小的「地雷」，也要儘早發現，及早除雷！

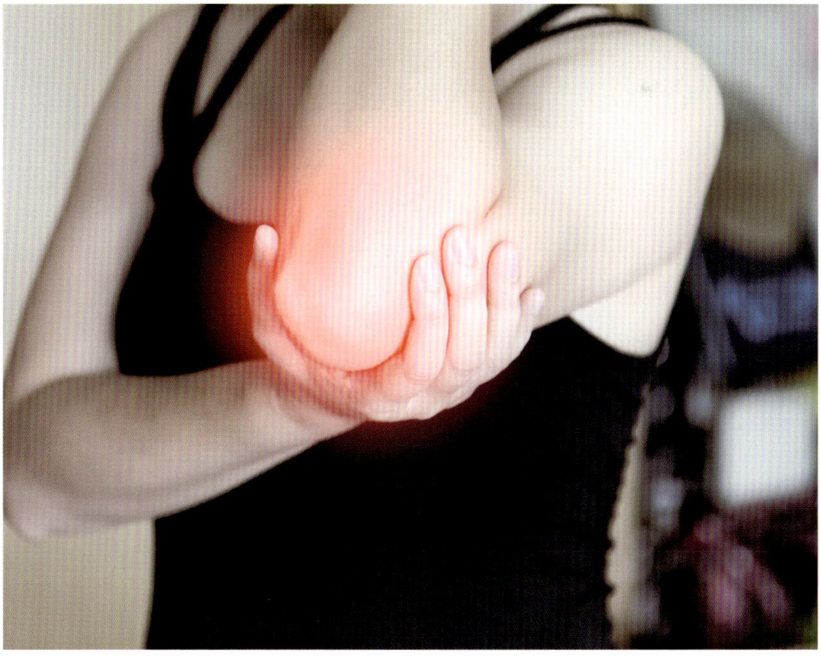

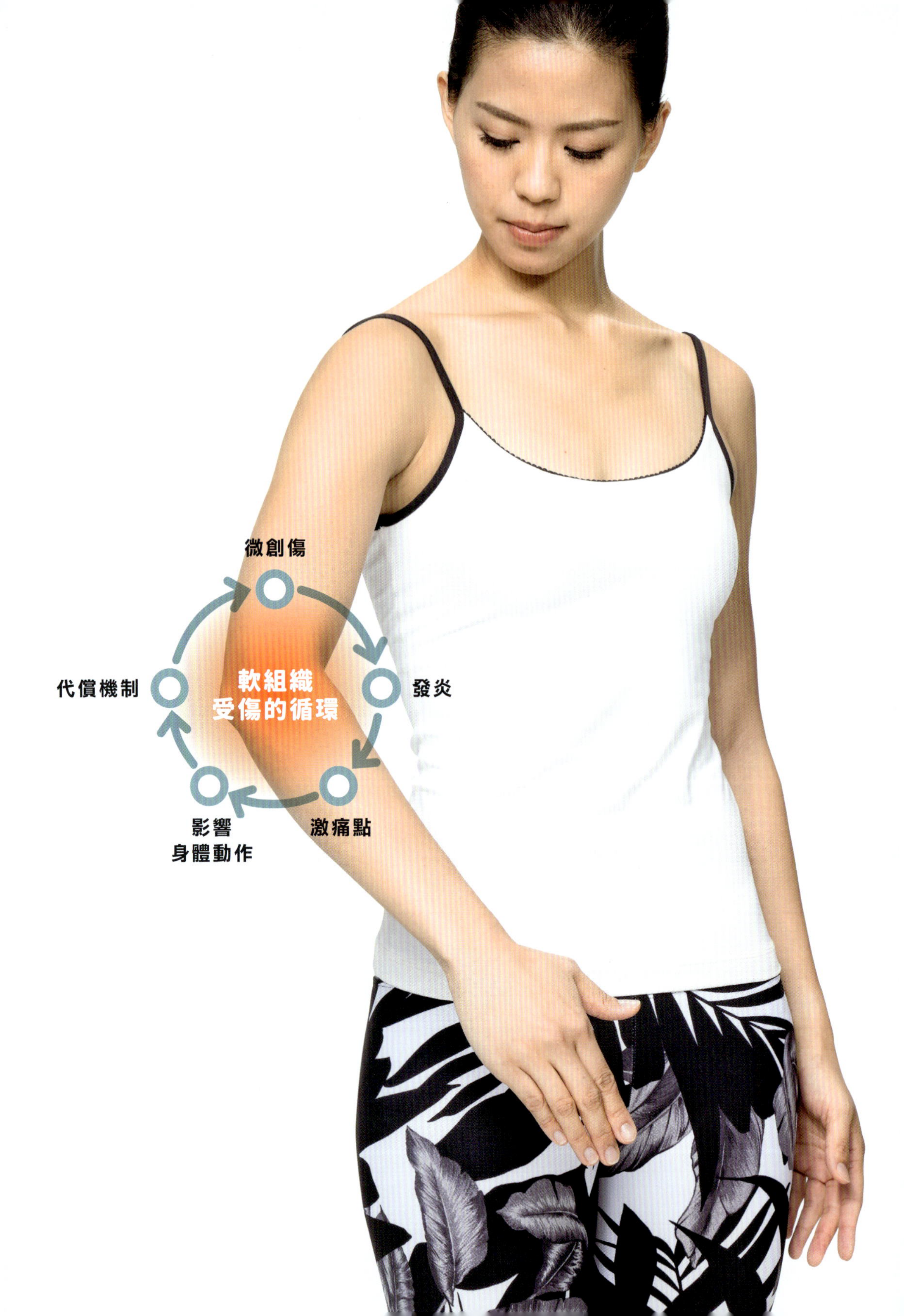
軟組織
受傷的循環
微創傷
發炎
激痛點
影響
身體動作
代償機制

「放鬆」和「鬆弛」不一樣

人體隨時都存在著一定的張力和彈性，身心舒適自然、行動靈活，就代表你的筋膜系統整體上很平衡，沒有「地雷」，或是地雷還極為微小，所以身體的感受器尚未發出異常訊號。

平常要學會「放鬆」，避免身體緊繃，但並不是要讓身體「鬆弛」喔！正常狀態下，全身都應該維持在張力平衡的狀態，「放鬆」是針對發現異常的緊繃、攣縮、結節等部位，透過按摩或伸展予以鬆解、疏通，使該處恢復正常的張力水平，解除對人身整體平衡的破壞。

「鬆弛」是相對於緊繃的另一種危害！筋膜或肌肉因為缺乏運動或拉伸過度，喪失了原本正常的張力，變得無力、沒有彈性，這對全身的平衡來說，也是一種要積極處理的地雷，可以運用按摩的促進作用來強化改善。

若是無力的原因，是因為身體某處緊繃縮短，造成其他部位肌肉筋膜的代償反應，因負荷過度、時間過久而變得無力鬆馳，那麼當緊繃的問題點獲得鬆解後，相對被迫拉長而變得無力的肌肉和筋膜，也能一併獲得調整和恢復。所以，不要弄錯了放鬆的真正意義，心理的放鬆也很重要，要以平和、無壓力、有愉悅感來衡量，絕對不是完全放空或精神渙散的狀態。

分辨「代償現象」，找出緊繃源點

人體活動所需的伸展和收縮，主要都來自肌肉與筋膜，當有一部分肌肉和筋膜因為受到刺激或傷害而緊繃時，這個部分會變得比平常縮短；相對的，會有對應的肌肉和筋膜因此被迫拉長開來；而身體的其他部位，則會因為要支援這些異常緊繃和無力的肌群，自動啟動「代償作用」，受牽連的各組肌肉和筋膜區域因而改變了原本應有的受力、形狀和位置，此時，全身的肌肉、筋膜和脊椎、骨骼系統，都會一起失去平衡。這種代償的情況若持續太久，一直沒有調整回來，身體就會發生痠痛、發炎、功能受損等「抗議」反應！

找出問題的「源頭」非常重要！也就是一定要找出導致一連串代償發生的緊繃部位，從關鍵處著手，才能真正解除全身的失衡狀態。平常要有防範未然的警覺心，一旦感覺到自己的身體哪裡有點緊緊的或輕微痠痛，就可以試著自我按摩，及早把小徵兆化解，隨時維持全身的張力平衡。透過本書第四章身體各活動度自我測試，既是檢查身體活動度的方法，也可以當成平日肌筋膜靈活度的練習，跟著示範動作將全身各部位動一動、伸展一下，也許很快就能幫您找出長年痠痛的問題源頭。

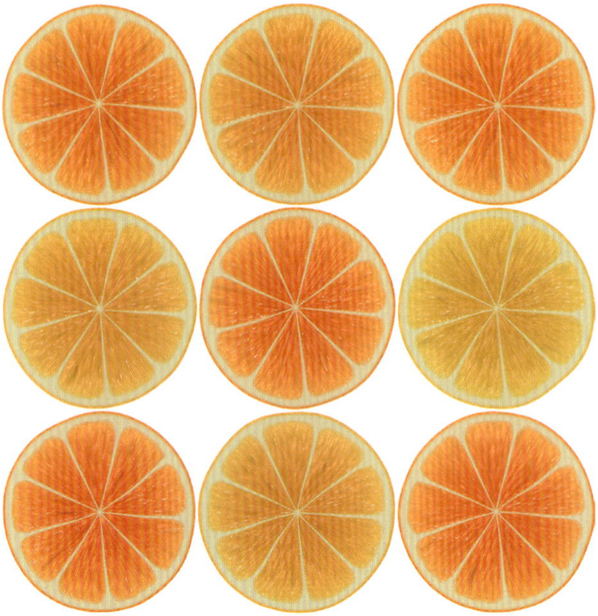

筋膜好比一張有彈性的網子覆蓋全身，像是撥開橘子，裡面有半透明的果膜包覆果肉分成好幾塊，亦或是穿上外套般，一旦肌筋膜變緊（曾受過傷），就如同穿上太小件的外套使肌肉無法正常發揮也影響到動作，久而久之就延伸出很多問題。

RELEASE 2

筋膜在哪裡？為什麼按摩它效果最好

每個人的身體，都有一張自己專屬的張力網，主要構成就是筋膜。筋膜是一種連續性的膠原蛋白纖維組織，可細分為「淺層筋膜」、「深層筋膜」與「內臟筋膜」三大種類。筋膜的網狀結構中包繞著肌群、血管、神經、淋巴、骨頭和各種內臟器官，可說人體裡外、上下，都有筋膜的連結。參考整體的人體肌筋膜分布圖，就能清楚了解身體的張力系統分布狀態。

淺層一點的筋膜是什麼樣子呢？大家可以想想看炸雞腿，撕開雞皮與雞肉之間有一層白白的薄膜，那就是所謂的「皮下組織」，也可說是淺層筋膜；深層一點的筋膜，可以看一看橘子的白色絲絡，不只在果肉外呈網狀般的包覆著橘瓣，有些白色絲絡還深入果肉中，人體的深層筋膜也是如此，有些包覆在肌肉和內臟外層，有些深入肌肉與內臟之中。

骨骼肌結構

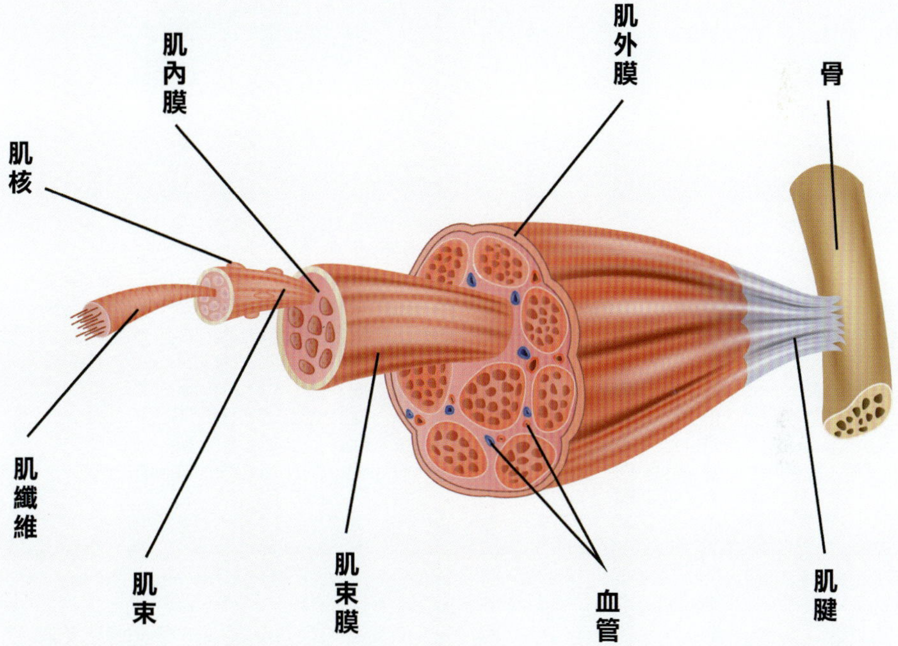

身體任何的活動，都是骨骼肌（skeletal muscles），亦即肌肉收縮的成果，人體共有600多條骨骼肌，約佔全身重量的40%。
骨骼肌有三層肌筋膜（肌束膜、肌外膜、肌內膜）包覆，因此肌筋膜健康與否在肌肉收縮運動時的力量和耐力，都直接影響到日常活動和運動時的表現。

人體主要的三種筋膜

以位置的深淺度和包覆組織的差異來區分，筋膜可分為「淺筋膜」、「深筋膜」、「內臟筋膜」三大類：皮膚表層下的筋膜稱為「淺筋膜」；包覆並分隔肌肉束的筋膜為「深筋膜」，也稱為「肌筋膜」；「內臟筋膜」主要包覆著各種內臟器官，有固定和保護臟腑的作用。

● 淺筋膜：皮下的疏鬆組織

淺筋膜位於皮膚下層，該部位儲存著脂肪和水分，也是人體部分神經和血管穿行的通道，組織較為疏鬆。淺層筋膜的本體感覺神經相當多，按摩手法和力道操作得當的話，淺層按摩也很有放鬆效果。

● 深筋膜：包覆肌肉與骨骼

深筋膜包繞著肌肉並深入內部，形成一個捲曲的網狀系統，同時也包裹著神經和血管，對於肌肉的伸縮運動特別有影響力，除了提供肌肉附著固定點，豐富的含水和彈性的膠原纖維，對肌層之間也有緩衝作用，能減少彼此的摩擦，使肌肉束與肌肉束之間能順利地相互滑行，避免活動時疼痛或動作不順。

本書的按摩教學特別著眼在這個部分，教大家如何運用舒適的姿勢擺位和按摩手法搭配工具，在家裡自行操作時，能有效按摩到深層的肌筋膜。

就像機械保養時需要上油潤滑一樣，全身的肌筋膜能夠張力均衡，含水量充足不沾黏，才能維持日常行走、運動、神經傳導、血液循環的順暢，使身心處在輕鬆愉悅的狀態，讓身心獲得徹底的放鬆。

● 內臟筋膜：保護和固定臟腑器官

內臟筋膜包繞著人體的各種器官，主要集中於胸腔和腹腔，具有保護、緩衝和固定內臟位置的重要作用。現代人經常久坐，在彎腰駝背等不當的姿勢長期壓迫下，很容易造成內臟和周遭神經、血管功能的損傷，也會導致包覆其外的筋膜與懸吊韌帶失去彈性，壓迫到其他部位，形成臟腑機能的連鎖問題。內臟筋膜放鬆需要專業人士操作，本書以自我按摩為主，所以不做示範。

摩法MEMO

筋膜三大類型

筋膜種類	位於人體的部位
淺筋膜	位於淺層的皮下組織
深筋膜	包繞著肌肉、骨骼、血管與神經
內臟筋膜	包繞固定著各種內臟器官

80%的神經感受器都在筋膜上

筋膜呈網絡狀地連結全身各種組織與器官，提供全身張力與壓力傳遞的管道，其構造成分為緊密且規則排列的「膠原纖維」，膠原纖維的排列方向，正好順著人體活動時拉力的方向，所以筋膜具有很強的單向抗拉性，也能協助肌肉在收縮動作時保持穩定、儲存能量與釋放能量。

人體的肌肉活動十分仰賴筋膜，同時，人體的「神經感受器」分布在肌肉纖維中的只占整體的20%，其餘80%都分布在筋膜組織中，也因此在按摩操作時，作用於「筋膜」的效果，會比光是刺激肌肉來得好。

人體的感受器種類很多，如肌梭、腱梭、巴齊尼氏小體、魯菲尼氏小體等等，有些分布在肌肉或關節周圍，但在筋膜上的比例最多。這些大量的感受器負責捕捉人體內在和外在的訊息，人體對於每一種訊息的感覺，都由特定的感受細胞隨時偵測和做出訊息傳遞。

所有的感受器，在受到較大的侵害時都會產生疼痛，感受器受刺激的強度越高，便會產生越大的痛覺。「痛」對身體是危險的警訊，容易造成肌肉緊繃和血壓升高等連帶作用，所以，按摩時不要過度用力去刺激身體，否則反而會讓身體變得更緊繃。如果按摩動作完成後疼痛感還久久不散，就是按壓的力道過大了。

筋膜的膠原蛋白纖維含有30%的葡萄胺聚醣和70%的水分，具有相當的潤滑度與彈性。當筋膜受傷時，結構會**變短**、**變濃**、**變緊**，這種「筋膜攣縮」現象會造成皮下緊繃或結節，並會影響15%以上的肌肉收縮表現。所以，感覺身體有些地方緊繃、僵硬、動作卡卡的不太順暢，或是會痠麻、疼痛，也許就是你的筋膜出問題了！試著找出筋膜緊繃的源點，以正確的按摩方式使它恢復正常的張力狀態。

按摩時，力道要緩而柔，針對身體出狀況的部位，運用垂直按壓、橫向撥動、關節牽拉擠壓、皮膚掃刷或震動等按摩操作手法，刺激到特定部位的感受器，達到放鬆、活化、消除痠痛的效果，幫全身的筋膜網絡恢復均衡的張力。

摩法 MEMO

神經感受器種類分布

神經感受器	位置	觸發條件	反應動作
肌梭	與骨骼肌纖維平行	快速或過度的肌拉長	肌收縮
腱梭	肌腱結締組織內	過度的肌收縮或被動拉伸	抑制肌收縮、拮抗肌收縮
巴齊尼氏小體	皮膚、筋膜、肌腱	震動和深部壓力	指明運動方向和速度
魯菲尼氏小體	筋膜、關節囊	關節囊變形	指明關節位置

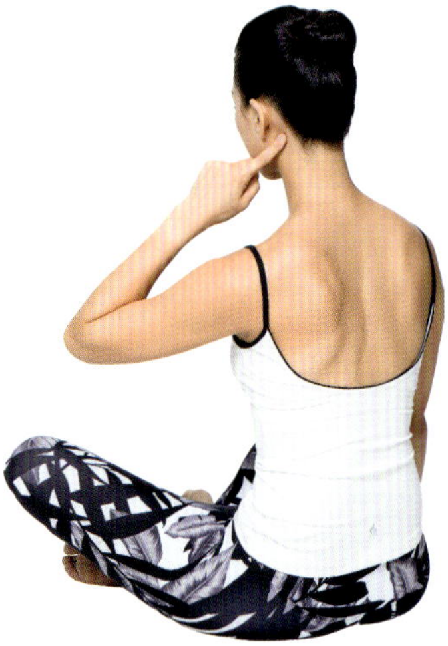

RELEASE 3

這樣摸就能找到按摩的「兩種關鍵位置」

想要消除痠痛、調校身體肌肉的緊繃感、沉重感，按摩人體感受器最多的「深層肌筋膜」，當然是最有效果的部位。深層肌筋膜不像皮下淺筋膜那麼容易就按壓到，因此在按摩時常被忽略，以至於無法達到鬆解緊繃的效果，痠痛與僵硬不適也因而揮之不去。這裡要教大家準確找到肌筋膜的兩種關鍵位置，讓按摩可以真正發揮作用。

深層肌筋膜的纖維順著肌肉拉力線的方向排列，在正常狀態下，這種特性可以減少肌肉束之間的摩擦，讓肌肉與肌肉之間順利地相互滑行，使人體各項動作都能維持靈活。然而，「深層肌筋膜」只是一個統稱，其中包含了多樣化的角色與位置，在人體四處穿梭的筋膜網絡中，所謂的「深層肌筋膜」在哪裡？自我按摩時該從何處著手？建議可以從兩種「關鍵位置」開始找起。

關鍵位置1 肌間隔筋膜

「肌間隔筋膜」是深層肌筋膜的一種，為各個肌肉束與肌肉束之間的間隔筋膜，也包含貼附在骨頭邊緣的肌間隔。按摩若能觸動到肌間隔筋膜位置，對於消除運動後的遲發性疼痛、增加肌束之間的滑動空間、避免血管與神經的擠壓、肌肉伸縮功能的正常化，作用都高於按摩淺筋膜或深層肌筋膜的其他部位。在第五章按摩操作步驟中，會詳述如何找到身體各區塊的肌間隔筋膜，參考肌群組成圖，也能更加了解肌肉束與肌肉束之間的組成關係。

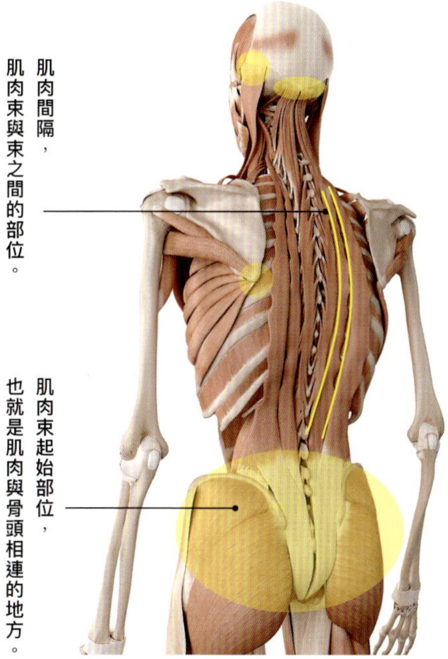
肌肉間隔，
肌肉束與束之間的部位。
肌肉束起始部位，
也就是肌肉與骨頭相連的地方。

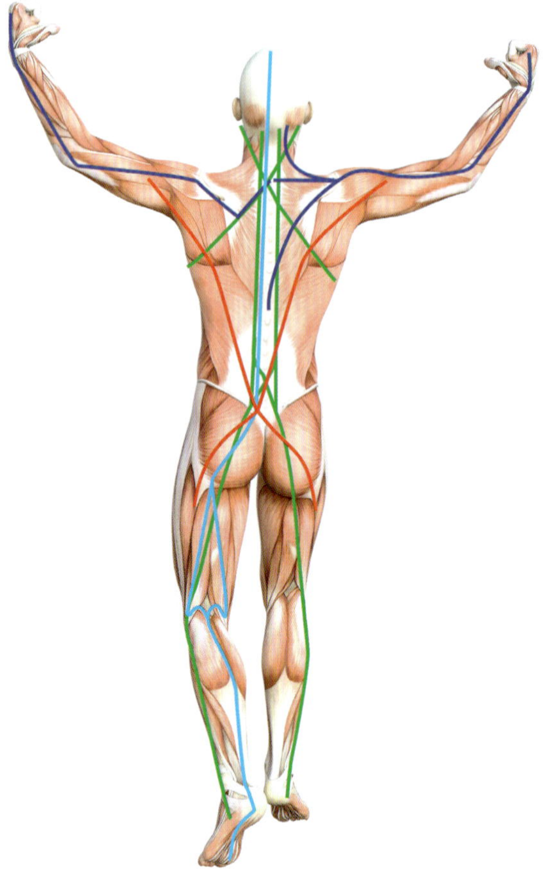

人體筋膜線

關鍵位置2
肌肉束起始部位

每一個肌肉束的起始部位，指的就是附著於骨頭上的「筋膜」和「肌腱」的整體通稱。按摩肌肉的起始部位，可以刺激到神經的「高爾基腱器」，產生讓肌肉放鬆的訊號，很適合作為肌腹按摩之前的預備操作。

高爾基腱器位於肌腱中，對張力極為敏感。當肌肉張力增加時，這種感受器發放的神經衝動也會增加，並會傳入脊髓中，透過中間神經元來抑制該肌肉的運動神經元，使這塊肌肉能夠放鬆。高爾基腱器的放電門檻比較高，在肌肉的緊張程度較低時，它不會發出信號；只有當肌肉張力有迅速變化，猛力的收縮或放鬆時，才會爆發神經衝動。所以，透過按摩力道直接刺激到肌腱上分布的高爾基腱器（也稱「腱梭」），製造「肌張力過高的假訊號」，就可藉此產生放鬆肌肉的作用。

按摩身體某一個肌肉束起始的部位，

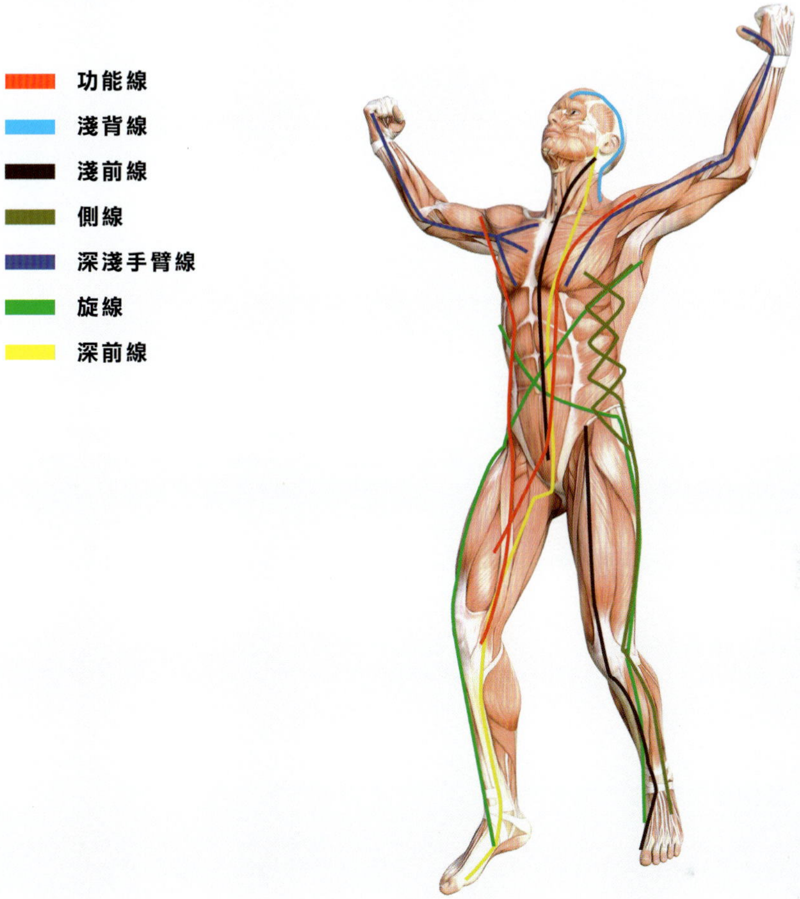

其實都可以連帶刺激到周圍附著在一起的其他肌肉束接頭，同時對好幾塊肌肉束發揮按摩作用，效益極高。

摩法MEMO

「筋膜線」是什麼

筋膜放鬆課程或重量訓練運動中，都常會提到「筋膜線」，這是指在做某些動作時，身體相關部位的筋膜纖維會拉成一條線狀，使韌性更為集中增強，以支持整個動作的完成。比如在做前彎動作時，身體的淺背線筋膜就會從腳底經由後側一路向上至額頭，形成一條高韌性的筋膜線狀構。動作完成後這些筋膜會再鬆開，恢復原本的位置和狀態，人體也會恢復自然放鬆的感覺。

© design36 ∕ Shutterstock.com

【功能指標】

肌筋膜張力的正常表現

觀察身體各項活動功能表現是否良好

- □ 動作啟動快速
- □ 行動中減速或急停動作靈敏
- □ 手腳四肢活動順暢
- □ 身體骨架強健
- □ 下肢與骨盆肌肉筋腱有力
- □ 力量上下傳遞順暢
- □ 姿勢正挺曲線自然
- □ 身體中線正直左右對稱
- □ 手眼協調動作準確
- □ 行動敏捷有效率
- □ 骨盆髖部穩定
- □ 邁步穩健踏實
- □ 旋轉爆發力表現佳
- □ 動作時身體左右、上下協調佳
- □ 向前揮動力量足
- □ 可帶動身體向上拉提
- □ 手掌抓握能力良好
- □ 手臂向後有力量
- □ 手臂往前的動作都很有力
- □ 手指和手掌的精細動作能協調
- □ 手部投、擲、拋、接能力良好
- □ 腳部踢、抬動作有力
- □ 能用手來帶動腳部活動
- □ 腿肌有力耐力持久
- □ 跑、跳、走、運動表現良好

RELEASE 4

常保筋膜Q彈 讓肌肉五力全開！

肌肉是人體體積最大的活動構造與彈性緩衝體，肌肉出狀況，行動或運動功能受阻，不只生活不便，健康和生命也將陷入危機。如此重要且龐大的系統，其實一舉一動都受到肌筋膜的牽動，按摩的最大目的，就是為了要排除肌筋膜緊縮異常的部位，隨時維持全身肌筋膜的平衡，避免妨礙肌肉群的正常活動功能。

肌肉的「彈力衣」不能變「緊身衣」

想要放鬆緊繃的肌肉，必須先放鬆肌筋膜。「肌筋膜」是肌肉的「彈力衣」，肌筋膜和肌肉應該要能共同的收縮或伸展，兩者的差別在於：雖然多數的肌肉可以由我們的主動意識來控制，但肌筋膜卻沒那麼聽話，它無法由意識去操控，而且遍布著神經感受器，反應相當敏感！當肌筋膜受到刺激或損傷，很容易就會產生「攣縮」的反應，如果刺激和壓力來源一直存在，像是長期的姿勢錯誤或外力壓迫，筋膜就會一直持續收縮，無法放鬆回彈。這種情況打個譬喻，就像是肌肉外層穿了一

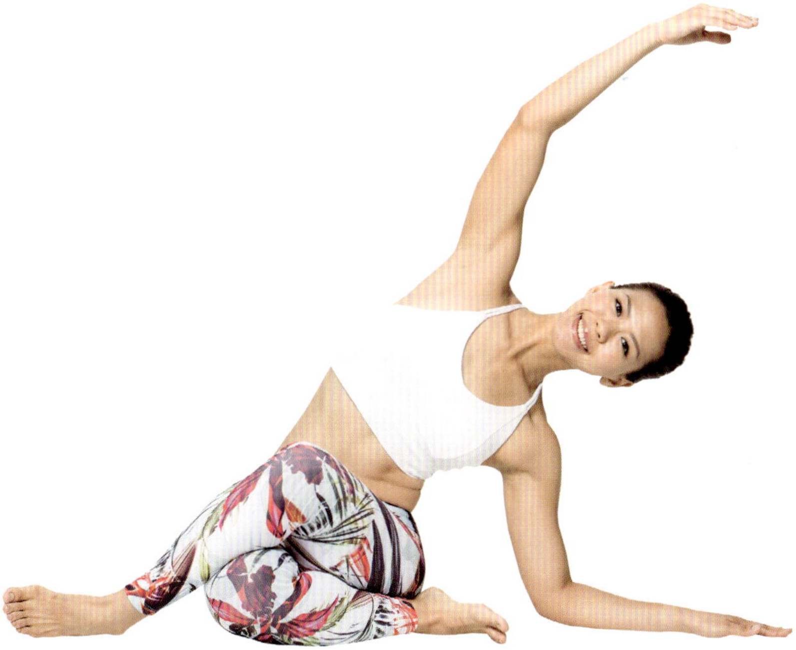

件縮水、失去正常彈性、又緊又繃的緊身衣，活動起來變得「束手束腳」，時間一久，血液循環和神經傳導就會變差，肌筋膜本身缺少血液和水分的滋潤，緊繃、沾黏、結節的情況就會出現，痠、痛、麻、發炎、僵化等一連串的問題也就會陸續產生。

所以，在按摩時，肌肉和肌筋膜要同時兼顧，施予正確的按摩手法，就像是開啟肌肉功能的開關，一旦能達到促進血液循環、順暢神經傳導的效果，全身的活動力、機能性都會跟著有良好的表現。

肌肉具有五種重要的功能，如果其中一個功能不佳，就會影響到最後收縮功能的表現。對深層肌筋膜施以按摩，主要目的也就是要讓這五種肌肉特性都順利的運作，形成人體機能的良性循環。

要活就要動：確保肌肉五大功能

肌肉功能1

伸展性——正常狀態下的伸長力

肢體的活動，得依賴全身各部位肌肉的收縮和伸展來完成，當肌肉某部分收縮時，收縮的對側肌肉角色稱為「拮抗肌」，必須有可以被伸長的能力，才能使肢體朝向設定的方向順利移動。例如：蹲下時，大腿後側的肌肉需要縮短，前側的肌肉就必須要能夠伸長；反之，從蹲姿起立站直時，大腿前側的肌肉會縮短、後側的肌肉則要伸長。如果肌肉收縮時，對側的拮抗肌沒有能力伸長，輕則會限制活動的角度，重則會產生裂傷，甚至一動作就疼痛。因此，確保肌肉不緊繃、能夠伸展，是按摩放鬆的重要目標。

肌肉功能2

彈性——伸縮後回復原狀的速度

肌肉的彈性就好比橡皮筋一樣，改變後應該要能夠迅速恢復原本的形狀。肌肉彈性越好的人，運動起來才會有敏捷的表現，需要變換姿勢時，也會比較靈活；若肌肉缺乏彈性，就無法維持長時間的活動，變換動作的速度反應也會比較慢。

常會在年長者身上看到一種狀況：原本蹲著或是坐了一下子，要起身站立時，動作會變得緩慢，無法立即挺直身體，得等個幾秒鐘甚至幾分鐘，身體才能控制和行動。即使是年輕人，若是疏於保養肌肉的功能，或受過傷沒有充分復健，各年齡層也都可能出現這樣的狀況。

肌肉功能3

興奮性——對神經訊號的反應強度

大腦下達運動指令時，肌肉接頭處的神經末梢會釋放特殊的化學物質，稱作「神經遞質」。神經遞質經過擴散、產生訊號，稱為「動作電位」，進而會啟動肌肉纖維的滑動收縮。如果肌肉對這一系列化學物質刺激的興奮反應力下降，就不會有好的肌肉收縮能力。肌肉的收縮能力不好，相對也會影響肌筋膜系統的功能。

肌肉功能4

傳導性——受刺激後傳遞訊息的能力

肌肉在進行伸縮活動時，實際參與伸縮的肌纖維是有限的，很多肌纖維其實還處在「沉睡」狀態。所以，透過按摩提升本體感覺神經對肌纖維的募集能力，讓多數的肌纖維都能參與伸縮（訓練良好的肌肉可以達到90%），才能發揮肌肉伸縮該有的水平，對於不同肌肉群之間的協調性與牽張反射，也有提升力量的增效作用。

肌肉功能5

收縮性——受刺激後變短的能力

前面所說的四種能力能夠正常運行的話，才會有良好的肌肉收縮性。肌肉的天職就是收縮，肢體的任何活動都必須要有一對肌肉互相合作——一個負責縮短、一個被伸長，也就是所謂的「交互抑制」作用。在確保肌肉伸長的功能正常之後，彈性、興奮性、傳導性也都在理想的狀態下，就能有良好的肌肉收縮表現，全身的活動力和健康度也都能一併提升。

RELEASE 5

注意！不斷傷害筋膜的日常不小心

現代人幾乎以上都有筋膜張力不平衡的問題，只是每個人在身體或心理顯現的症狀和部位不太一樣。無論是想要消除腰酸背痛的老症頭，讓自己更健康，或是希望在運動表現、健身成效、體態外型、減重效果上能更有效果，都必須好好呵護你的筋膜組織，以下各種因素都會受到影響。

筋膜廣大的關聯

筋膜組織十分敏感，情緒、飲食、氣候環境、重複性動作、固定姿勢、外力傷害、手術、病毒感染、甚至連地心引力都會影響到筋膜的狀態。這些來自四面八方的傷害，範圍可說是既廣大又細微、防不勝防，仔細分析和觀察生活中的各種細節，或許你會發現自己正過著不斷傷害筋膜的日子呢。現在就來看看，到底哪些因素會使肌筋膜功能出問題，造成一連串的骨牌效應。

因素 1 心理情緒

情緒容易緊張、鬱悶、焦慮、生氣、興奮，筋膜都會跟著收縮。

因素 2 飲食不當

吃喝過鹹、太甜、辛辣等重口味的食物，油脂和調味過多、營養素不均衡，再加上水分攝取不足，都會讓血液變得濃稠，減少通透性。維生素和礦物質攝取不均衡，也會造成身體的痠痛和緊繃。

因素 3 氣溫下降

氣溫低的環境如冬天、冷氣房，易讓筋膜收縮緊繃，血管和神經也會跟著收縮和受壓迫，還可能產生致命風險。

因素 4 反覆動作

重複性的動作或壓迫，很容易產生肌筋膜或肌纖維的疲勞與損傷。

因素 5 姿勢錯誤

生活中各種錯誤姿勢或固定姿勢維持太久，如長時間站著、坐著、蜷縮、彎腰駝背、走路姿勢歪斜等，都會使得血循不良、筋膜攣縮和水分減少。

因素6 受傷沾黏

手術、外力產生的創傷、開放性傷口、骨折等復原後的疤痕組織與沾黏，會使肌肉收縮滑動時受到拉扯，也會降低肌肉功能。

因素7 感染

遭受某些細菌或病毒感染會導致肌筋膜炎。

因素8 免疫疾病

自體免疫系統的攻擊、風濕、僵直性脊椎炎、紅斑性狼瘡等等，也會影響筋膜功能。

因素9 自然重力

地心引力無時無刻都在給予肌筋膜壓力。

因素10 舊傷

過去曾受過傷，扭傷、挫傷、拉傷未痊癒等，都會使肌筋膜長期受到刺激與壓力。

及早修復體內的微損傷

各種容易使筋膜受損的因素，隨時都在我們的生活中發生著，這些因素可能會造成淺筋膜的功能不良，反應在皮膚乾燥、細紋增多、眼睛乾澀、身體浮腫、各處黏膜組織發炎異常等方面；也會使深層肌筋膜緊繃，影響收縮能力，使動作幅度變小、某些角度受到限制，進而形成活動力減弱、血液循環變差、神經傳導失常。肌筋膜無法提供良好的潤滑、養分與支持力給肌肉，就容易產生引發疼痛的物質，不僅如此，也會造成體力衰退、不想運動、身形越來越難維持，對全身由裡到外都是傷害。

筋膜的按摩放鬆，目的就是要對抗日常生活中不斷發生甚至難以避免的各種傷害因子，要從積極的預防保健，以及徵兆初期及早修護兩種層面來進行，只要透過正確的按摩操作，經常給予身體放鬆的機會，即使是已經出現不適症狀、身體有許多細微損傷的人，也有助於加速自癒復原的速度。

TECHNIQUES AND TOOLS

放鬆 強化要同步平衡

自我按摩的操作技巧&工具介紹

觀念對、手法巧、找對位置，一分鐘就能達到效果！

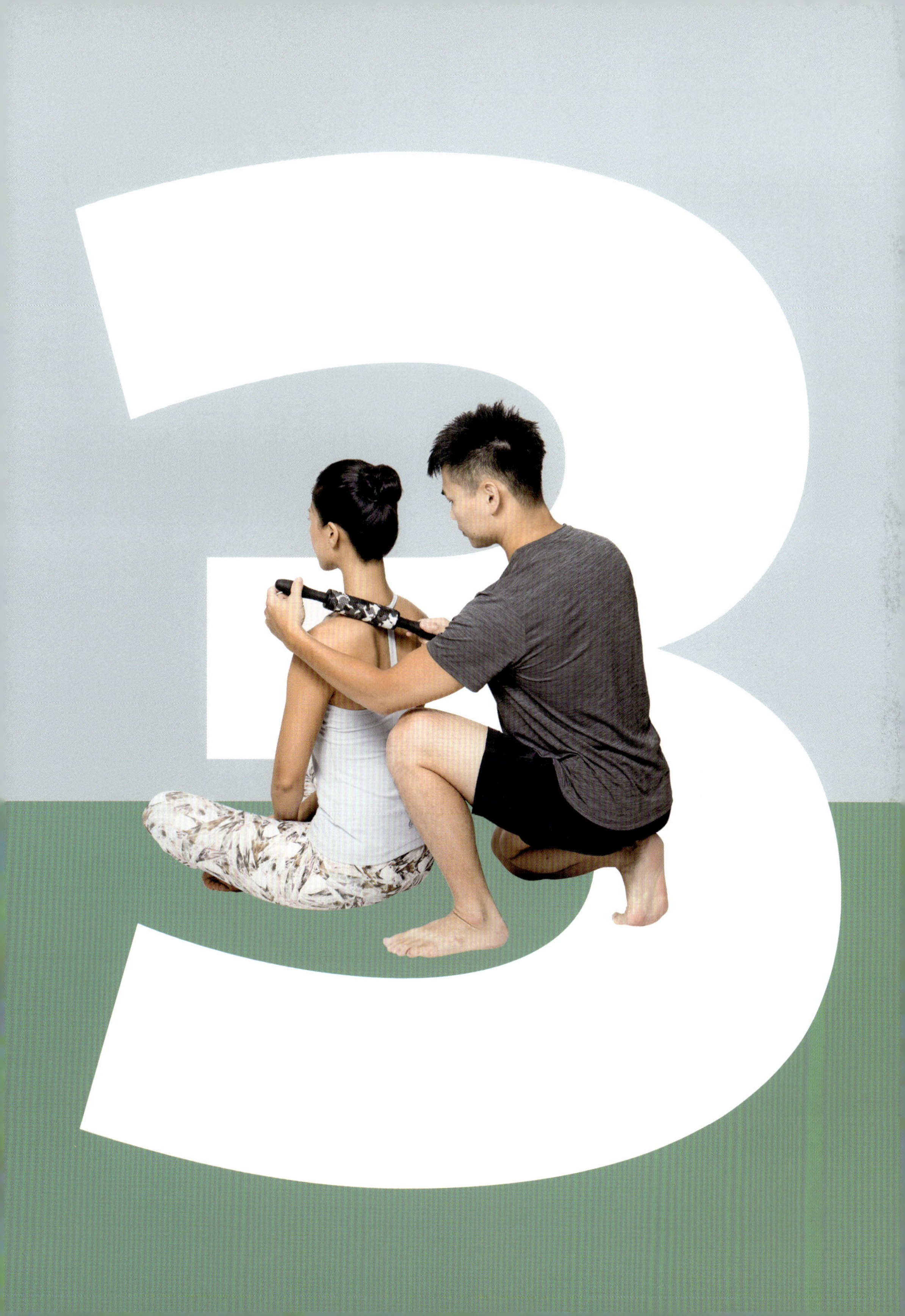
3

按摩雖然無法解決身體所有的疾病，卻是為健康持續暖身、打底保養的有效方法。透過本書簡單詳細的說明，大家對於自己身體的機能與構造必能進一步了解，加上學會本書傳遞的按摩技巧，生活中隨時都能自行運用，不必再受限於課堂或按摩師的預約時間，不僅是養生保健的簡便方法，對於體內的微創傷、沾黏前兆也能發揮及時舒緩、治未病的效果。

按摩的時間不一定要很長，每天只要有片刻空閒，就活動一下筋骨，放鬆身心，幫自己按摩幾分鐘，不只能快速恢復疲勞，使皮膚變得明亮，血液循環和神經傳導隨時維持順暢，擁有好氣色，人體的免疫力和自癒力也能保持一定的戰力，發揮預防保健的功用；另一方面，身體組織中不經意留下的許多微損傷、老化現象和慢性發炎，也能因為按摩的作用恢復得更快速，避免問題加劇與擴大。

按摩不只能放鬆生理，對心靈與情緒也有舒緩和振奮的效果，現代人常見的憂鬱、緊張、躁鬱、恐慌、睡眠障礙、注意力不集中等精神困擾，也能在按摩放鬆的調理之下獲得明顯的改善。

筋膜是人體最大的感受器網絡，全身的筋膜如果都能維持平衡的張力，就能為健康和青春提供最大的養分。現在，就來學習當自己的按摩師吧！

首先，好好認識哪些按摩手法和工具，能讓身體有舒服、放鬆的感覺，掌握訣竅，很快就能練就出一雙自信的「摩」手！

POINT 1

三要點讓你輕鬆上手

自我按摩可說是一種自我學習的醫學，也是陪伴一生的身心保健良方。在一開始學習時，觀念認知一定要正確，手部操作技巧和工具的運用，在一次次的自我按摩過程中可以一邊操作，一邊感受和觀察自己健康的變化，隨著身體的反應隨時做調整，等逐漸累積經驗之後，就能越來越了解自己的身體，也能抓到力道與手法的竅門，建立出一套為自己量身訂製的專屬按摩法。

掌握身體連動：按摩一處，會同時牽動許多部位

身體的構造和組織都是相連、互通的，所以，當按摩施力在某一處時，會連帶作用到附近和遠端，影響層面很廣。按摩時，必須具備一個「全面性」的觀念：按摩並非局部的點狀效果，而是會從按壓點同時影響到許多層次和部位，包括：肌肉、肌腱、韌帶、筋膜、皮膚、血管、淋巴、神經等等。身體的每一個組織，其實都一起參與著人體的各種活動，也同時會受到按摩的作用，並且互相影響著後續活動的表現。

身體的同一個部位，若是以「不同的手法」和「不同的工具」來按摩，對應到各處的組織，也會產生不同的反應和效果，這正是自我按摩需要學習多種手法和工具技巧的原因。

喚醒本體感：同時打開生理、心理的神經通路

人的本體感，能讓我們無論在運動或靜止狀態，都能感覺到自己身體各部分的位置和狀態，以及正受到什麼樣的刺激與作用力。人體大多數的感受器分布於筋膜、肌肉、肌腱、關節上，位置較深層，又稱為「深部感覺」，其中筋膜上的感受器分布高達八成之多，因此按摩若能作用到此部位效果較好。

此外，在本體感覺傳導的通路中，也會傳遞皮膚的精細觸覺，像是能辨別出兩點之間的距離感、物品的紋理粗細等，也因此，身體對於按摩的手感或工具的觸感，都會有所感知和反應，所以，按摩的手技勁道、按摩工具表面的質地都會影響按摩效果。

人體本體感的反應大致可分為三種等級：

● **低階反應：骨關節＋肌肉**

本體感的低階傳導，主要為條件反射的運動模式管理，負責筋膜、肌肉、肌腱、韌帶及關節的位置感覺、運動感覺、負重感覺；相關的感受器種類如：肌梭、腱梭、巴齊尼氏小體、魯菲尼小體等，傳輸速度約20至30毫秒。

● **中階反應：小腦＋前庭**

本體感的中階管理，主要為前庭的平衡感和小腦的運動協調感覺，傳輸速度約50毫秒。

● **高階反應：中樞＋視覺**

本體感的高階管理，為大腦皮質的綜合運動感覺，傳輸速度約１００毫秒。視覺的參與十分重要，如果沒有視覺的參與，本體感覺的輸入速度會變得很慢。

透過按摩，可以很快喚醒身體低階的本體感覺，如果再加上活動伸展與適度的運動，更能加強中、高階的本體感覺反應。

讓短效變長效：按摩加上伸展與活動，效果翻倍！

每一次的按摩，效果是一時性的，單靠一次按摩無法在大腦建立出運動模式與運動功能，因為按摩只能短暫地影響到低階的本體感覺神經。低階的神經反應很快速，但「恢復原狀」也相對快速，所以，痠痛疲憊時，經過按摩或許可以獲得一時明顯的舒緩，但不良的生活型態和錯誤姿勢如果沒有改變，隔天或不久後「老症頭」還是會找上身。

所以，「當自己的按摩師」這項任務很重要，除了隨時都能方便的為自己按摩，不再只是久久找人按摩一次，或是自己隨興的揉捏敲打身體。學習正確的手法，生活中大幅增加按摩的次數，按摩後再做一些運動或是伸展活動，使按摩後身體的改變能持續的讓大腦深刻記得，這樣就能提高按摩的效用，從短暫的效果變成更長效、深效。

POINT 2

人體觸動密碼：這種手法最有感！

你知道以不同的按摩手法來觸動身體的組織，具有特別的對應效果嗎？這裡強調按摩的主要目標就是「筋膜」，尤其是人體感受器分布最多、最密集的「深層肌筋膜」，而促成肌筋膜放鬆的兩大重要推手是「血液」和「神經」。即使這三者同時在同一個按摩點上，但是對於外部觸動方式的接收反應各有所差別，也就是說，如果因為某些按摩目的和需要，可以分別採取以下不同的按摩手法，對這三種組織會有更明顯的個別促進、加強效果，在按摩時，當我們在同一個按摩部位變換不同的操作手法和工具，也可以獲得更多豐富的效果。手法與身體組織之間特殊的對應關係如下：

● 促進「血流」，增強組織彈性

最佳按摩手法

垂直定點按壓

以適當的力道垂直按壓，這種方法最能促進人體的血液交換和流動。操作時，力道要適中不要過大，按壓速度要規律、緩和，促使肌肉與肌筋膜裡血管、微血管的血流速度增加。

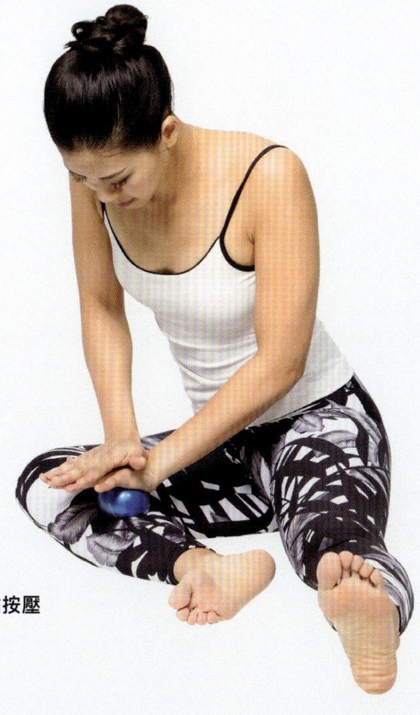

垂直定點按壓

——緩和、規律、不傷組織

肌肉內含有大量的血管，當動脈和靜脈沿著肌筋膜等結締組織進入肌肉，便在肌內膜之中與周圍不斷分支出更細小的血管和微血管，形成一個非常龐大的網絡，以確保每條肌纖維都能得到充足的養分，同時把有害的廢物（如二氧化碳等）排出肌細胞之外。力道適中的「垂直按壓」手法，最能有效達到促進血液循環的效果。

好比要清潔一塊夾藏污垢的海綿，要先把海綿放置在水裡，然後壓縮海綿，讓內部的污垢向外排出，經過數次擠壓後，就能沖刷掉海綿內部的污垢。這種「垂直壓縮而不推動」的手法，可以避免海綿柔軟的組織受到破壞。相對於人體來說，這種手法的優點是不會扭曲、擾亂肌纖維而增加肌肉過高的張力，所以不會造成肌筋膜緊繃。如果是在按壓肌肉後，又再推拉肌纖維，會使肌纖維的張力過高，產生牽張反射，這就容易使肌肉和肌筋膜都陷入過度收縮緊繃的狀態。

如果因為某些按摩操作的計劃，需要在肌束上做推拉的動作，建議要使用「軟式」的按摩工具，並且按壓的力道要相當緩和。

適度提高局部的血液循環效能，除了可以加速養分運送、增加活動力、使頭腦清晰、動作靈活，同時還能促進體內毒素代謝的速度，減少痠痛、發炎，也因此，按摩和運動建議，都會以「促進血液循環」為首要目標。

——你的血管數量比別人少嗎？升級一百倍供應力！

進行劇烈運動時，肌肉所需的血液，可能高達靜止時的一百倍！這時候，環繞著每條肌纖維的微血管數目，當然會影響到血液的供應狀況。根據Inger（1978）及Saltin等人（1977）的研究，習慣坐著不動的人，平均每條肌纖維只有3～4條微血管環繞著；但經常參與體育鍛鍊的人，卻可以有5～7條之多。

除了要減少久坐，保持適度運動的習慣，透過規律性的按摩力道和足夠的次數，對肌肉和肌筋膜內的血管進行按壓，也能促進收縮及放鬆的功能，帶動血液回流心臟的速度，這也等於加快了血液重新供應到肌肉和肌筋膜的速度，形成一個良性的循環。

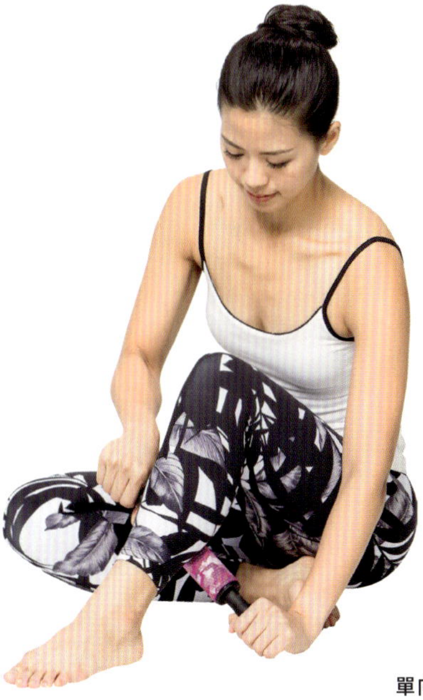

單向掃刷、滾壓

摩法 MEMO

加速血流的按摩關鍵：肌肉＋肌腱

滾筒或軟球↓肌肉

——在肌肉纖維上操作，促進血液循環。

滾軸或硬球↓肌腱

——在肌腱上刺激腱梭神經，產生讓肌肉放鬆的訊號。

活化「神經」，改善自律失調

最佳按摩手法 **單向掃刷、滾壓**

按摩的力道從施力點傳布出去，可以透過壓覺神經的刺激，達到神經與肌肉連結的功效，提高肌肉收縮的表現。

負責偵測壓覺與震動的神經是「巴齊尼氏小體」，同時它也監測著肌肉的運動方向與收縮速度。巴齊尼氏小體主要分布在皮膚下的淺筋膜與深層肌筋膜中，要讓這些感受器受到刺激，最有效的方式是「震動」與「深部按壓」兩種方式。

按摩時以工具作為輔助，手法之一是使用「滾軸」或「軟球」來刺激淺層的皮下神經。使用「滾軸」時，要向肌肉收縮的方向擀壓，有助於促進身體的水分與血液等液體回流的速度。另外一種方式是使用「軟球」來做垂直按壓，然後再活動一下按壓的部位，有助於增加巴齊尼氏小體偵測肌肉活動的敏銳度，很適合喚醒過長而無力收縮的肌肉和筋膜。

摩法 MEMO

喚醒神經的按摩關鍵：淺層＋深部

滾軸或軟球掃刷↓淺層皮質神經

—在皮膚上快速掃刷，感覺舒適的力道即可。

滾軸壓推↓深部壓覺神經

—按摩推動幅度約3～5公分，小面積滾壓深部組織。

● 鬆動「筋膜」，避免沾黏缺水

最佳按摩手法　橫向撥動、推扳

人體的筋膜可分為淺筋膜、深筋膜和內臟筋膜。「淺筋膜」位於皮膚下層，富有極大的彈性，由疏鬆的結締組織構成，像網狀一樣多方向延伸。要放鬆這種淺筋膜，從多個方向推拉、撥動，就能鬆開皮下組織的空間；肌筋膜是較為密緻的結締組織，具有較強的連結性，能幫助肌肉和關節活動，並提供肌肉附著點，對肌肉區塊之間也能形成緩衝、滑動的作用，要按摩到肌筋膜組織有兩種手法：

—增加肌束間的滑動性

想要行動靈活，增加肌束間的滑動性，做法是找到肌肉束的邊緣，將按摩工具放在肌束與肌束之間的溝槽位置，也就是前面提到過兩大關鍵位置之一的「肌間隔筋膜」，找到這個位置，與肌肉纖維方向呈橫向來推撥。

—鬆開緊繃，恢復筋膜彈性

對於有緊繃感的位置，操作方式是順著肌肉纖維縮短

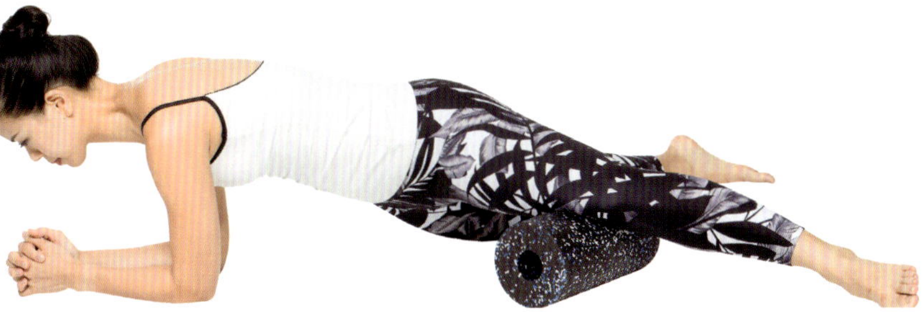

橫向撥動、推扳

的方向來平行推動。淺層推動幅度約3～5公分，深層筋膜推動幅度約0.5～1公分，目的是恢復纖維原有的波浪形狀，活化可伸展性，同時讓筋膜在鬆開後能吸收較多的水分，保持充分的潤滑性，讓身體活動起來更順暢。

摩法MEMO

鬆動筋膜的按摩關鍵：淺筋膜＋深筋膜

滾筒↓淺筋膜

——按摩推動幅度約3～5公分，適用於大面積的操作工具，如滾筒類或滾軸。

按摩球↓深筋膜

——按摩推動幅度約0.5～1公分，建議小面積操作，以球類工具為主。

POINT 3

自我按摩的四種操作技巧

了解人體中血液、神經、筋膜的基本觸動手法，統整結合這三種作用，以下有四項簡單易學的按摩手法要教大家，在按摩時可應用其中一項或多項技巧來變化，每一種按摩手法和工具，都有較為適合應用的身體部位；另一方面，身體同一部位，若以不同手法和工具來按摩，也會產生不同的按摩效果，像是讓過於緊繃的肌肉和肌筋膜放鬆，讓過於拉長無力之處恢復彈性，都是按摩可以做到的效果，大家可以自行操作、親身體驗看看。

先放鬆肌肉，再開始按摩

在給按摩師按摩的時候，如果身體處在用力繃緊的狀態，這時候有經驗的按摩師一定會察覺出來，會先引導按摩對象放鬆心情，先把全身的肌肉放鬆。舒適穩定的「姿勢擺位」是一種能讓身體放鬆的技巧，舉例來說：要按摩上背部時，透過下肢適當的「姿勢擺位」技巧，能夠使上背部肌群更為放鬆，等肌肉放鬆不用力後，再開始進行按摩，才能收到效果，而且要以「工具不動，

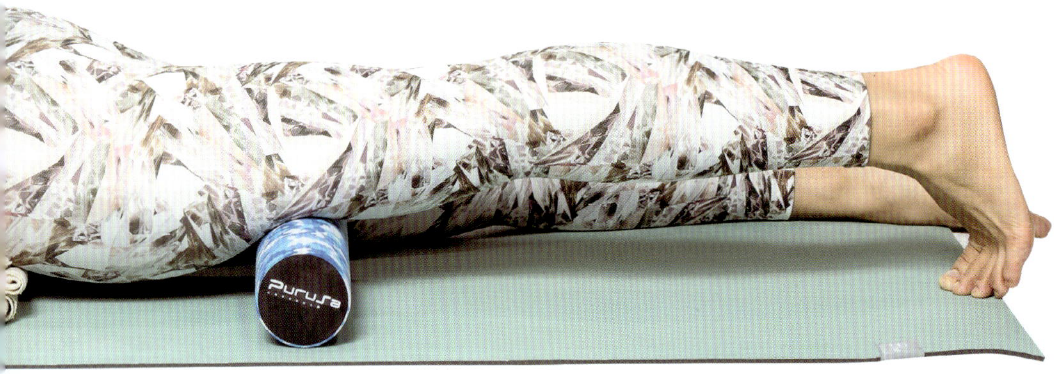

身體轉動」的方式來自我按摩。有關姿勢擺位的方式和技巧，在第五章會詳細說明。

增效祕訣 HINT!

姿勢擺位是什麼

姿勢擺位，指的是利用身體的整體或局部擺出某些姿勢，在站、坐、臥時配合肢體局部的彎屈、展開，或以軟物墊高、支撐，例如：仰臥姿抱胸屈膝、俯臥姿手臂前伸彎屈、側臥姿肩胛下墊高、四足跪姿等等。在按摩的時候使用姿勢擺位的技巧，能讓按摩者的身體在穩定、不用力的狀態中，使全身都能更加放鬆，再來進行按摩的操作，才會有良好的效果，也能更容易操作到想要按摩的深層組織。

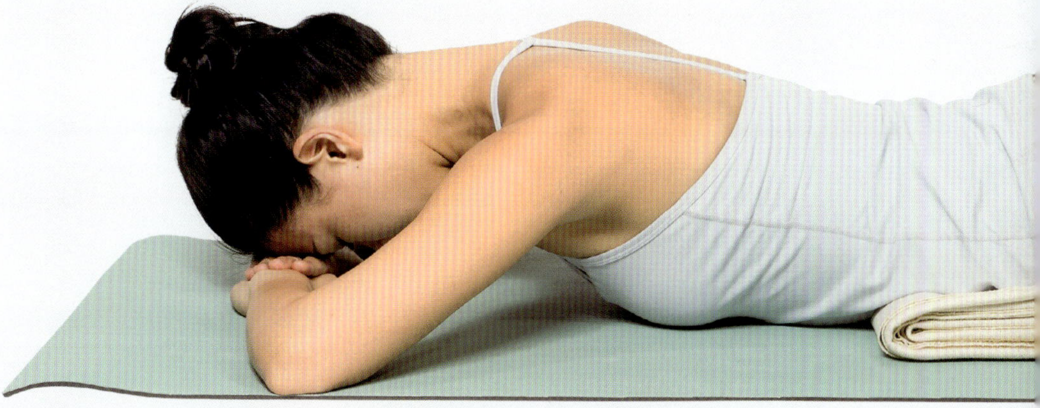

操作技巧 1

轉動

目標與工具

淺層大範圍按摩用——滾筒
深層小範圍按摩用——按摩球

✕ 身體姿勢不穩定、肌肉緊繃、心情還沒放鬆，就手持工具開始按摩。

○ **「轉動身體」**、**「姿勢擺位」**來放鬆和穩定身體，再以**「工具不動，身體轉動」**的方式進行按摩。

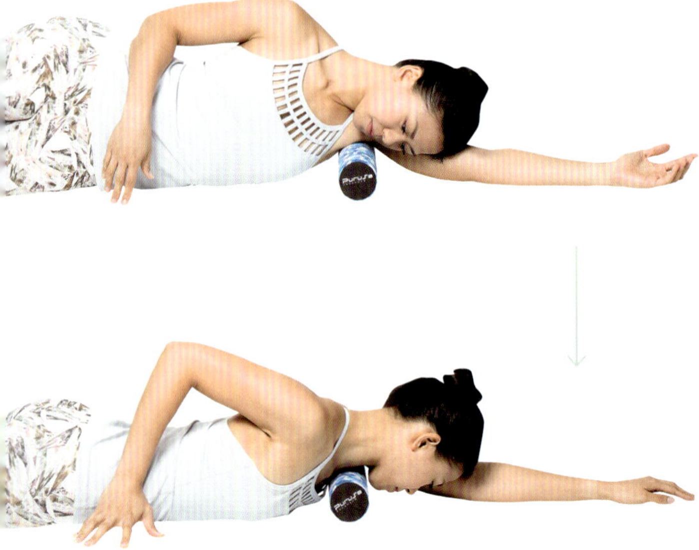

一般人使用滾筒，在直覺操作下都會把滾筒在身上「來回滾動」，市面上大部分的滾筒教學指南，也是建議以滾動工具的方式來使用。但是要注意的是：在身體上滾動滾筒會有許多影響因素，最大的問題就是在操作滾動的手法時，身體會處於需要支撐的狀態，肌肉因此需要收縮來維持平衡，以因應工具來回滾動的按摩動作，如此一來，肌肉會變得較緊繃而無法放鬆，操作上較為費力。但是採用「轉動」的按摩方式，卻能在輕鬆省力的狀況下進行。

別讓「緊繃感」吃掉「按摩深度」

在身體需要支撐的姿勢擺位下進行自我按摩，這時多處的肌肉會處於半收縮的狀態來維持身體的平衡，在這樣

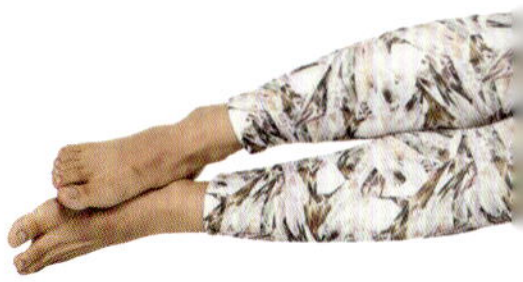

想像側躺在地板上休息的狀態，工具會放在按摩部位的正下方。

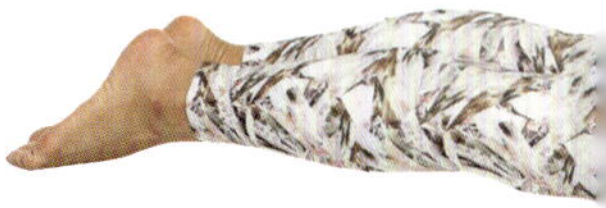

一個自然不費力的向前或向後翻身動作，就完成了自我按摩的第一個技巧「轉動」。

的情況下自我按摩較為費力，且按摩的深度會因為肌肉收縮而減少按壓的深度，在這樣的狀態下按摩，會與按壓施加的力量產生抗衡，導致按壓的效果大多只作用在皮下表層，無法作用到深層組織。如果再繼續用力按壓，不只自己白費力氣，還會使身體更加緊繃。遇到這種情況，自我按摩前要先讓全身放鬆後再進行，善用舒適穩定的「姿勢擺位」技巧，先讓自己的身體和心情都穩定、放鬆之後，再開始按摩。

摩法MEMO

工具不動，身體轉動

操作要點

這裡要教大家的方法，和一般手拿工具在身上滾動的方式不一樣，而是「工具不動、身體轉動」，舉例來說：上半身要進行按摩操作前，先放定工具位置，利用下半身的活動改變上半身的按摩角度，以「轉動身體」的方式活動到遠端的肢體，按摩部位的肌筋膜等軟組織就可以完全放鬆，身體就不會出現相互抗衡的力量，或造成按摩後肌肉變得更緊的問題。

工具應用

找出身體要按摩的部位，擺好工具於對應位置，在「工具不動，身體轉動」的前提下，在滾筒或按摩球上轉動身體來自我按摩。

功能作用

1 工具擺放在關節周圍，也就是肌肉束的起始部位，能同時放鬆到好幾塊附著的肌肉與肌筋膜。

2 身體是立體的，「轉動按摩」可以按壓、檢測到整個肌肉束，同時也能按摩到附近好幾塊肌肉，並從中快速搜尋出「緊繃點」，以便按摩時能準確的操作。

在操作轉動技巧時，能同時達到促進血流的「垂直按壓法」與放鬆淺筋膜的「橫向撥推法」兩種效果。

操作技巧
2

橫推

目標與工具

淺層大範圍按摩用——滾筒

深層小範圍按摩用——按摩球、滾軸

✕ 隨意的在身上來回推揉，方向太多。

○ 往「肌纖維的橫向」推，有助鬆開肌間隔筋膜；往「肌纖維縮短的方向」推，鬆開結節，恢復無力部位的彈性。

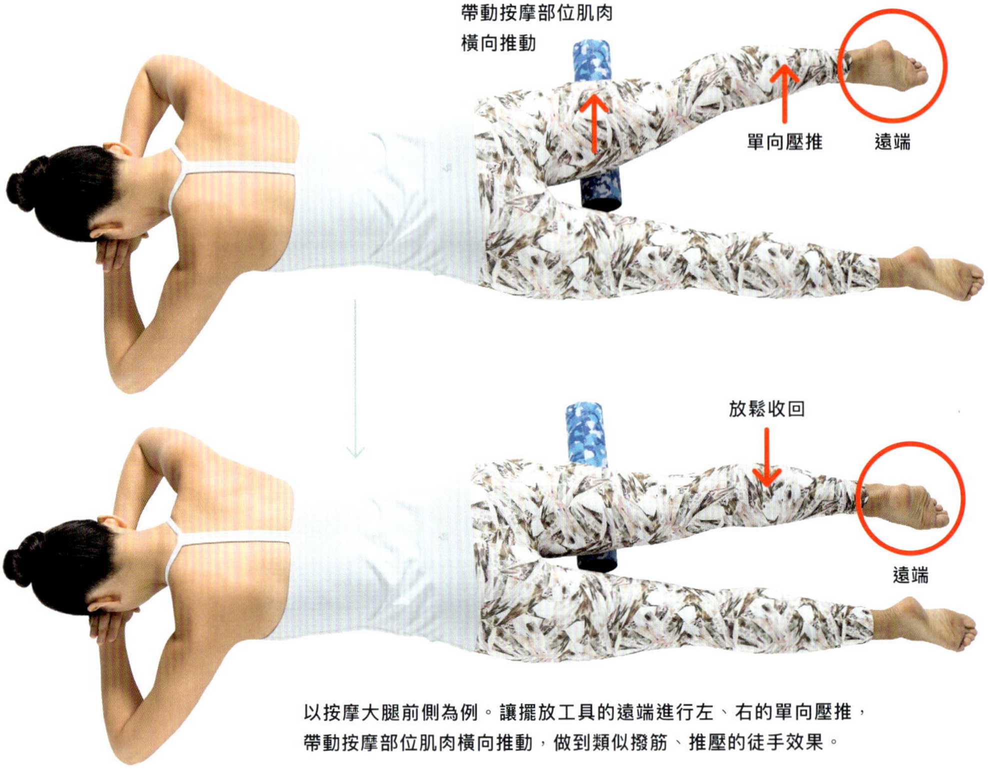

以按摩大腿前側為例。讓擺放工具的遠端進行左、右的單向壓推，帶動按摩部位肌肉橫向推動，做到類似撥筋、推壓的徒手效果。

橫推是鬆開深、淺筋膜的好方法。橫推的操作，會因為工具而有不同的作用，例如：面積大的工具適合作用於淺層；面積小的工具，比較方便切入肌束間的深層肌間隔位置。

橫推的方向性

單次單一方向推壓，但按摩部位可從中心點呈十字或米字形的方向操作，不一定是縱向或橫向。

「揉」的動作為什麼不好？

橫推操作會建議「單一方向」推動，讓肌肉與肌筋膜的纖維只往設定的方向移動，避免來回推拉變成「揉」的動作。深層肌筋膜纖維是有方向性的，如果反覆來回的揉壓，會造成纖維過多的摩擦，反而會使肌筋膜緊縮、變得不平均，影響肌肉收縮的表現。

摩法MEMO

往肌纖維「橫向」或「縮短方向」推

操作要點

工具不動，壓緊要按摩的部位後，單一方向橫推。淺層筋膜推動幅度3~5公分為宜；深層筋膜推動幅度約0.5~1公分。

工具應用

小而偏硬的滾軸、按摩球，適合用來鬆解深層或結節的部位。肌束越細小則肌間隔相對也越小，會需要「更小體積」的按摩工具來操作；深層的操作尤其適合使用「硬球」。

功能作用

1 往肌束纖維的「橫向」推：有助鬆開緊繃的肌筋膜，提高肌筋膜層與層間的滑動。
2 往肌束纖維「收縮的方向」推：可恢復無力肌的纖維彈性、重新整合身體的張力。

「來回揉壓」所產生的纖維摩擦力，比單一方向橫推大許多，因此不建議自我按摩時使用，揉的動作如果操作不當，受傷的機率極高。

操作技巧

3

牽引

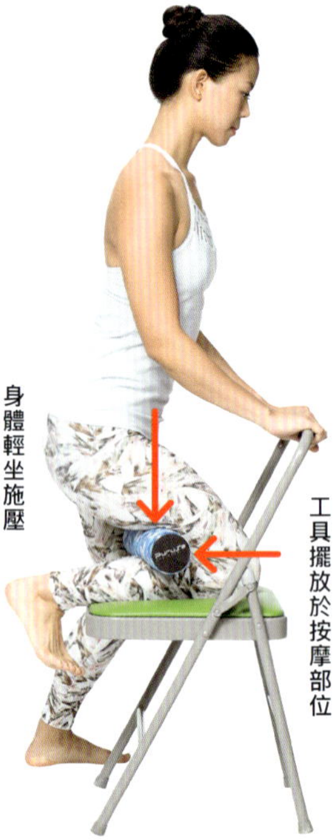
工具擺放於按摩部位
身體輕坐施壓
勾腳背（足背屈）
肌肉筋膜拉長

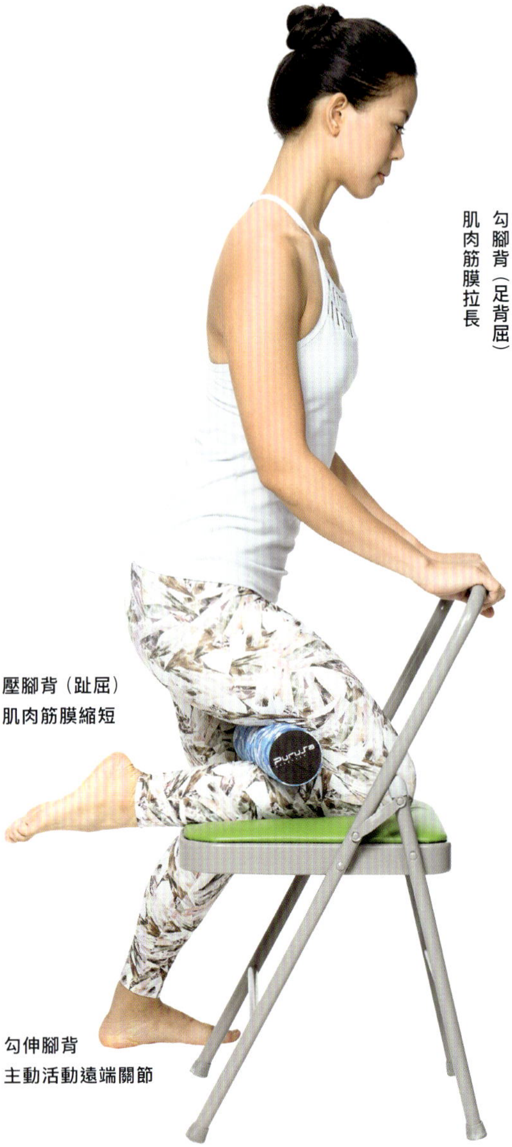
壓腳背（趾屈）
肌肉筋膜縮短
勾伸腳背
主動活動遠端關節

目標與工具

滑動筋膜、喚醒神經、促進血循

——軟~硬按摩球、滾筒

✕ 直接手持按摩球，以隨意方向來按壓身體。

○ 按摩球或滾筒，擺在「肌肉收縮的部位」，以主動意識控制肌肉活動、配合呼吸技巧來按摩。

如果想要用一個按摩動作就能立即感到「輕鬆又有力」，那麼「牽引」是一個很棒的手法。牽引結合了「被動放鬆」與「主動活動」，像是在垂直按壓後活動遠端的關節，藉此產生肌肉的伸縮滑動動作，能同時達到喚醒本體感覺神經、鬆動層與層之間的肌筋膜、促進血液循環多種效果。

主動式牽引按摩

這裡所說的主動式牽引按摩，是將按摩工具擺放於肌肉收縮的部位來操作，透過遠端關節的活動，使要按壓的部位肌肉收縮，肌肉收縮時會擠壓到血管，藉由按摩重複的收縮，就能提高肌肉中血液的流量與流速。因此，我們自己製造機會，在肌肉主動收縮時，由外部再給予按壓，更有助於肌肉擠壓血液的力量。操作時，在每個要按摩的部位按壓約10～15次，即可達到效果。

摩法 MEMO

活動遠端關節＋呼吸吐氣技巧

操作要點

工具不動，由按壓部位遠端的關節活動。

工具應用

1 **軟式按摩工具**
——軟球、充氣球、打結的毛巾
軟式按摩工具在操作上比較不痛，對應在按摩功效上，偏向於壓覺神經的刺激與肌肉的血流促進，比硬式按摩工具來得有放鬆效果。此方法適合應用在運動前熱身，以及運動後舒緩肌肉、預防痠痛或緊繃。

2 **硬式按摩工具——小尺寸的硬球**
硬式按摩工具主要是用來鬆解筋膜粘黏的部位、疤痕組織，或刺激肌束兩端強硬的肌腱纖維。建議使用直徑4公分以下的偏硬質球類，如彈跳球、專為按摩設計的小球。

功能作用

1 搭配姿勢擺位，配合呼吸吐氣時活動遠端的關節，讓肌肉兩端附著點的距離拉長或縮短，可增加按壓的深度與肌筋膜張力。
2 有助於增加肌筋膜層與層之間的滑動性，軟球和滾筒適用於淺筋膜；硬的小球適用於深筋膜。
3 能促進本體感覺神經與大腦的連結強度。

按摩能提高肌肉的血液流量、身體溫度和良好的神經傳導狀態，如果接著能再做伸展活動，全身整體張力的調整效果會更好。

滾動

✕ 多數人以「來回滾動」的手法來操作，容易把肌纖維拉得太長失去原有的收縮能力。

○ 往肌肉收縮的方向單一方向滾動；滾動的速度快、慢各有作用。

「來回滾動」與「單一方向滾動」這兩種手法，對肌纖維與肌筋膜的作用截然不同，舉個例子來說：製作好吃的小籠包時，廚師會用擀麵棍將麵團往單一方向推開，製作成一張厚度平均的麵皮。如果來回推呢？這塊麵皮將會兩邊厚、中間薄，因為來回推壓的張力向兩邊拉長了。對於肌筋膜來說，來回滾動按摩會使張力不平衡。

如何打造「波浪Q彈肌」？

正常狀態下，肌纖維排列是呈波浪狀，富有彈性，並具有吸水、保水功能。肌肉除了收縮能力，另一個功能是

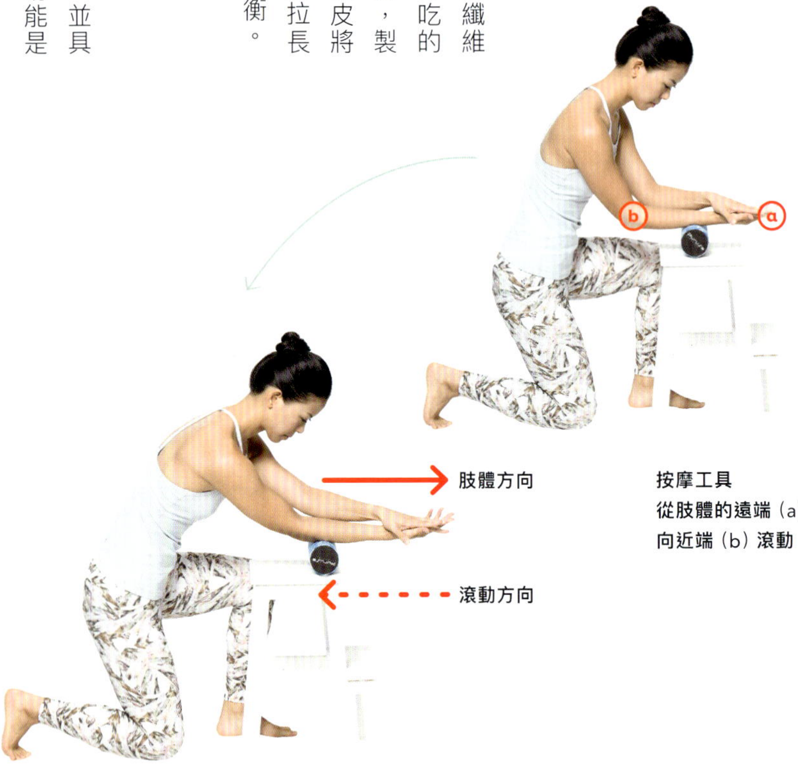

按摩工具
從肢體的遠端（a）
向近端（b）滾動

必須可以被伸長，但大多數過於緊繃的肌肉，如果直接拉伸它，是不容易被拉長的，強硬的拉伸很容易把纖維拉傷；另一種情況是：如果肌肉已處於被拉長的狀態，也就是彈性疲乏、收縮力變差，這時候還直接做拉長的按摩或運動，會讓肌肉纖維變得更長、更無力。可以試著向「肌肉收縮的方向」單向滾動。緊繃的纖維縮到最短後會鬆開，過長的纖維則能夠恢復原有的波浪形狀。

肌肉收縮不會疼痛，但拉長會！

會感到痠痛的肌肉，大多是被拉長的狀態，可能是部分的肌肉和肌筋膜緊繃，造成相對應的肌肉和肌筋膜被迫拉長；另一種常見原因是伸展運動過度、運動傷害所造成。往肌肉收縮的方向推，將拉長過直的纖維恢復原本該有的波浪狀態，身體才能解除痠痛，真正感受到放鬆。

摩法MEMO

單一方向滾動＋速度變化

操作要點

不論是滾筒或是滾軸，無論當下是過短或過長的肌纖維狀態，都建議「單方向滾動」，也就是向肌肉收縮的方向來滾動。

工具應用

1 **掃水**
主要是促進體內血液和水分的流動，工具要往心臟的方向滾動。在按壓部位角度不變的條件之下，工具滾動的速度越慢，推掃組織內的血液和水分越多。

2 **滑動**
找到肌間隔，即肌束與肌束之間的位置，然後朝單一方向推壓滾動，可增加筋膜的滑動空間。

功能作用

放慢速度滾動滾筒或滾軸適用於「掃水」；快速滾動的手法，主要在促進本體感覺神經和肌纖維的運動方向與收縮速度。
滾軸使用短距3~5公分的壓推方式，少量多次的操作。
類似刮痧的動作，能更有效的鬆動筋膜。

「輕刷」建議以整束肌肉為操作範圍；「慢推」移動的操作幅度約3~5公分。

POINT 4

鬆筋按摩的工具種類

按摩一定需要工具嗎？這是目標性的問題。雙手一直是人類按摩自療最基本的工具，原始的樹枝、石頭，或是後來逐漸研發的各種木質按摩器、科技工業新材料，把這些人為的工具加入徒手按摩的操作，本身沒有絕對的好壞，關鍵在於使用的工具規格與功能，是否能配合雙手的操作，適合按摩目的和需求。

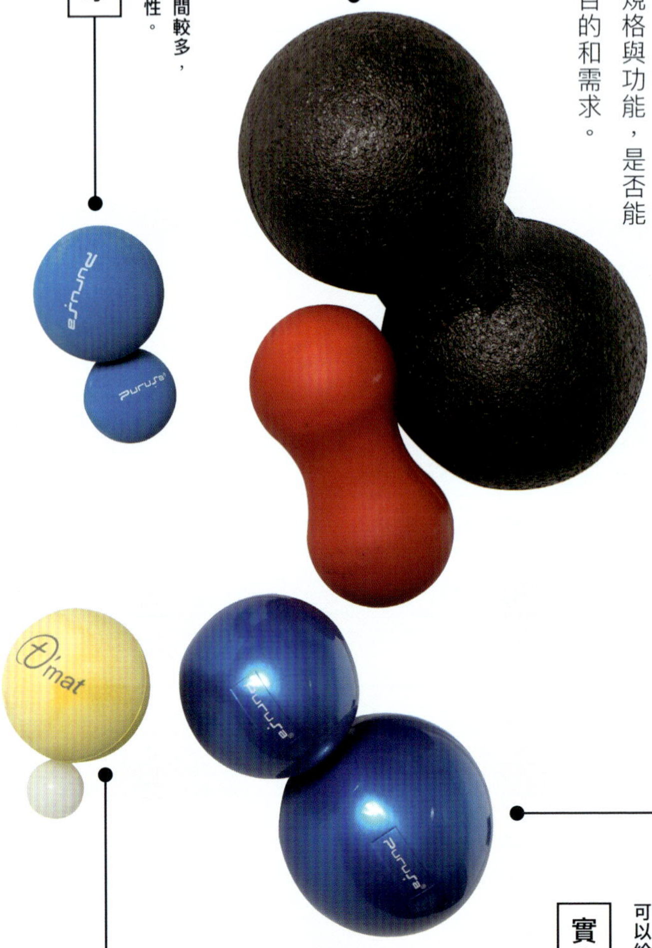
大小花生球
中空球
例如網球，中間壓縮空間較多，且具有回彈性。
充氣球
彈力舒適柔軟，壓力可調整。
實心球
實心壓縮空間少，可以給予較強硬的壓力。

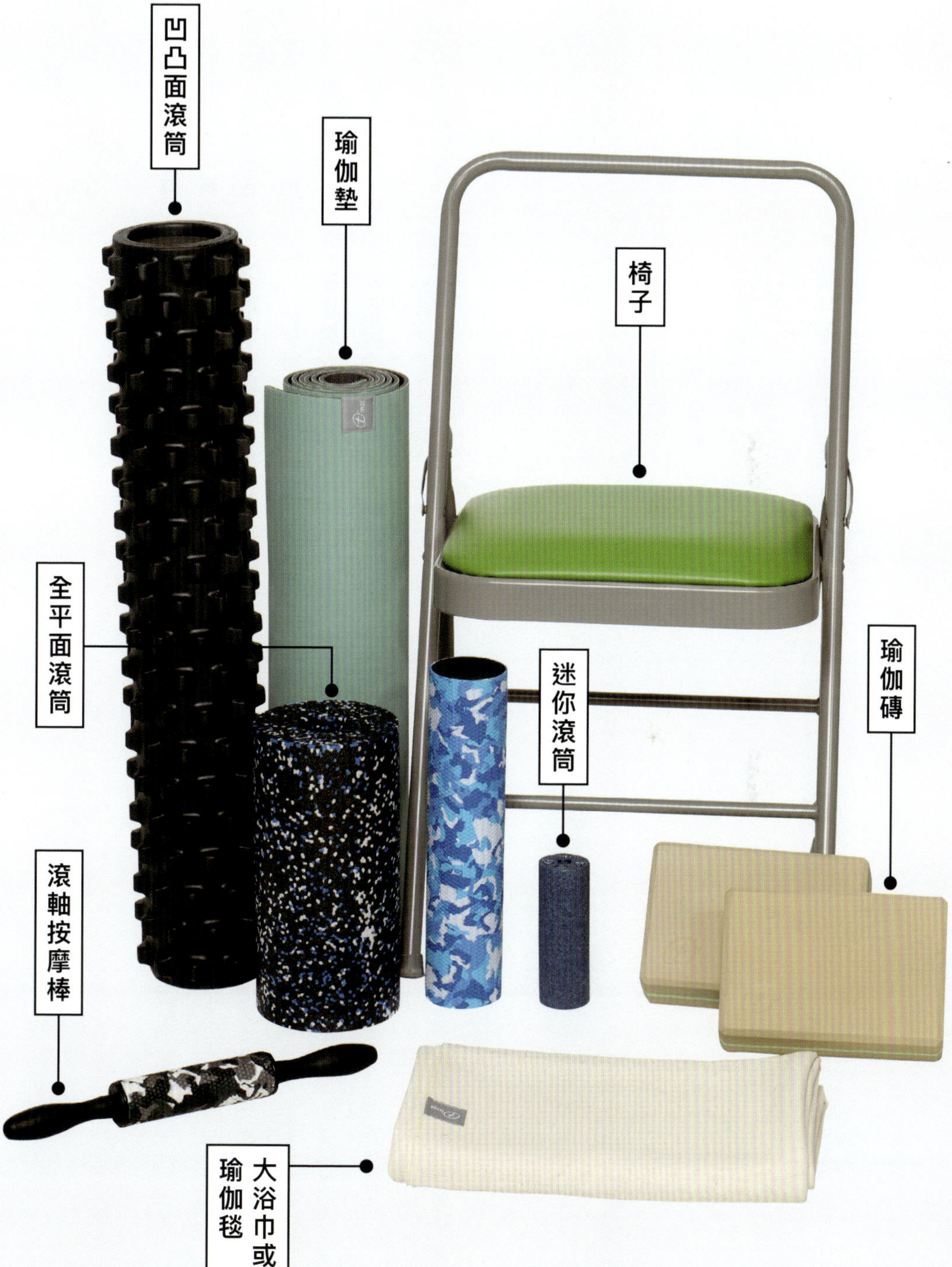
凹凸面滾筒
瑜伽墊
椅子
全平面滾筒
迷你滾筒
瑜伽磚
滾軸按摩棒
大浴巾或瑜伽毯

「專業」工具該怎麼挑？

和人類歷史一樣久遠的徒手按摩，主要的工具就是兩隻手，只要技法正確，雙手本身就是最重要的專業工具。在雙手十指之外，人體其實還有許多部位也可以用來施力，如：手肘鷹嘴突、肘平、拳頭平面、拳眼、手掌的大小魚際、食指和中指或四指併攏壓法；用腳的部位也能進行按摩，如：足壓法、膝壓法等。只要善用「角度」與「力道」，就能給予身體各處按摩點不同效果的刺激。

隨著工業與科技的進步，按摩工具由原始的雙手、木石等天然器物，逐漸為化工、金屬材質所取代，甚至結合機械動力或能量學，製作出電動、射線、熱療等多樣化的按摩工具。無論是市售的專業按摩工具，或日常生活中隨手可得的器物，所謂「好的按摩工具」並不在於機能複雜，只要功能符合，安全性佳，能比徒手按摩更加分，其實都可以用來按摩。這裡要為大家介紹三種對於放鬆肌筋膜特別有效果的工具：滾筒、滾軸和按摩球。其中，滾軸與廚房裡的擀麵棍功能性很相似呢。

工具類型1 泡棉滾筒

滾筒使用在人體放鬆的用途上，最早記載於一九七〇年代，當時摩謝．費登奎斯大師（Moshe Feldenkrais）被認為是早期以圓筒器物來做人體復建、訓練的先驅，他創立了以感官認知為基礎的費登奎斯學派，研發出許多復建的工具。早在一九五〇年，他就曾以木質滾筒來做復健工具，一九七二年到美國講學時，有人推薦他改以輕盈又方便攜帶的「泡棉」代替木頭，泡棉材質的滾筒就此誕生。

目前市售的泡棉滾筒規格，直徑大概在8～15公分，也有廠商製作更小的滾筒，直經約4公分上下；形式有全平面與凹凸面、實心與中空滾筒等多種款式；表面材質也有硬度不同的級別之分。因為有太多規格，剛接觸自我按摩的人往往不知道該如何選擇，以下的分析可供大家參考。

1 全平面滾筒

全平面滾筒的優點是：無論身體姿勢擺位如何，滾筒接觸到身體的面積所傳達的力道，都是非常平均的，所以按摩起來感覺比較舒適、緩和，在某些按摩部位也因此可以操作得比較仔細、做足時間。目前市售的平面泡棉滾筒，硬度大約是邵式（SHORE）35度左右，也有一款德國品牌，使用高密度保力龍製作，表面的硬度較高。

大直徑的平面泡棉滾筒，按摩的面積較大且淺層，如果想要提高按摩的深度，宜選擇直徑較小的滾筒，在按摩時施以相同的壓力之下，面積小的滾筒按壓深度會比較高。目前市售有兩款全平面滾筒，為德國品牌直徑9公分與台灣按摩師設計的8公分滾筒，這兩者大幅改善了早期直徑15公分大滾筒的缺點，使原本不方便按摩操作的身體部位、按摩深度不夠等問題都獲得了解決。

2 凹凸面滾筒

凹凸面造型滾筒的研發，據說是從一位運動員所設計的中空滾筒開始的（GRDI），最初的目的很可能是想要增加按摩的深度與耐用度（實心軟式的泡棉滾筒使用一段時間後，會變得太軟）。所以，他將實心的泡棉滾筒修改成中空管，加上一層厚度約2~3公分的泡棉，並在泡棉加上凹凸面的設計，一上市立刻受到消費者喜愛，後來各家滾筒廠商也紛紛仿效，開始生產製造各式凹凸面造型的滾筒。

造型滾筒一開始滾壓時，會比全平面滾筒來得有刺激性、痠痛感，但是在按壓移動時，無法給予身體組織平均的壓力：凸塊面會造成身體組織強烈的刺激，凹面部位則相對沒有按壓的效果，反差很大。這種滾筒對於皮膚、神經、肌筋膜比較敏感的人較不適用，若是在運動後、疲勞痠痛時使用表面凹凸的滾筒，可能會產生更高的刺激，反而更無法放鬆。凹凸面的滾筒，在使用上需要更多的操作技巧。因此，建議初學者一開始先選用平面滾筒來操作。

3 迷你滾筒

迷你滾筒的直徑大約在4公分上下，比一般常見8~15公分來得小，可以針對手臂或身體局部做比較細節的按摩，在同樣的力道下，按壓深度可達到更深層的效果。

1

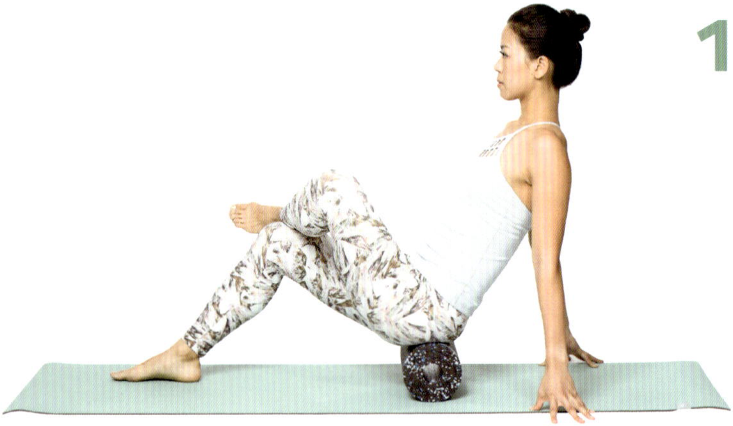

15～11公分大滾筒適合大面積的操作，也有軟硬規格可選擇，對於某些部位的操作相當合適，但也因為面積較大，較為細小的部位在操作上較不方便，很適合初學者使用。

2

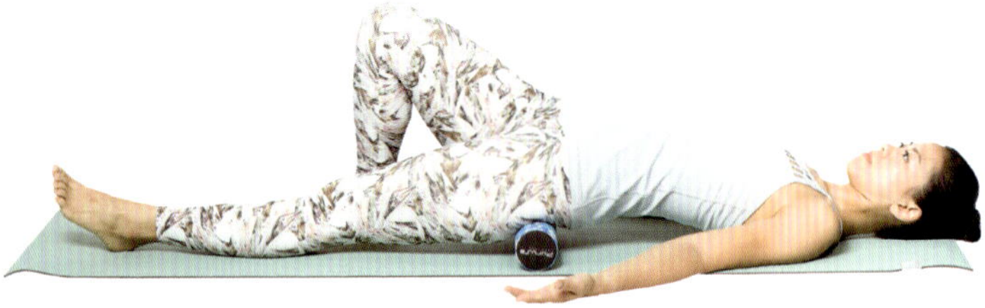

同樣按摩臀部來說，10～6.5公分小滾筒高度較低，可以在仰臥姿勢下進行按摩，按摩的面積也較大滾筒集中，省去需要用手支撐身體操作，對於想按摩更多細節者，非常適合使用。

3

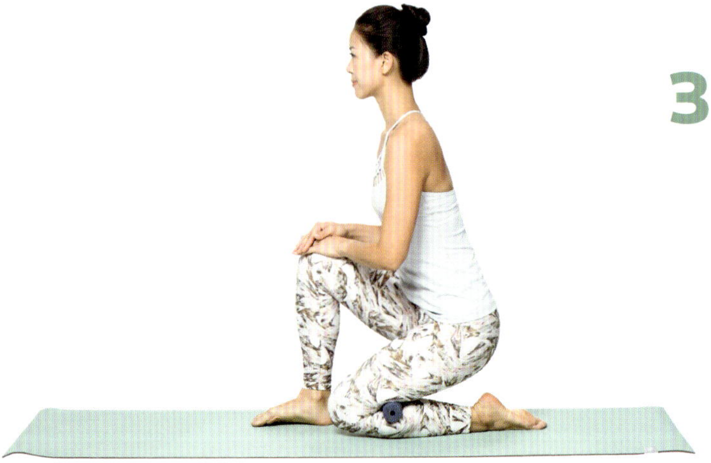

5～4公分迷你滾筒，適合四肢小肌群的操作，可以按摩更細微的部位，體積縮小的狀態下施以相同的壓力，自然會比大滾筒按摩的深度來得深許多，各尺寸的滾筒都有適合的操作方式與部位。

工具類型2

滾軸按摩棒

滾軸是用來滾推、掃刷的一種按摩工具，像擀麵棍的造型，非常適合用來壓推身體的軟組織。市售也有表面加上凹凸造型的滾軸，原理與凹凸面的滾筒類似，仍建議大家選擇「平面」的滾軸來操作，比較能夠平均整合身體的張力。

帶手把的小滾軸，造型與擀麵棍相似，非常適合少量多次的單向壓推（類似刮痧的動作），或是掃刷整塊肌束，也非常適合幫他人操作於身體各個部位。

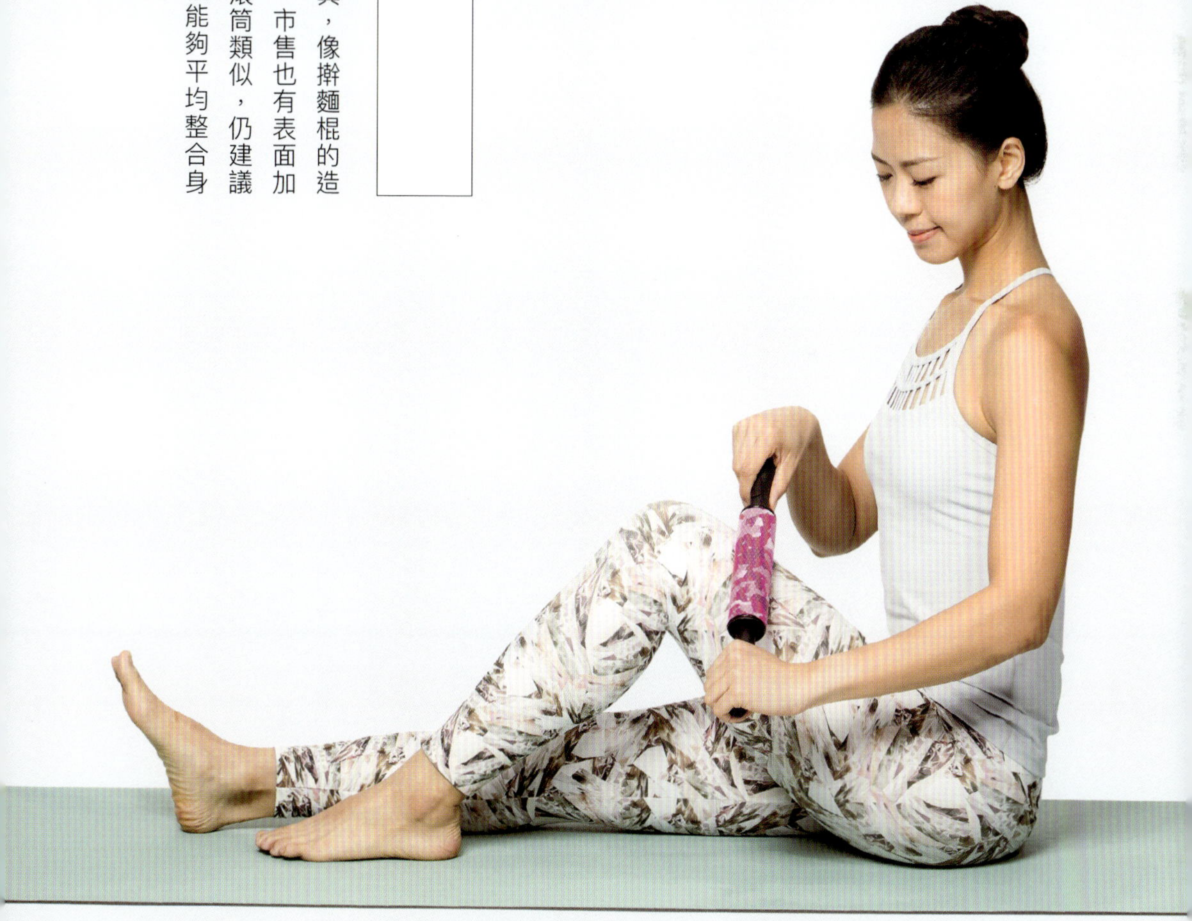

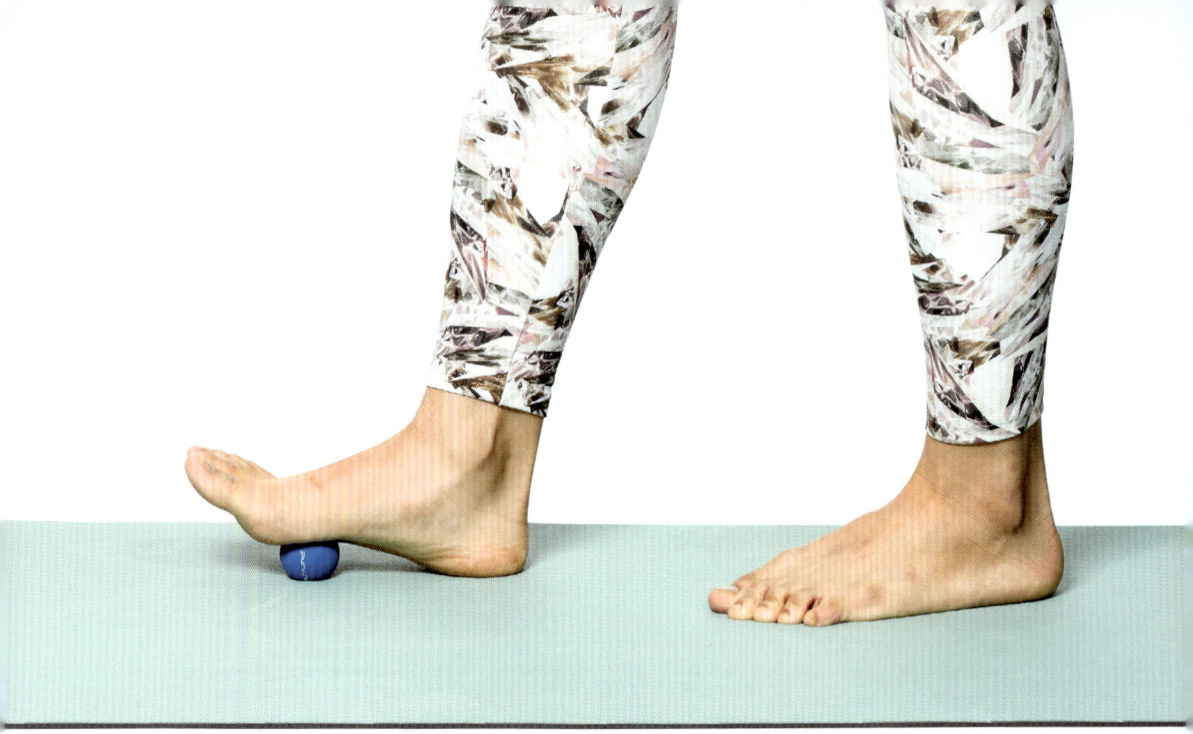

工具類型3

按摩球

圓潤的球體具有均衡的多面向特質。早期以球當成按摩工具時，使用的多為生活中容易取得的網球、軟式棒球、壘球、高爾夫球等。後來有廠商製作出各種尺寸與硬度的按摩球，逐漸走向專業化，可以符合不同的按摩目標、身體不同部位、不同的生理狀態來選擇使用。

目前常見的按摩球，尺寸大約在直徑4～9公分，也有廠商設計直徑2.5公分的更小尺寸。除了球的直徑大小是選擇考量的重點，還有硬球、彈力球、實心球、中空球、充氣球等，在彈性、硬度與質感上都有多樣化的選擇。質地越硬、直徑越小的球，按壓效果越深。

摩法MEMO

「按摩球」與「徒手感」尺寸概算

球Φ2.5cm
—— 面積等同於「食指」
球Φ4cm
—— 面積等同於「姆指」
球Φ5.5cm
—— 面積等同於「掌跟」
球Φ8&12cm
—— 面積等同於「手掌」

挑選指南：一眼選定最佳工具

經過以上的分析比較，挑選適合自己的按摩工具，大致可以分成三個大方向來考量：

● 依工具類型特性

1 滾筒

適合用來放鬆人體的表層組織，「滾筒＋球」的配合能讓放鬆做得更完整。

2 滾軸

專為按摩手法中的「滾動」而設計，可用於四肢與肩頸、背部，也適合用來為他人按摩。

3 按摩球

大的軟球適合放鬆淺層筋膜與肌肉；小的硬球可用來刺激深層肌筋膜、肌腱，或鬆解緊繃、結節處。

● 依按摩部位的深淺、範圍

1 大而軟的工具：淺層、大範圍的按摩

面積大而柔軟的工具，特別適合用來按摩淺層大面積部位。柔軟的工具比較舒適、溫和，適合對疼痛較為敏感的人，或舒緩運動後的疲勞痠痛，對於促進血液循環很有幫助！

2 小而硬的工具：深層、小範圍的按摩

按摩各種深層筋膜或肌間隔筋膜，適合使用體積較小、強度較硬的工具來操作，優點是能夠直接針對重點加壓，不會對周圍的組織給予過多的壓力，可準確解除深層緊繃的筋結。

這裡所說按摩工具的軟和硬，並非絕對的柔軟或堅硬，必須要同時具有兩種條件：工具表面要有「彈性」，內部則需要有足夠的「支撐力」。當工具接觸到人體的軟組織時，工具表面柔軟的材質，可以降低受擠壓時身體會產生的收縮抵抗，同時，工具仍要有足夠的強度，才能適度把力量傳遞給軟組織。

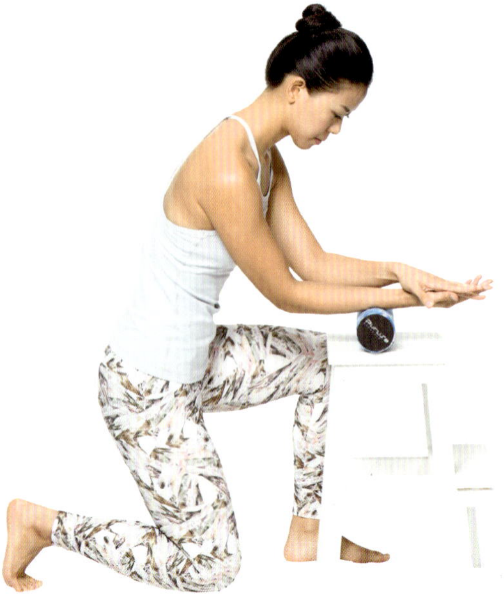

額外的造型和功能

有些按摩工具是藉由震動的方式來放鬆肌肉，也有些強調表面的特殊設計可以抓起皮下筋膜，無論工具有什麼樣多變的功能，只要針對自己的需求和想達到的目標來考慮即可。凹凸面的設計雖有優點，但容易刺激過度和刺激不均卻變成了相對的缺點；電動按摩器若力道不當或摩擦過久，容易造成皮膚發紅、發癢等問題，細節處無法按摩到位。「額外的功能」不一定都是「需要的功能」，建議先從功能單純、安全性高的按摩工具開始嘗試使用。

日常器物巧妙變工具

了解按摩工具應有的功能後，我們也可以從日常生活的物品中，找到適合做為自我按摩的輔助品，例如：保特瓶飲料(未開過)、鋁罐、玻璃瓶(厚的耐壓型)、保溫瓶、擀麵棍、PVC水管、保鮮膜紙軸、玩具球、把毛巾打個結等等，都可以善加運用。如果覺得表面太硬，可以捲上毛巾，或是自行加工黏一層止滑墊或泡棉，即可成為自製的按摩工具。

進階推薦

達人的摩法背包：讓舒適升級、更有效率！

配合手部操作的滾筒、滾軸、按摩球等工具之外，有幾樣輔助物也十分實用，可以讓我們在自我按摩時身體更穩定，操作更到位。按摩前可考慮選配，或在家中可以尋找適合的替代物：

- **瑜伽墊**

進行筋膜活動測試、自我按摩操作或後續的伸展活動時，都少不了用瑜伽墊來鋪底，一則可增加舒適感，二則提升安全性，同時能改善地板過於冰涼的問題。可以用巧拼墊、硬質一點的睡墊或其他運動用軟墊來替代。

- **瑜伽磚**：瑜伽磚可以用來改變身體的重心、協助姿勢擺位時維持身體的穩定，也能用來調整身體或按摩工具的高度。

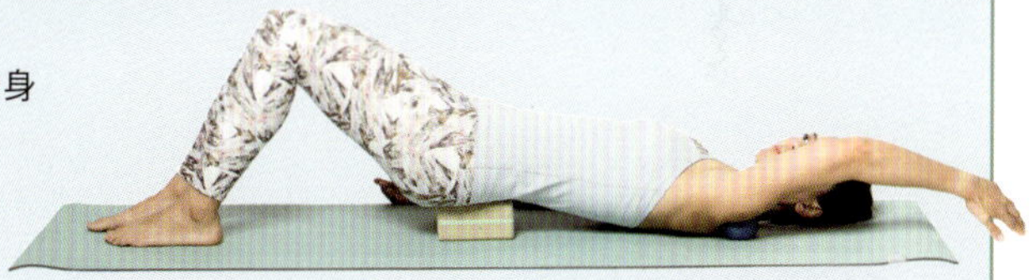

- **計時器**：對於初學者，計時器可以提醒按摩時間的長短，避免在一個部位按壓時間不足，或是按壓過久而產生傷害。現在大部分的手機都有內建計時器功能，也可以在APP商店找到合適的應用程式。也可以設定一首喜愛的歌曲長度提醒時間。

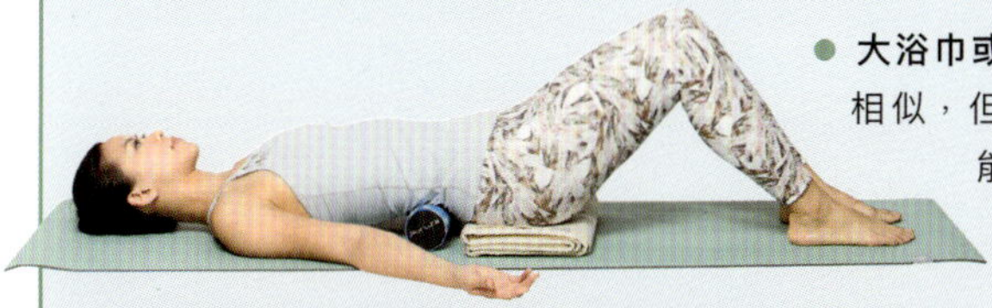

- **大浴巾或瑜伽毯**：浴巾捲起來與瑜伽磚功能相似，但比較柔軟易調整，還多了其他功能：跪姿或肘撐動作時若關節不適，可加墊浴巾作為緩衝；流汗或練習後，可以披蓋大浴巾避免受涼。

- **「椅子」**也很好用喔！

椅子能夠讓我們方便操作大腿後方、大腿內側、小腿前後側的肌肉和肌筋膜；仰臥姿式要按摩腰部與背部時，也可以將腳擺放在椅子上，減少身體的重量；有些按摩動作要採取坐姿，或是站立時用雙手扶椅背、往後伸直腿部等動作，都可以視自己的體況和安全性運用到椅子。椅子必須堅固、穩定，摺疊椅、餐椅皆可，坐墊要薄一點或是偏硬的材質。也可適當利用矮櫃或桌子等操作。

MYOFASCIAL
FUNCTIONAL
TESTING

抓漏！
肌筋膜自我檢測

你的身體
活動角度夠大嗎？

症狀檢查、保健練習、強化鍛鍊一氣呵成的活動測試

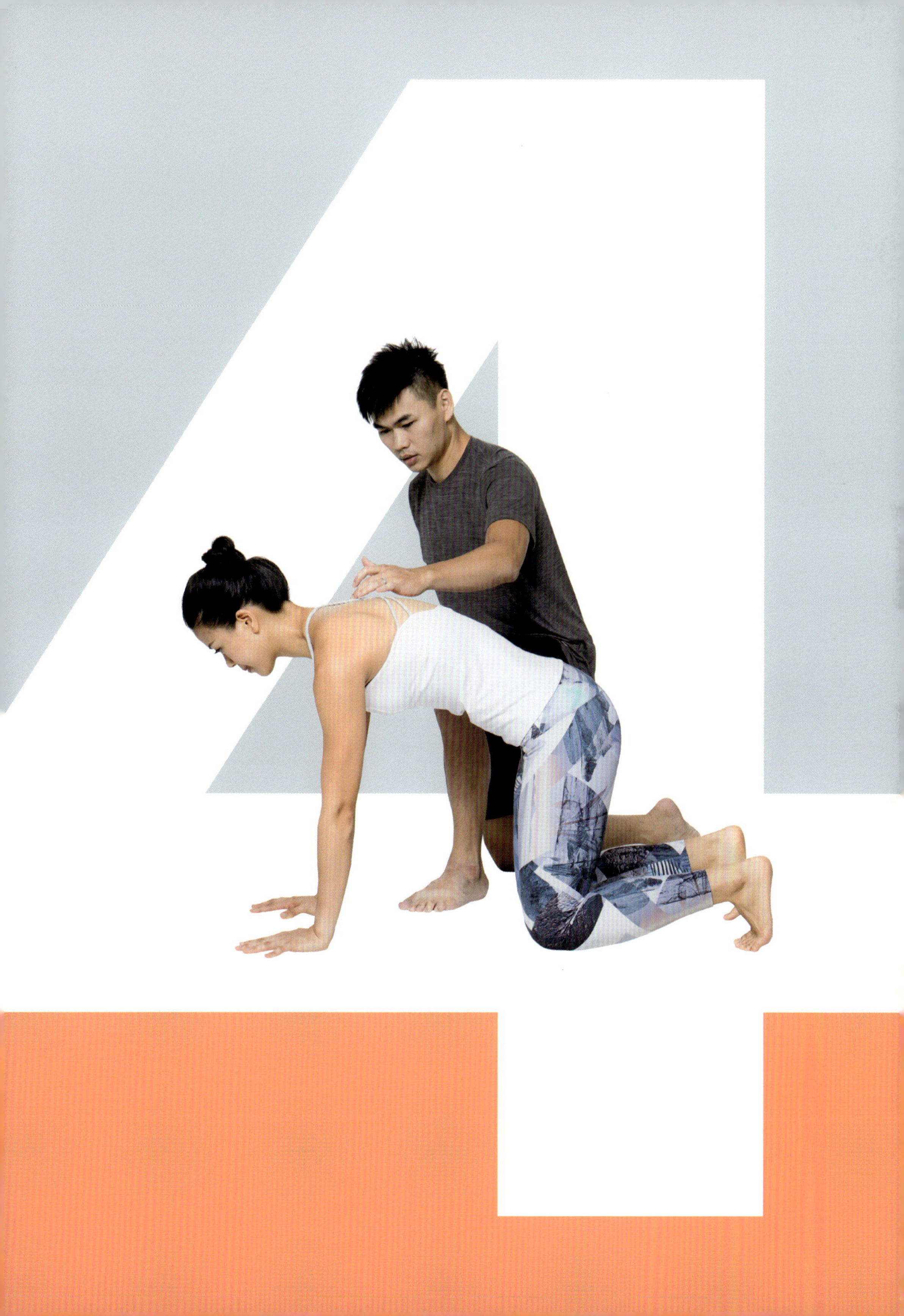
4

經過前面有關肌肉與筋膜特性的說明，以及能解除現代人普遍緊繃問題的按摩手法，你是否對自己的身體更有「感覺」了呢？這裡痠那裡痛的「筋膜炎」、一變天就容易渾身不舒服的「氣象病」、全身卡卡硬叩叩的體內筋膜「緊縮沾黏」……身體裡的淺層筋膜、深層肌筋膜或內臟筋膜，無論是受到各種刺激因素而攣縮，或是不當運動、姿勢不良、代償作用而被迫拉長，時間一久，都會失去正常的彈性，有些地方因為緊繃而變得無力，有些地方則是因拉長過久而無力，沾黏、發炎、疼痛、腫脹、行動力減退等情況就會越來越嚴重。學習深層肌筋膜自我放鬆的按摩技巧，正是保養、預防、隨時調整肌肉與肌筋膜問題最全方位的方法。

所謂「久病成自然」，有些人對自己的身體狀況缺乏注意和警覺心，有人則是不知該如何檢測，雖然感覺身體緊繃、痠痛，卻找不到確切的原因，以至於無法改善問題，這樣就會使得筋膜症候群在身體各處交互影響。

你的肌肉和筋膜健康嗎？有哪裡經常會緊繃、痠痛？哪些地方隱藏著沾黏的問題而沒有察覺？本章的肌筋膜自我活動檢測，透過由專家設計的檢測活動，既是一種完善的檢查方法，也可當成平日肌筋膜靈活度的練習活動，不僅有助於鬆解緊繃處，同時能連帶活化過度被拉長的無力肌群。經常練習，還能進一步強化肌力。

在檢測活動中，請留意自我觀察，把自己感覺較為痠痛、無力、不順、角度受限等部位，標註起來，後續按摩操作時，檢測時記錄的部位，就是需要優先放鬆的操作部位。

摩法 MEMO

可準備全身鏡，或用手機拍攝動作對著鏡子或觀看影像做活動檢測

自我檢測活動，以及後續按摩放鬆的操作，最好能準備一面寬式全身鏡，或在有鏡牆的房間進行，一邊活動和操作時，可以清楚觀察自己的動作是否確實到位。也可錄下影像事後觀看確認。

以下自我測試活動，都是針對我們生活中最常活動到的肌肉和肌筋膜，一邊做這些動作，就能感受到自己身體各部位的肌肉和肌筋膜功能狀態如何。這些動作既是自我檢測的評估指標，也可當成日常簡便的保養活動，包含了放鬆緊繃肌與強化無力肌的雙重作用。

FUNCTIONAL TESTING

肌筋膜活動檢測動起來

三體區活動練習檢測

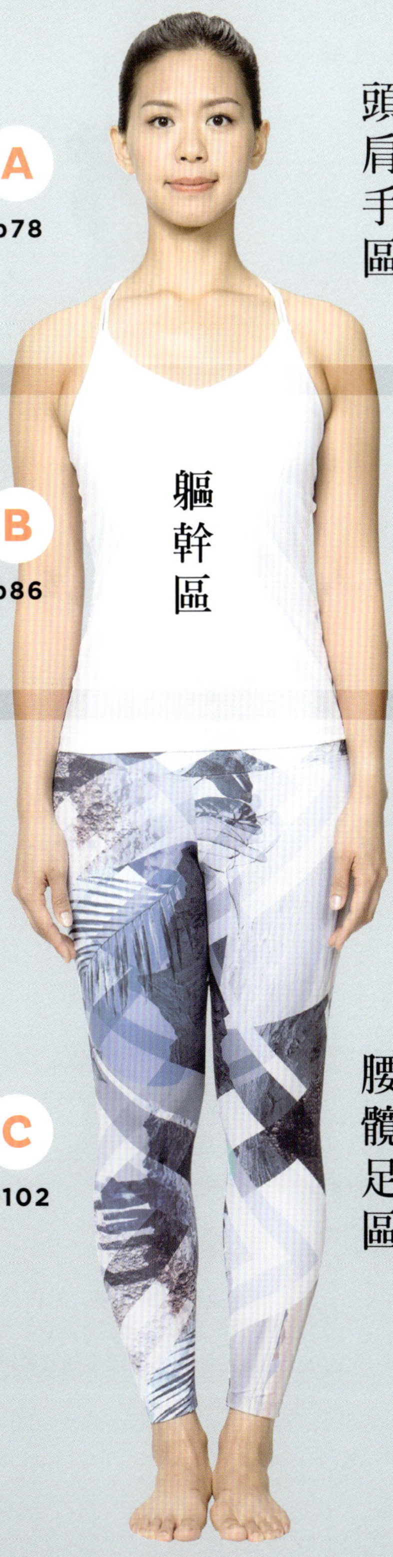

A
p78

頭肩手區

1 頭頸活動
2 頸前肌力練習
3 頸側肌穩定練習
4 站立投降肩關節旋轉
5 肩關節綜合活動

B
p86

軀幹區

1 基本活動
2 臥姿旋轉
3 屈曲
4 後伸
5 跪姿旋轉
6 後側拉伸
7 前鋸肌活動
8 軀幹＋四肢綜合活動
9 軀幹＋下肢連結活動

C
p102

腰髖足區

1 腳趾活動
2 髖膝穩定度
3 大腿＋核心肌群收縮力與軀幹穩定
4 大腿後側＋臀大肌練習
5 大腿內側伸展
6 髖關節旋轉活動
7 髖內收＋外展練習

A-1 頭頸活動

久坐的上班族，長時間滑手機
或經常頭頸部維持單一姿勢太久的朋友們，動起來吧！
檢查看看你的頭、頸活動度還剩下多少？

多方向角度練習

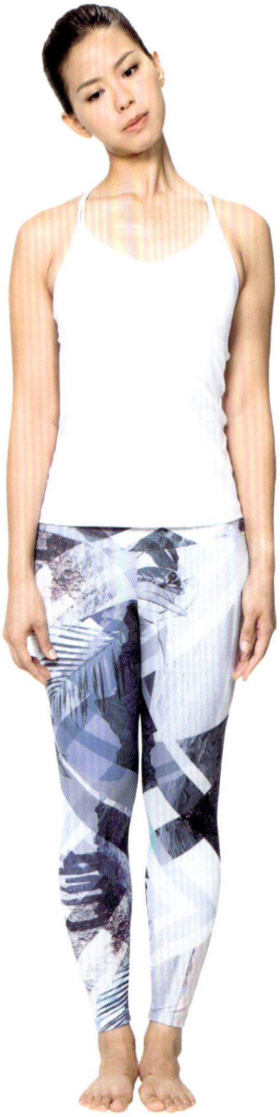

《

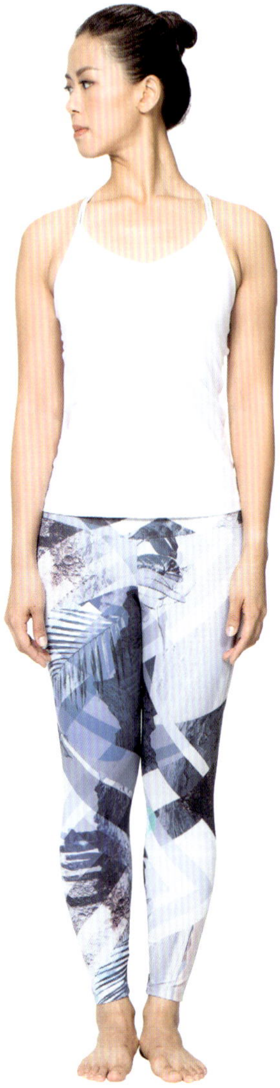

1 旋轉

身體靠牆後腦勺貼牆，維持視線水平轉動頭頸，看看耳朵外側緣能否碰到牆壁（應該要能碰到）？或下巴中間超過鎖骨 1/2 處。

2 側傾

照鏡子觀察左、右側傾角度是否都有 45 度，側傾時肩膀會不會跟著抬高？（肩膀應維持水平不聳肩）

A

頭肩手區

活動練習檢測

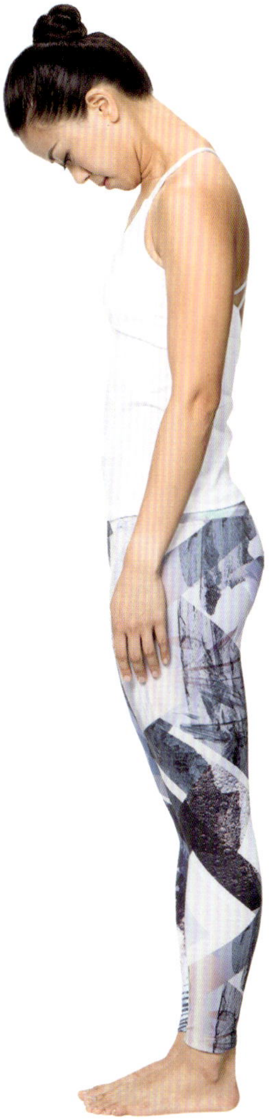

3 前屈

頭頸前屈時，下巴能否碰到胸骨？（嘴巴不能張開喔）

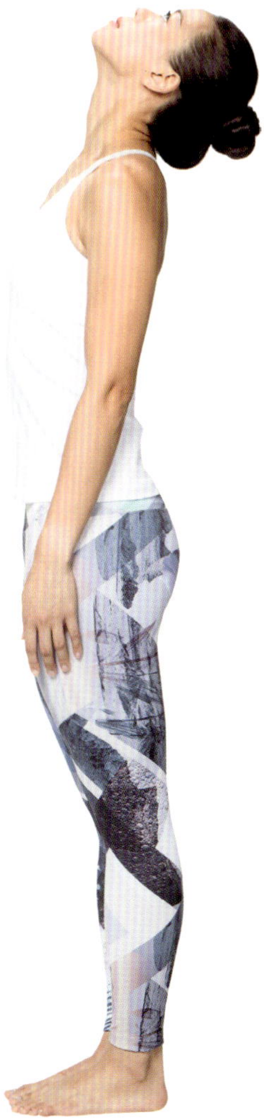

4 後仰

頭頸向後仰，臉部水平能否接近180度？感覺頸後側會不會有緊繃、擠壓感？

☐ **自我觀察** 四種活動中耳朵、肩膀、下巴和後仰的角度，是否都能到位？

按摩對策 以上有任何動作無法達到標準或有痠痛不適感，可操作P126、129、158按摩法。

A-2

頸前肌力練習

胸鎖乳突肌是現代人容易短而無力的肌肉，前側的肌肉無力，會造成頸部後側的肌肉代償，產生疲勞與痠痛。

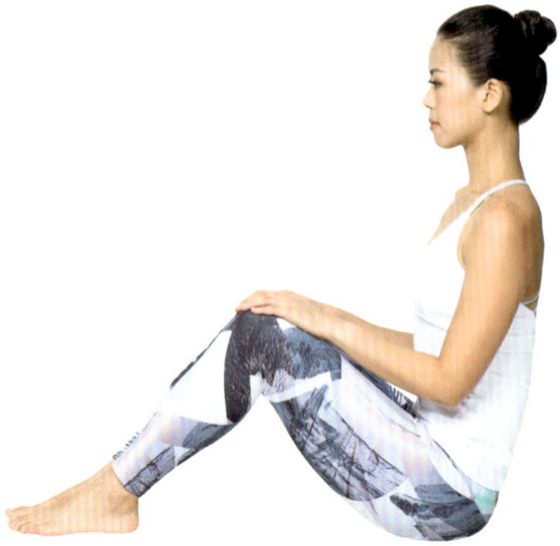

1 準備動作A

頸後側肌肉延伸，下巴靠近喉嚨。

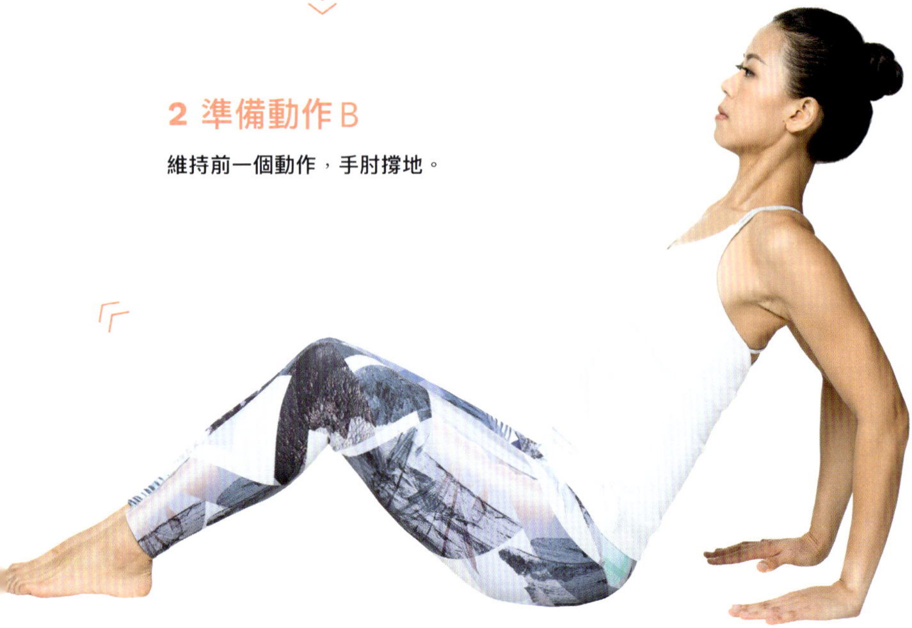

2 準備動作B

維持前一個動作，手肘撐地。

A
頭肩手區
活動練習檢測

胸鎖乳突肌訓練

3 完成動作

身體向下躺平，頭不碰地板。維持頸後肌肉延伸，下巴貼向喉嚨，頭離地約2公分。
★能否維持動作1分鐘以上

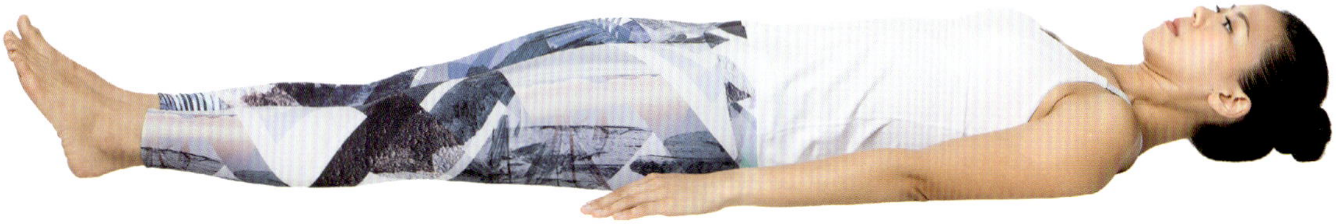

4 活動手腳提高練習強度

雙手交替上下，模擬走路時手臂的擺動；雙腳交替屈膝向上，模擬走路狀態。
★透過手腳動作產生不穩定的晃動，
能提高頸部前側肌肉的穩定與收縮強度。

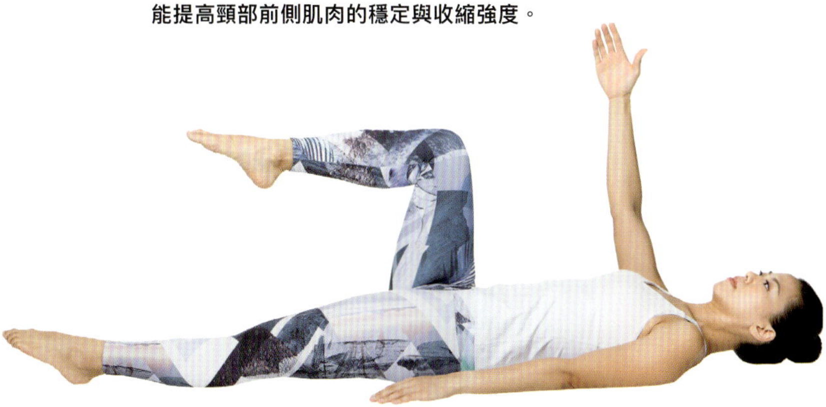

自我觀察 完成動作時，肩膀會用力嗎？手部肌肉能否放鬆？呼吸是否順暢？

按摩對策 以上有任何動作無法達到標準或有痠痛不適感，可操作P126按摩法。

A-3

頸側肌穩定練習

側臥姿對著鏡子練習，
從鏡子觀察在做以下動作時，頭、頸、肩是否穩定。

1 頭頸側肌練習

側臥姿，手臂向前延伸後調整兩側肩膀位置高低一致，側臥時頭頸、軀幹呈一直線。

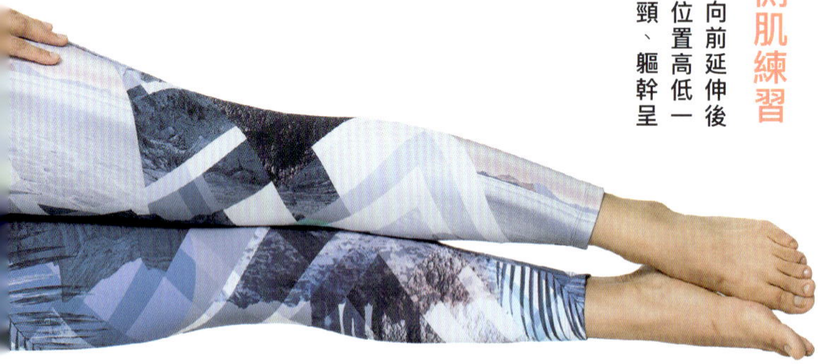

2 活動手臂增加練習強度

側臥時頭頸、軀幹呈一直線，手上下擺動。

★看看能否維持穩定1分鐘以上

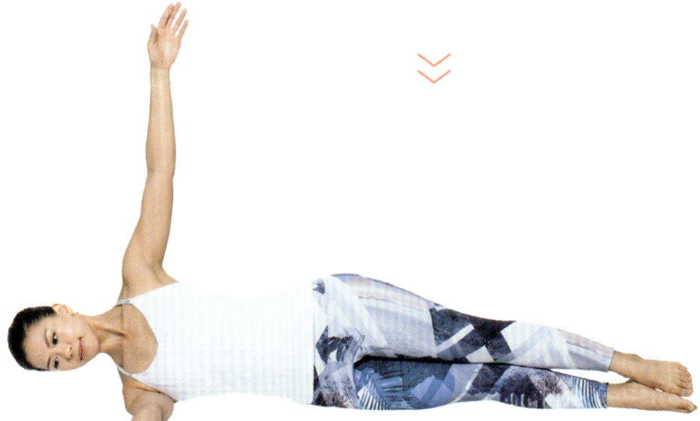

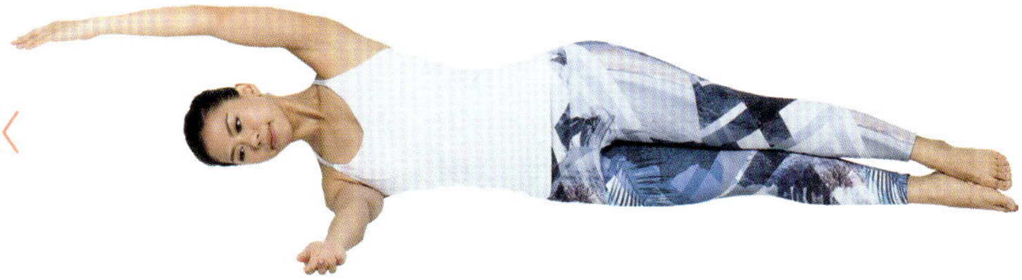

按摩對策　以上活動在持續動作狀態之下，是否都能維持頭頸部穩定1分鐘以上？無法達到者請操作P126、128、129按摩法。

A

頭肩手區

活動練習檢測

頸側肌＋手腳活動

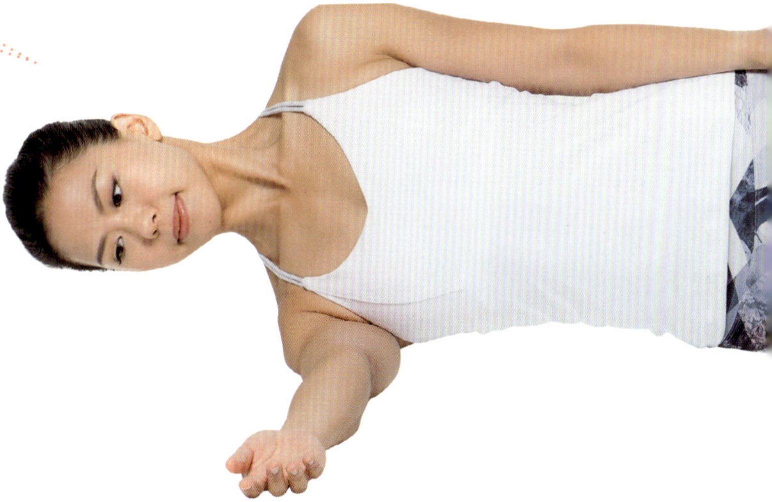

3 活動手腳增加練習強度

側臥時頭頸、軀幹呈一直線，手上下擺動，腳也上下擺動。

★看看能否在手部與腿部都活動的狀態下，維持頭頸穩定1分鐘以上。

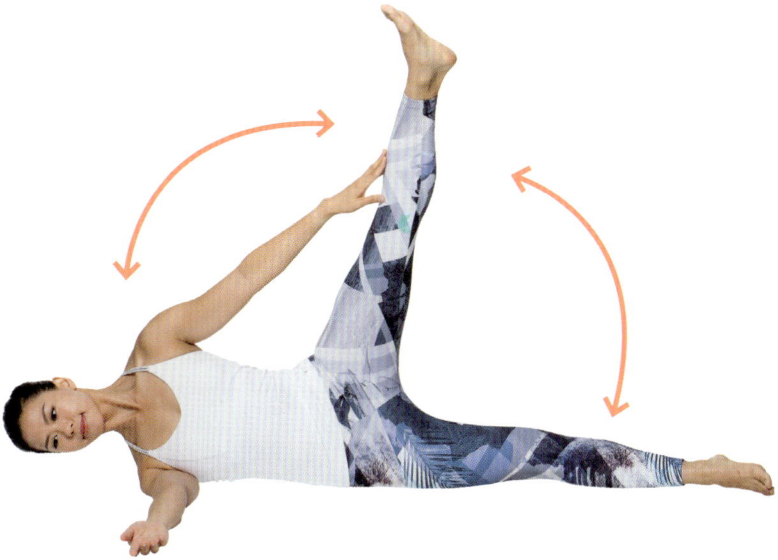

☐ **自我觀察** 貼地面的肩膀能否向腳的方向下壓？
貼地板那一側的身體，除了肩膀與臀部貼地之外，中間軀幹段能否離開地面？

A-4 站立投降肩關節旋轉

肌筋膜的功能狀態，也會影響到關節活動的角度和滑順性，來測試看看自己從肩膀到手部的三個關節活動情況如何。

肩胛＋手部活動

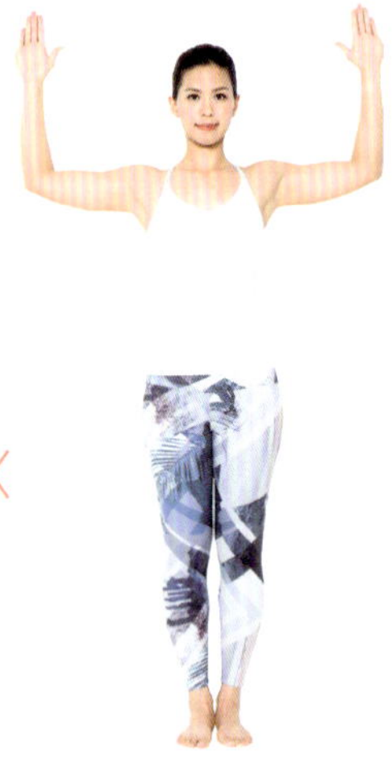

1 投降姿勢U字

肩胛骨、臀部、手肘、手腕都貼牆。

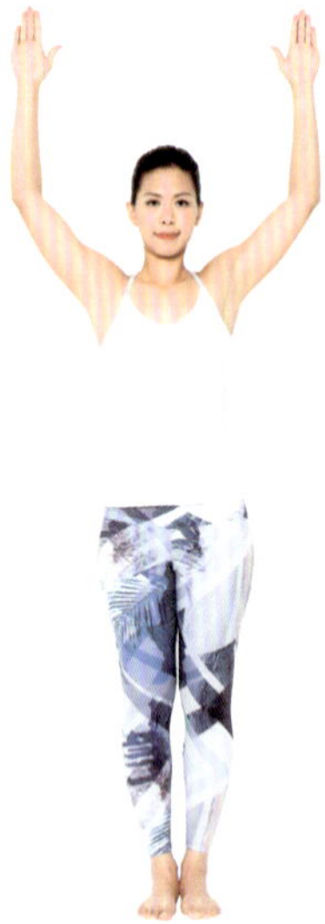

2 雙手向上I字

雙手維持貼牆向上伸。

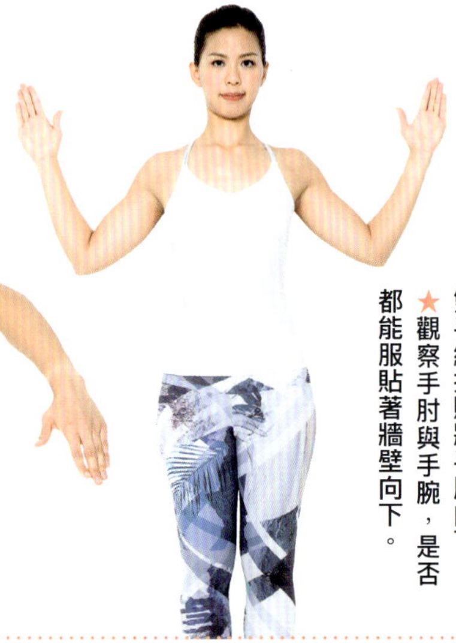

3 手肘向下W字

雙手維持貼牆手肘向下。

★觀察手肘與手腕，是否都能服貼著牆壁向下。

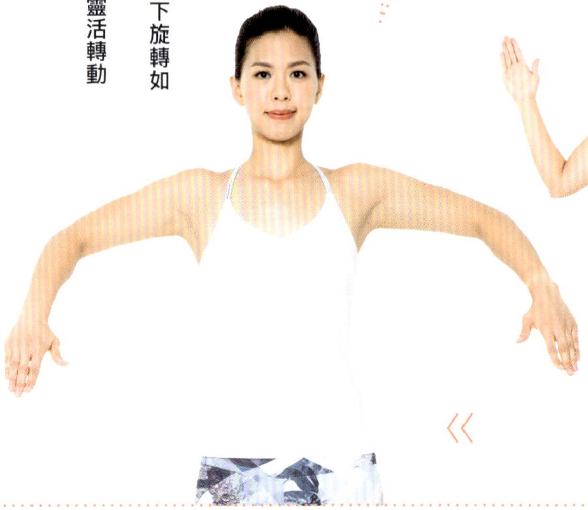

4 手腕向下

手肘與肩膀同高，手臂向下旋轉如招財貓手勢。

★觀察手肘與手腕是否能靈活轉動

☐ **自我觀察**　肩胛骨、手肘、手腕是否都能貼齊牆壁往上、往下移動？雙手手腕向下幅度是否一致？

按摩對策　此活動中如果有任何指定部位無法貼牆，或是轉動時不順暢，可操作P141、150、162按摩法。

A 頭肩手區 活動練習檢測

A-5 肩關節綜合活動

此動作可同時活動到肩頸區和手部，雙手「在後背互扣」這個動作你能過關嗎？快來試試！

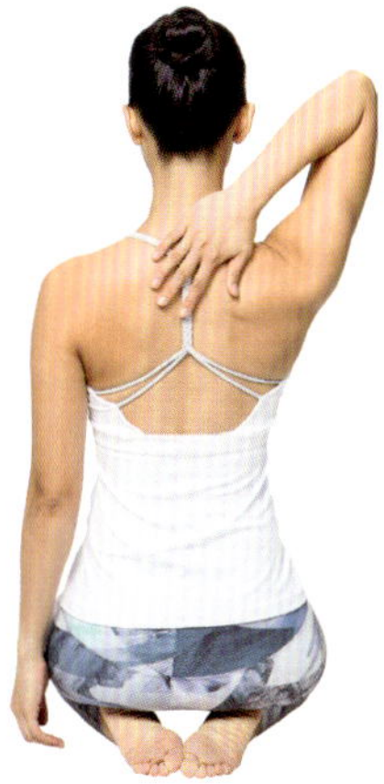

1 上手

右手往上並向後背下探，觸碰對側肩胛骨上角。

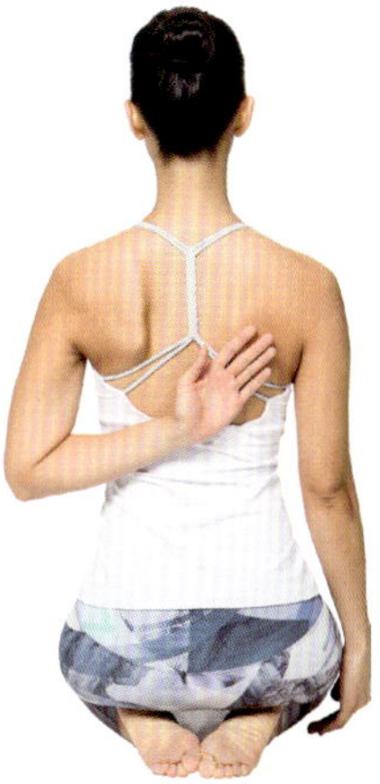

2 下手

左手探向後背由下往上伸，觸碰對側肩胛骨內側緣。

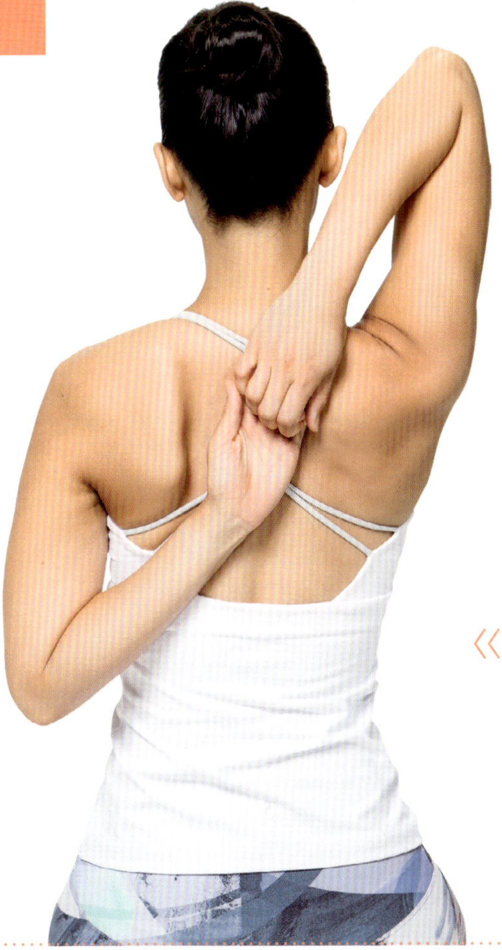

3 雙手互扣

雙手皆向背後，
上下手互扣，
頭維持正中。

瑜伽牛面式

☐ **自我觀察** 動作能否輕易做到？需要很用力或分好幾次才能碰到指定部位嗎？在進行動作時頭頸部會不會偏移？

按摩對策 兩隻手臂做往後上、下的動作，覺得太緊繃或無法完全互扣，請操作P141、144、146、150、162按摩法。

B-1

基本活動

想想看，當我們要改變身體的方向，或是手腳動作時，是不是都會連帶使軀幹跟著一起活動呢？

生活中全身性的活動，多數都會連結到軀幹，來看看自己的軀幹是否張力均衡，能夠做出哪些動作！

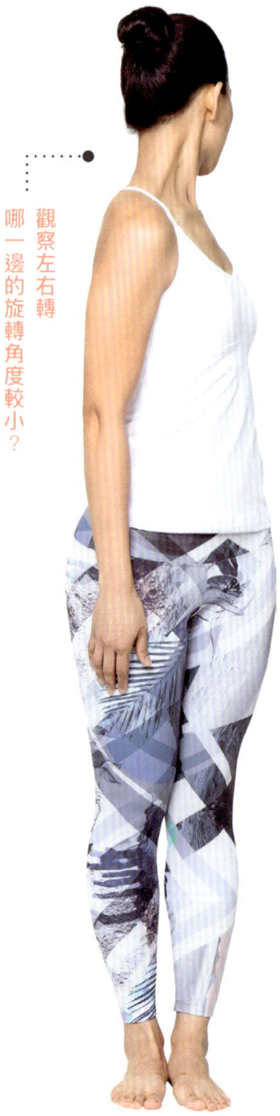
觀察左右轉
哪一邊的旋轉角度較小？

1 旋轉

對側斜角縮短活動，採站姿雙手貼在身體兩邊，軀幹往右後、左後迴轉。

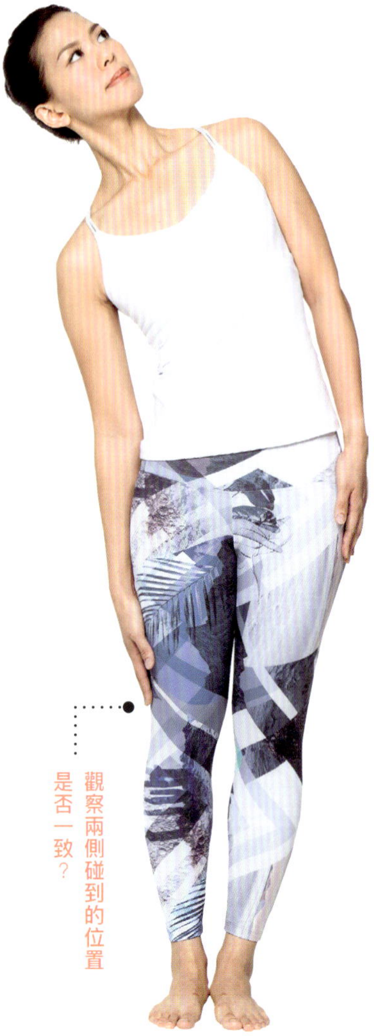
觀察兩側碰到的位置
是否一致？

2 側傾

單側縮短活動，軀幹往右側、左側彎。

B

軀幹區

鬆筋按摩部位

多方向轉動+伸縮練習

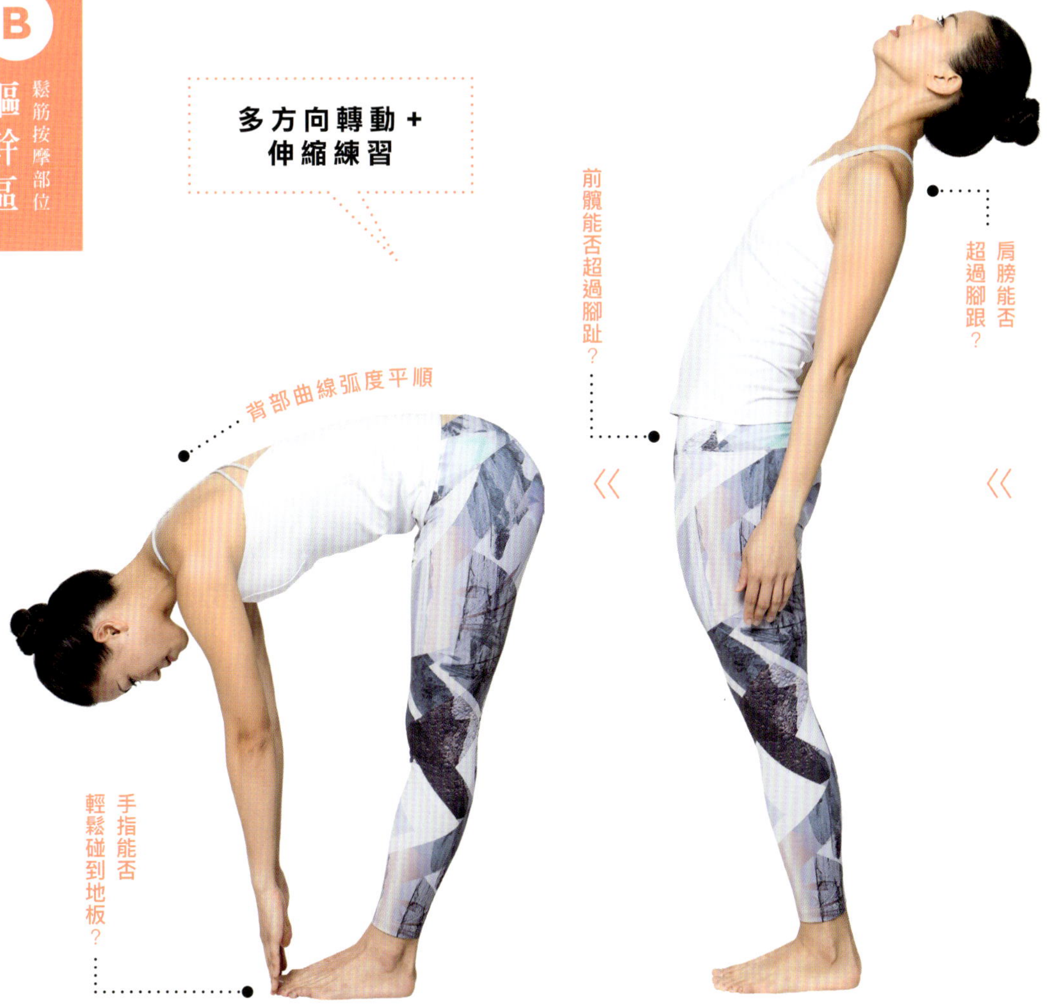

背部曲線弧度平順
手指能否輕鬆碰到地板？
前髖能否超過腳趾？
肩膀能否超過腳跟？

4 前屈

前側縮短活動，配合「吐氣」軀幹往前彎，雙手自然下垂。

3 後仰

後側縮短活動，配合「吸氣」軀幹往後彎。

- [ ] **自我觀察** 以上基本的軀幹動作，是否都能輕鬆完成？有沒有哪些做起來不順暢？

按摩對策 各種會牽動到軀幹的動作，如有緊繃感、角度受限或痠痛不適，可操作P134、150、154、162、168、170、184、188、190、196、200按摩法。

B-2

臥姿旋轉

檢視軀幹本身的旋轉能力，
可分成前側、後側肌肉與肌筋膜的伸縮能力，
躺下來做看看旋轉動作，
看看軀幹前後側的肌肉收縮狀況是否良好。

前側仰臥 T 字旋轉

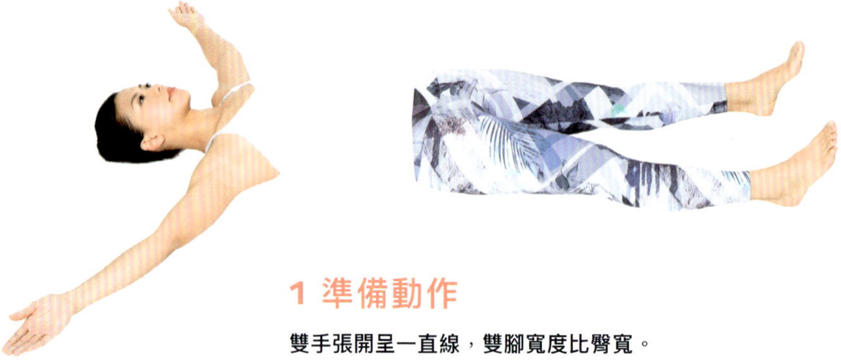

1 準備動作

雙手張開呈一直線，雙腳寬度比臀寬。

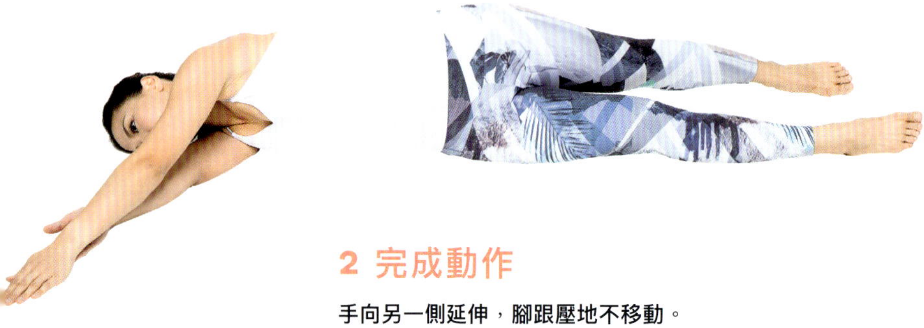

2 完成動作

手向另一側延伸，腳跟壓地不移動。

自我觀察　手掌相疊時，上方的手腕能不能超過下方的手指？腳跟能不能維持在同一個地方不移動？

按摩對策　進行以上檢測活動時，如果有緊繃感、角度受限或痠痛情況，可操作P134、150、162、174按摩法。

B 軀幹區 鬆筋按摩部位

後側俯臥Y字旋轉

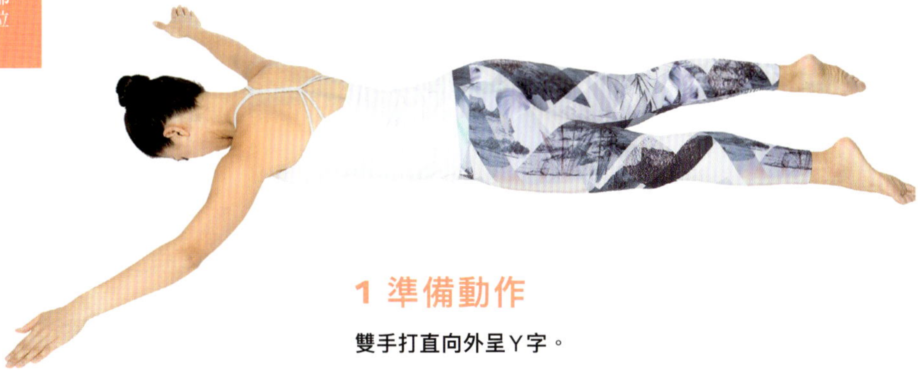

1 準備動作

雙手打直向外呈Y字。

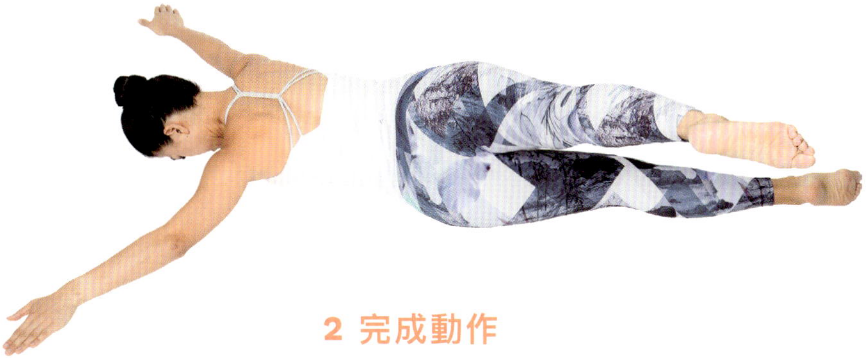

2 完成動作

手掌貼地不移動，腳向另一側後伸。

★腿能不能輕鬆的向對側後方延伸，而且雙手不離地？動作過程中是否會痠痛或不順暢？

☐ **自我觀察**　進行上面的動作，會不會有緊繃感、痠痛、手離地、呼吸不順或需要閉氣才能完成？

按摩對策　腳部活動時，如果軀幹會感覺緊繃、角度受限或手無法緊貼地面，請操作P162、170、174按摩法。

B-3 屈曲

久坐一族的朋友們，驅幹前側的肌肉和肌筋膜特別容易短緊無力，趕快來活動看看！

前側肌群收縮力

1 雙手碰膝

半起坐上背部離開地面，雙手碰膝蓋。

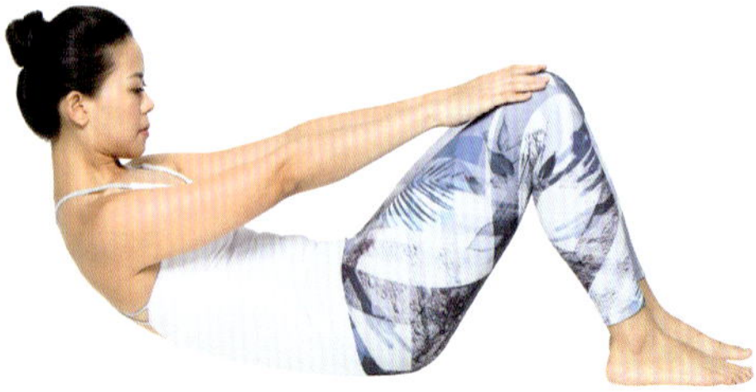

2 屈曲＋旋轉

半起坐屈肘抱胸，手延伸碰對側膝蓋外緣，上背部離開地面。

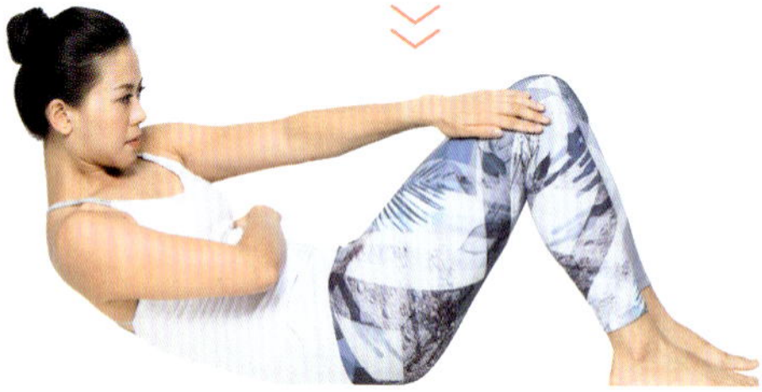

3 直腿屈髖＋直手碰腳趾

半起坐，髖屈曲90度，腳跟朝上與地面成直角，手碰腳趾，上背部離開地面。

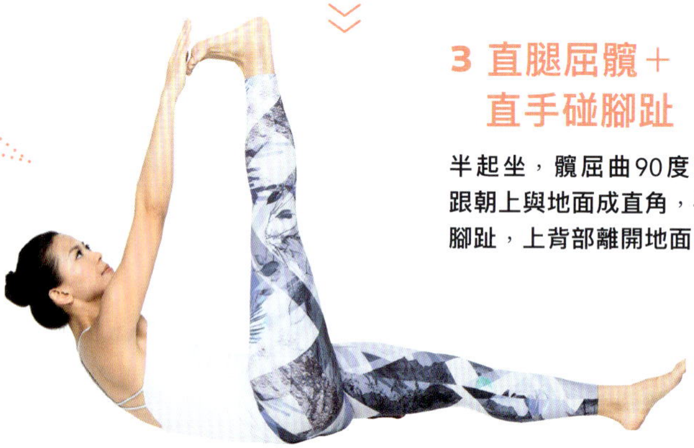

4 對側肘膝互碰

這是手、腳加上軀幹旋轉的動作，屈髖、膝貼向胸口，對側手肘與膝蓋互頂，腳伸直後左右晃動。

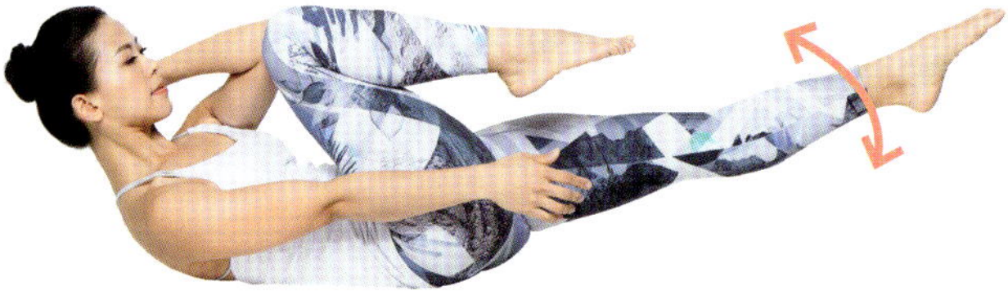

☐ **自我觀察**　手碰腳的動作時，會聳肩嗎？頸部前側會不會覺得很痠很用力？能夠順暢的呼吸來完成動作嗎？是否發現左右邊能完成的動作不一樣？

按摩對策　如果發現這組動作有困難，無法輕鬆達標，可操作P154、174按摩法。

B
軀幹區
鬆筋按摩部位

B-4 後伸

這是使軀幹深層肌肉和肌筋膜能穩定的一種練習，久坐容易使軀幹前側的肌肉和肌筋膜短緊無力，相對來說，後側的肌肉則是會變得長而無力。用這組動作來檢視看看自己是否能順利完成。

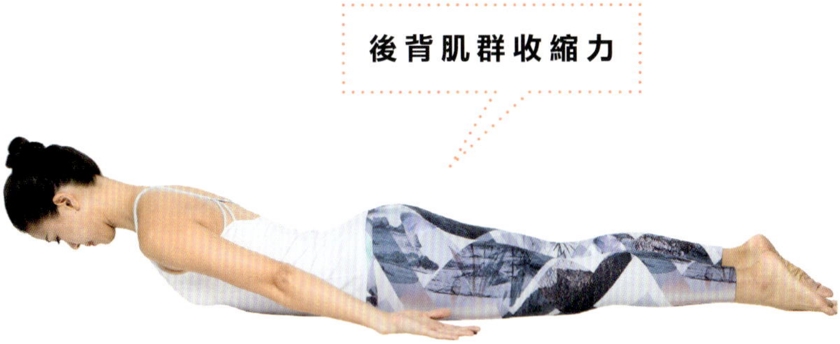

1 上胸離地頸後延伸

俯臥姿，頸後側延伸，肩膀向下，上胸離開地面，挺胸動作讓上背部的肌肉活動。

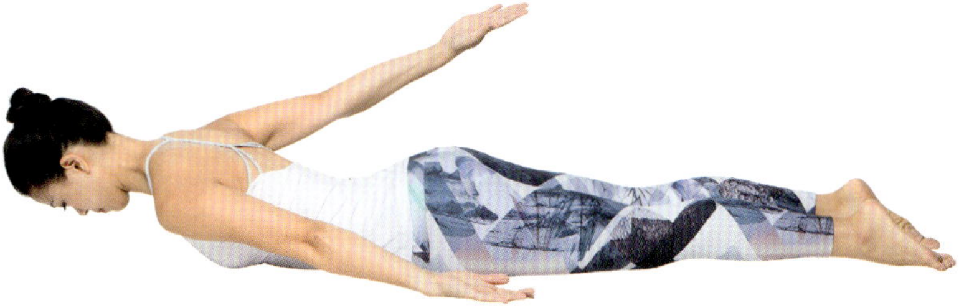

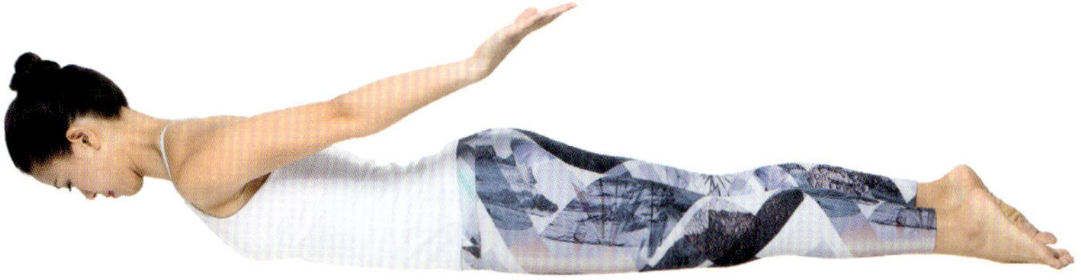

2 上胸離地＋手擺動

維持上一個動作後，加上打水動作雙手交替，維持頸後側延伸，上胸離開地面。

☐ **自我觀察**　胸口離開地面時，肩胛骨會向中間收縮嗎？頸後側肌肉是縮短還是延伸的？臀部會用力緊繃，還是能夠在自然不收縮的狀態下完成？

按摩對策　做這組動作頸部會感到很吃力、挺胸時胸背會覺得緊繃、疼痛，無法輕鬆完成動作可操作P126、129、158、162按摩法。

B-5

跪姿旋轉

跪姿旋轉爲增加胸椎活動度的動作練習，腳踝活動度不良者，無法往下坐時，可改用軀幹角度較高的立跪姿來練習。

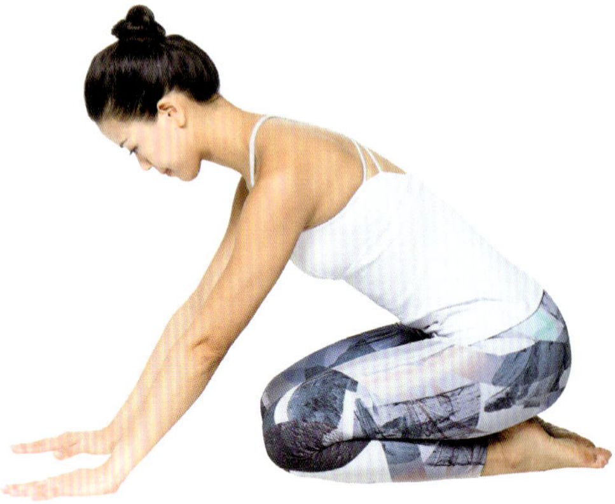

1 準備動作

跪姿，大拇指緊壓地板，臀部向下坐。

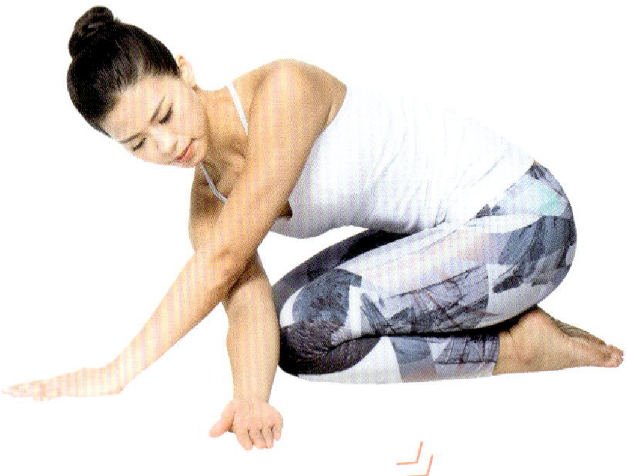

2 向前旋轉

前側旋轉訓練肌肉收縮力，一手大拇指緊壓地板，一手往下對側延伸。

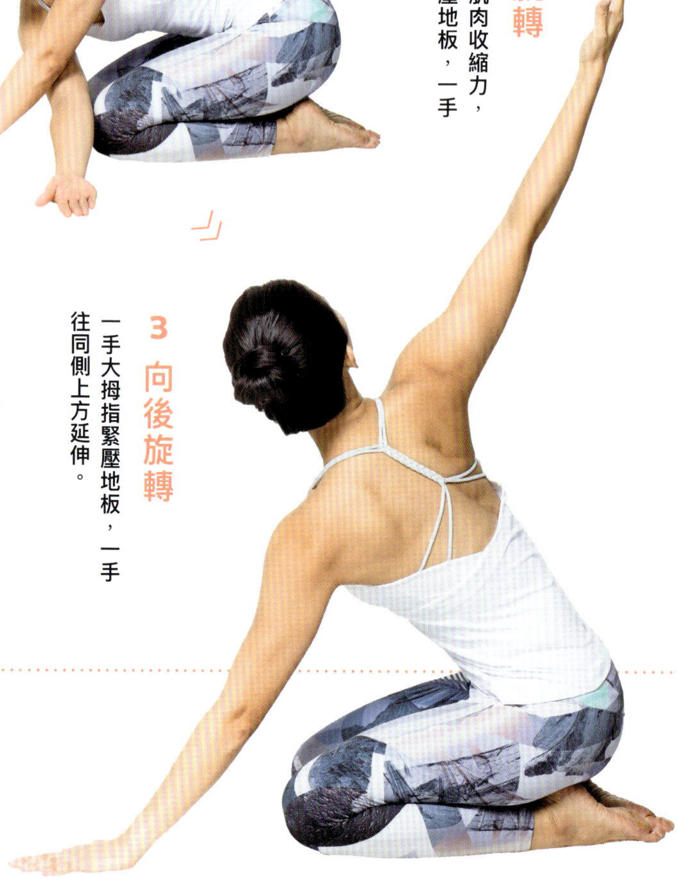

3 向後旋轉

一手大拇指緊壓地板，一手往同側上方延伸。

跪姿胸椎活動

B
鬆筋按摩部位
軀幹區

立跪姿胸椎活動

1 向前旋轉

立跪姿，大拇指緊壓地板，穩定臀部，手往下對側延伸。

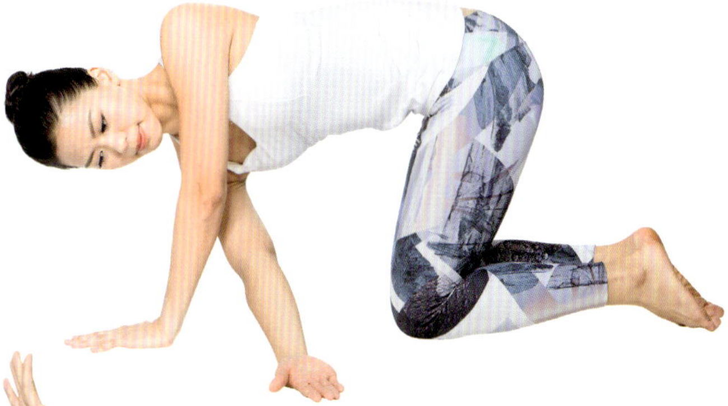

2 向後旋轉

立跪姿，肘撐、大拇指緊壓地板，穩定臀部，手往同側上方延伸。

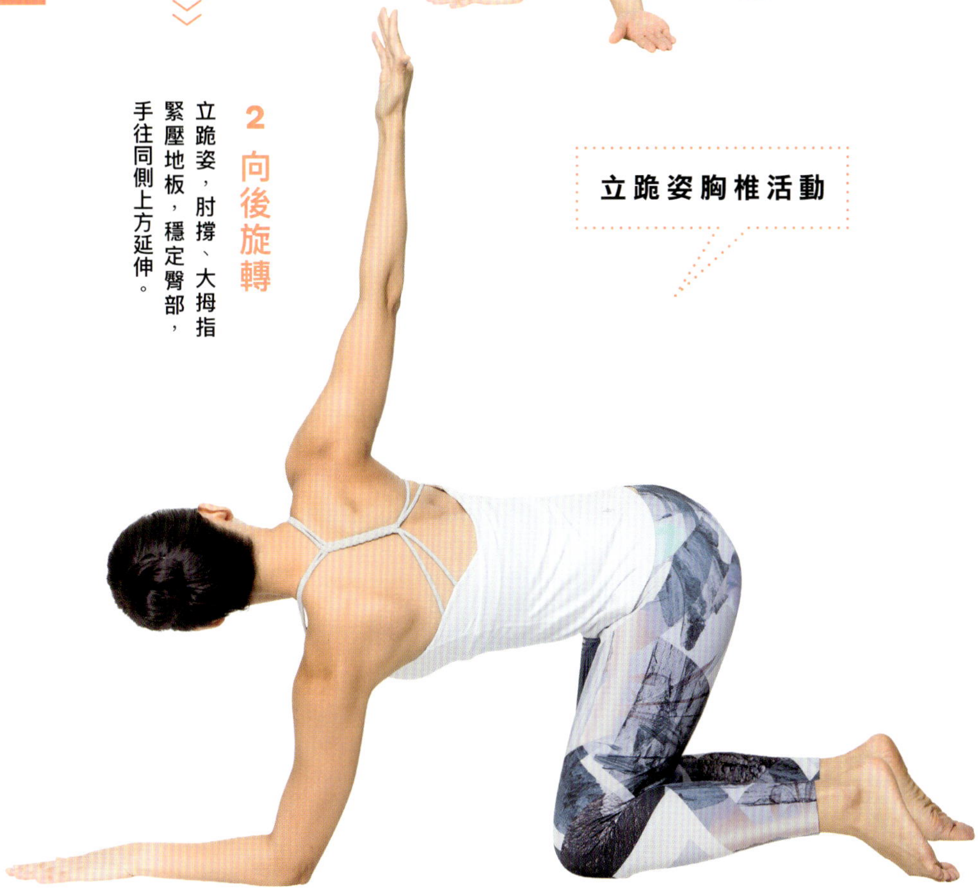

☐ **自我觀察** 比較往左、右兩邊旋轉的差異，旋轉到最大角度時呼吸能否順暢？旋轉時感覺到前側還是後側比較緊繃？

按摩對策 跪姿旋轉軀幹的動作困難、會痠痛嗎？旋轉角度無法到達標準？可操作P150、154、162、174按摩法。

B-6

後側拉伸

都市人生活中「完全下蹲」的動作正在減少，這代表身體有許多活動度也正在慢慢消失，測試看看你還可以全蹲嗎？

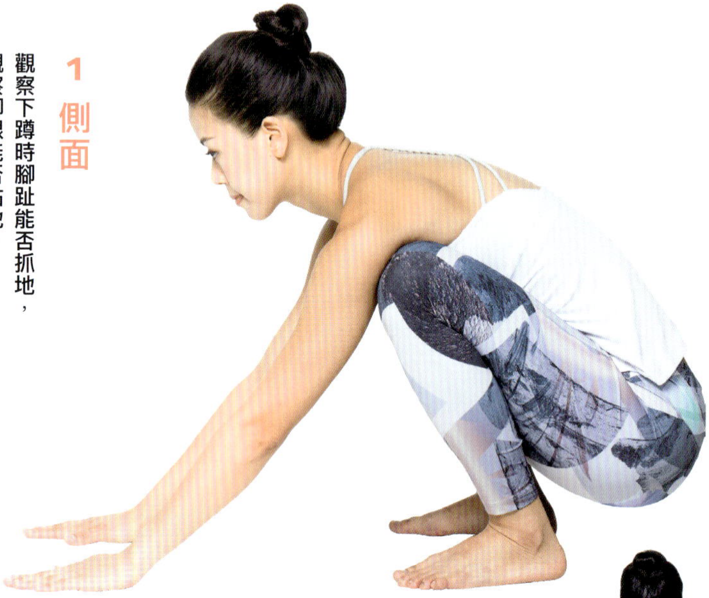

1 側面

觀察下蹲時腳趾能否抓地，觀察腳跟能否貼地。

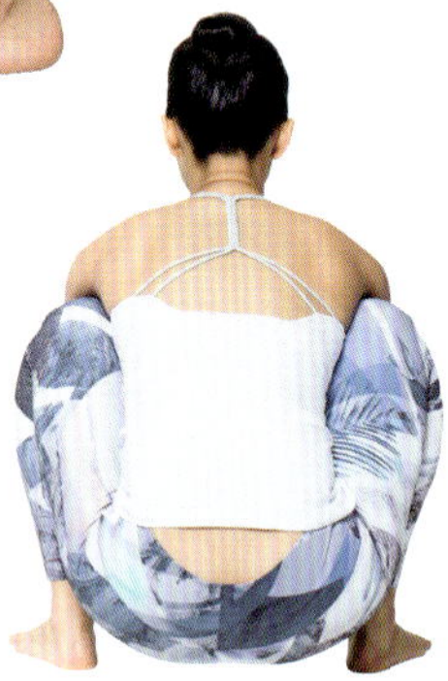

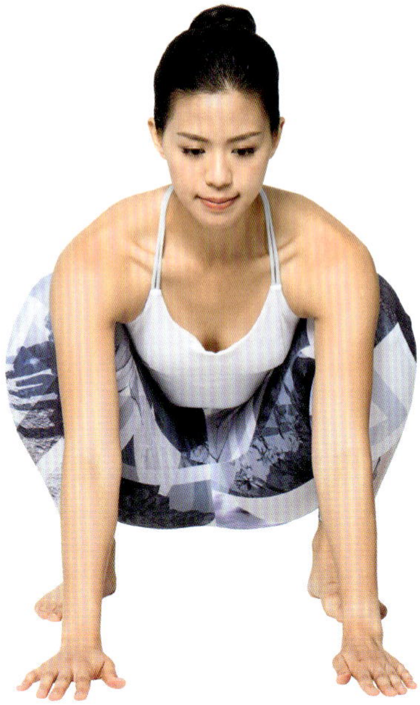

2 正面

觀察雙腳膝蓋高度是否一致。

按摩對策　如果無法完全蹲下去，或有上述不穩、疼痛、吃力感，可操作P132、158、170、180、188、196、200按摩法。

B 軀幹區 鬆筋按摩部位

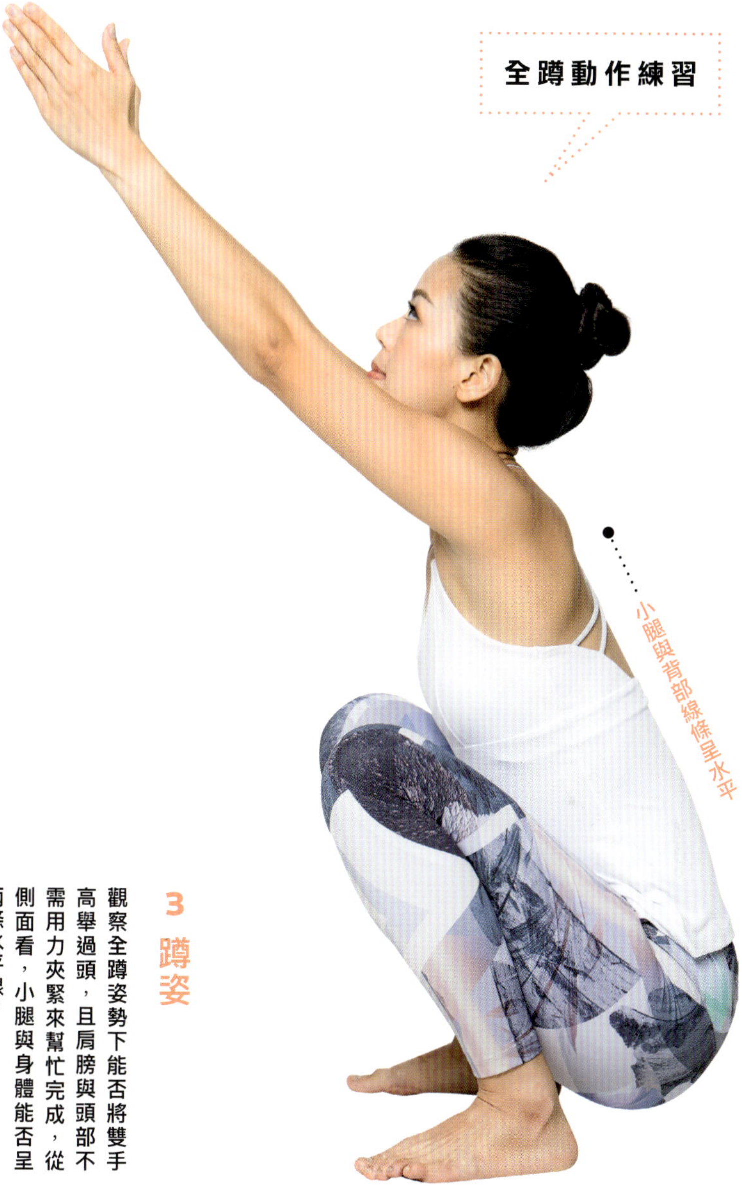

3 蹲姿

觀察全蹲姿勢下能否將雙手高舉過頭，且肩膀與頭部不需用力夾緊來幫忙完成，從側面看，小腿與身體能否呈兩條水平線？

☐ **自我觀察**　如果無法全蹲，在到達自己下蹲的最極限時，請觀察以下幾點：有沒有哪一些部位產生疼痛或緊繃？身體是否會向後傾倒？雙膝能否打開在手臂腋下的下方？身體重心會不會落在單一邊？小腿前側會不會感到很用力？膝蓋會緊繃疼痛嗎？

B-7 前鋸肌活動

正常狀態下，肩胛骨應該穩定的貼緊後背部的前鋸肌，若出現「天使翼」、「翼狀肩胛骨」等症狀，主要就是前鋸肌過長而無力了。多練習此動作，有助於穩定肩胛骨附近的肌肉和肌筋膜。

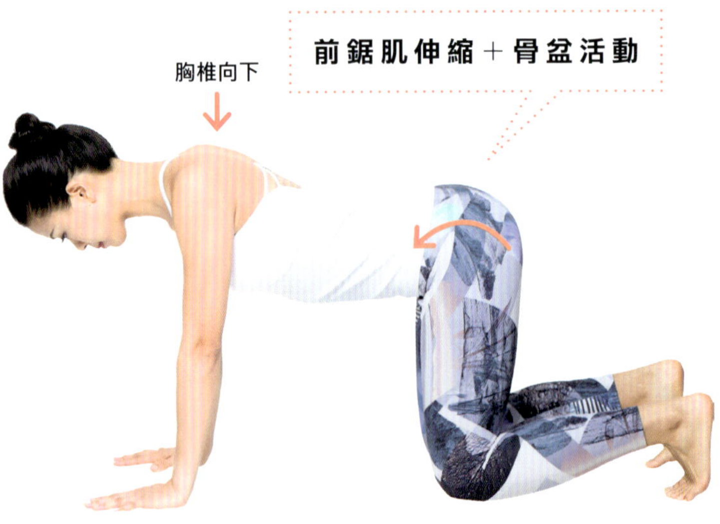

1 前鋸肌拉伸＋骨盆前傾

肩胛骨向中間內收（會拉長前鋸肌，使肩胛骨不穩定），肩胛骨內側會翻開。大拇指壓緊地面，骨盆前傾（腰椎向前凸或肚子向下凸出）。
★肩膀放鬆遠離耳朵、手肘放鬆不鎖死

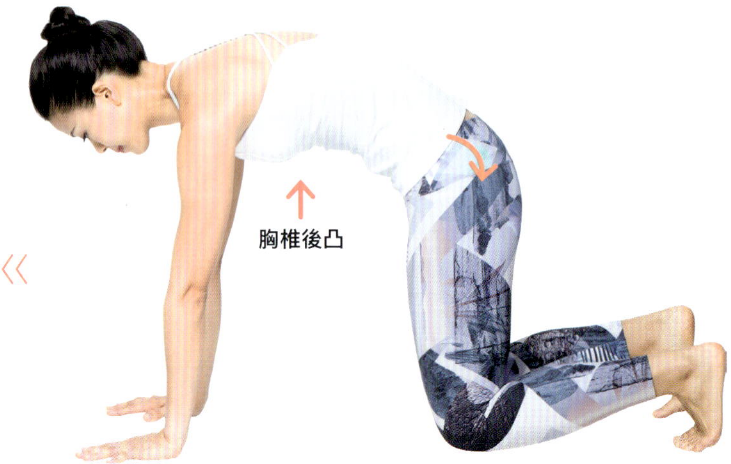

2 前鋸肌收縮＋骨盆後傾

肩胛骨向外展開（前鋸肌收縮以穩定肩胛骨），肩胛骨平貼在背部，骨盆後傾（腰椎向後凸）。

按摩對策　肩胛骨活動不順、前鋸肌無力，或已有「天使翼」（骨骼肌肉萎縮、無力而致肩胛骨從其正常位置游離，呈翼狀聳起的狀態）。初期跡象，請操作P134、148、154按摩法。

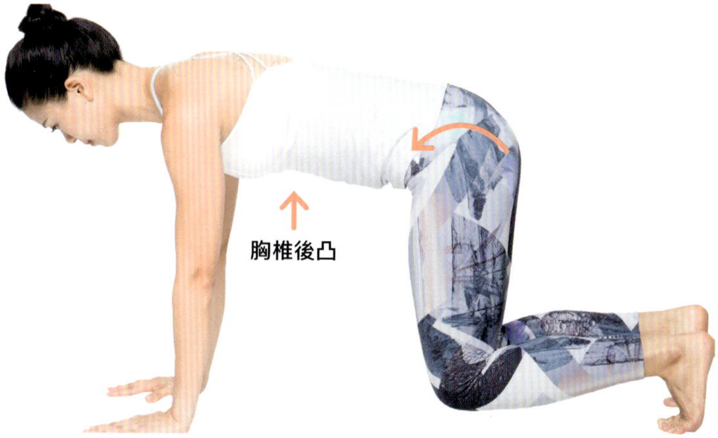

3 前鋸肌收縮＋骨盆前傾

肩胛骨向外展開（前鋸肌收縮），肩胛骨平貼在背部，骨盆前傾（腰椎向前凸）。

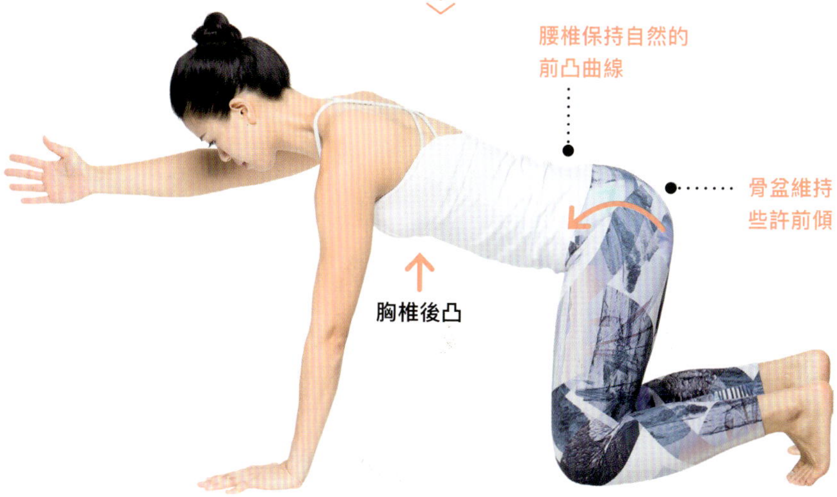

4 前鋸肌穩定度加強練習

能否維持手肘放鬆、肩膀放鬆、胸椎後凸、骨盆些許前傾讓腰椎保持自然的前凸曲線下，讓單一側的手向前舉起。

☐ **自我觀察** 骨盆能不能輕鬆的做出前、後傾的動作？直手支撐時，胸口能不能上、下移動，做出肩胛骨往中間與往外的動作？動作練習時，肩膀會不會聳肩，頭頸後側是否能延伸？

B-8 軀幹＋四肢綜合活動

能有穩定的軀幹核心，才有良好靈活的手腳動作。這組動作是軀幹與四肢的綜合活動，也就是手腳與軀幹之間的連結度練習。

1 前鋸肌拉伸＋手前伸腿後抬

四點對角支撐，肩胛骨向中間內收（會拉長前鋸肌使肩胛骨不穩定），手向前大拇指向上，腳向後水平伸直。

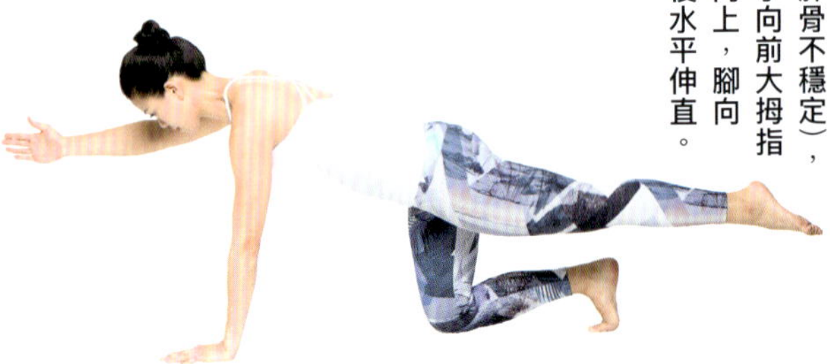

2 前鋸肌收縮＋手前伸腿後抬

四點對角支撐，肩胛骨向外展開（前鋸肌收縮穩定肩胛骨），手向前大拇指向上，腳向後水平伸直。

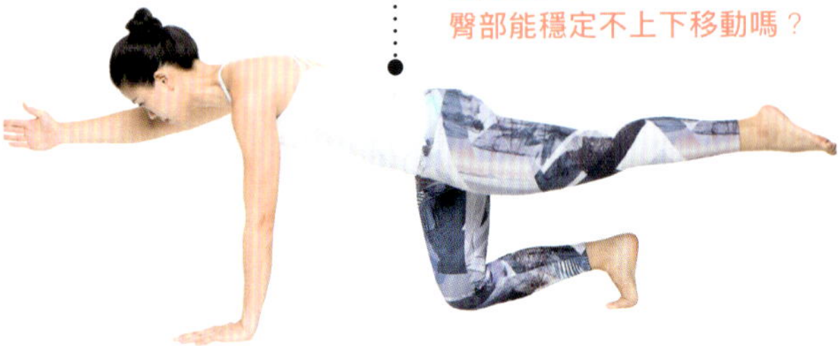
腿向後伸直時，
臀部能穩定不上下移動嗎？

3 前鋸肌收縮＋髖屈膝向胸口

四點對角支撐，肩胛骨向外展開（前鋸肌收縮穩定肩胛骨），彎屈髖膝向胸口靠近。

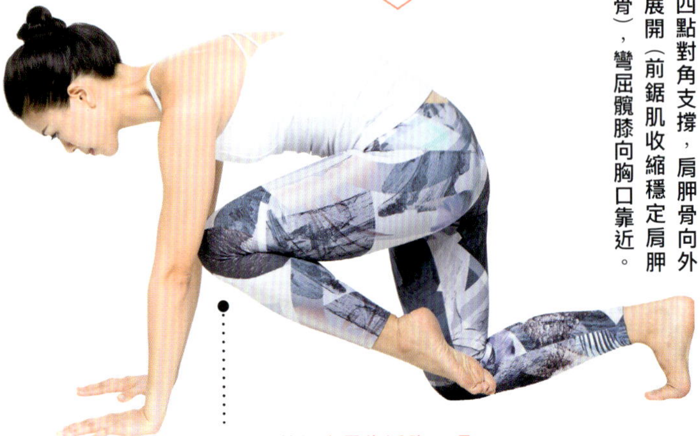
屈髖後膝蓋能盡量靠近胸口嗎？

按摩對策　屈髖後膝蓋難以靠近，離胸口很遠？指定動作難以穩定地完成，請操作P141、162、174、184、188、200按摩法。

B 軀幹區

鬆筋按摩部位

軀幹＋手腳連結活動

1 準備動作

腳踩弓箭步，雙手放在前腳兩側，後腿伸直，腳踩地板維持穩定。

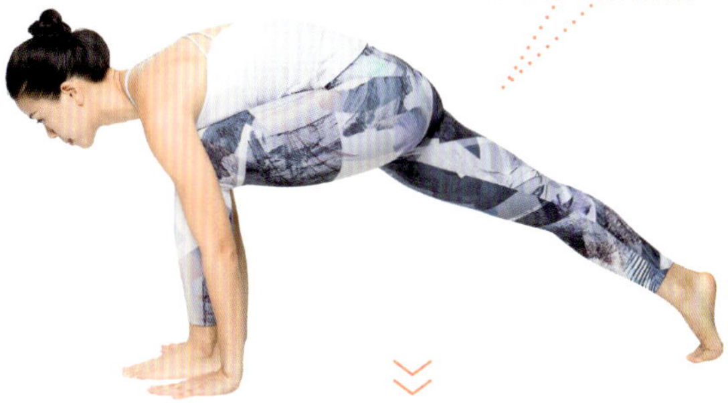

2 軀幹側邊肌群收縮

前腳向後移動，同側手離開地板，身體轉向前腳同一側，在這裡維持動作穩定。

★肩遠離耳朵、保持手肘不鎖死。

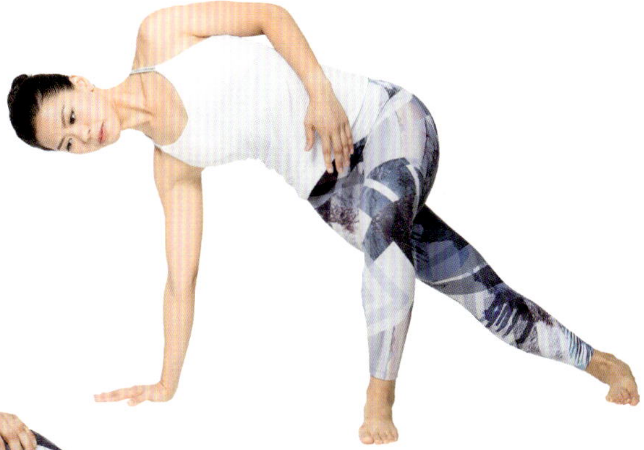

3 軀幹側邊肌群收縮＋單腳屈髖

試著將重心慢慢移動到下方支撐邊的手腳，把前腳慢慢提起收在胸前，同側手輕碰膝蓋維持穩定。

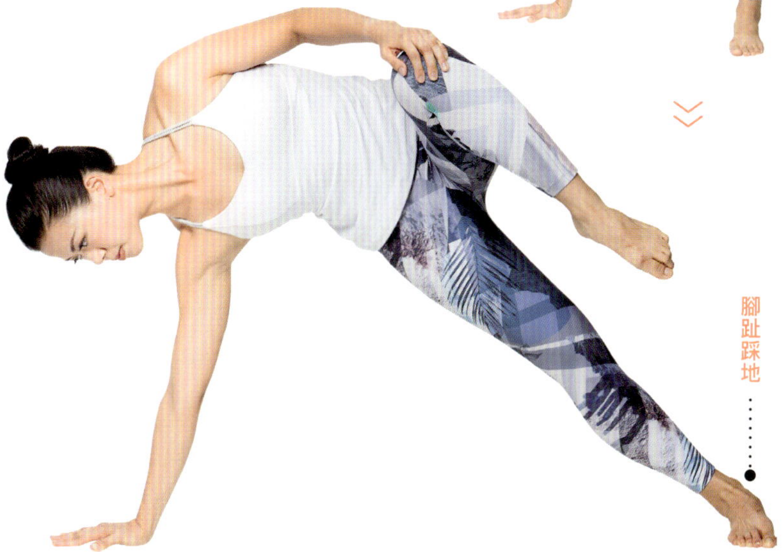

□ **自我觀察**　肩胛骨能否維持往外展的狀態下（胸骨向上推，維持上背部飽滿），舉起一側單手向前，胸骨部位會向下塌嗎？動作練習時會聳肩嗎？腿向後伸直時，臀部能否維持水平不上下晃？能在呼吸順暢與軀幹穩定之下完成動作嗎？

B-9

軀幹＋下肢連結活動

這組動作會同時活動到後背、前腹部、臀與腿的參與。

橋式

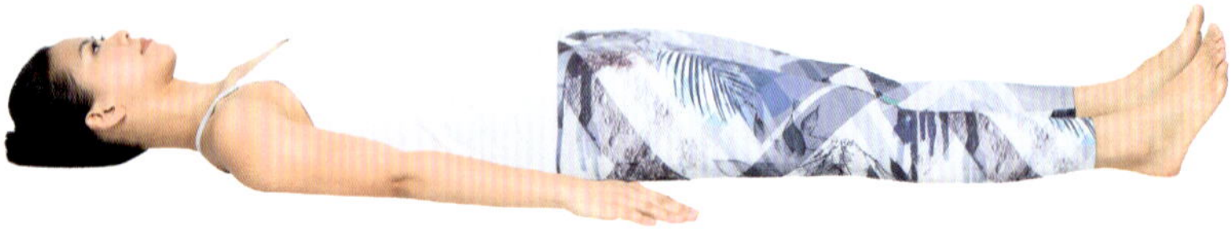

1 準備動作 1

足背屈，腳趾向上勾。

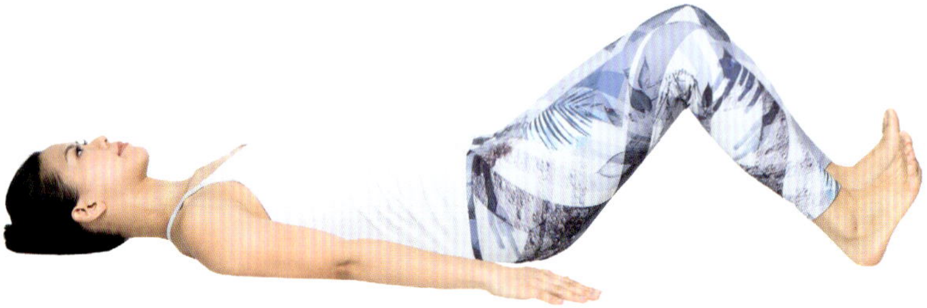

2 準備動作 2

維持腳趾向上勾，腳跟靠近臀部（自然能達到的狀態即可，不需刻意靠緊臀部）。

按摩對策　如有背、腹、臀、腿任何部位感到緊繃吃力，可操作P154、180、190、200按摩法。

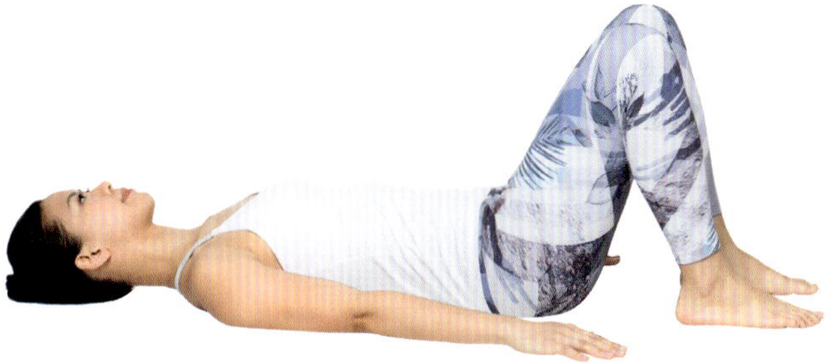

3 準備動作 3

雙腳踩穩地板，保持呼吸的穩定與順暢，試著吐氣時將下腹部往內向上收緊。

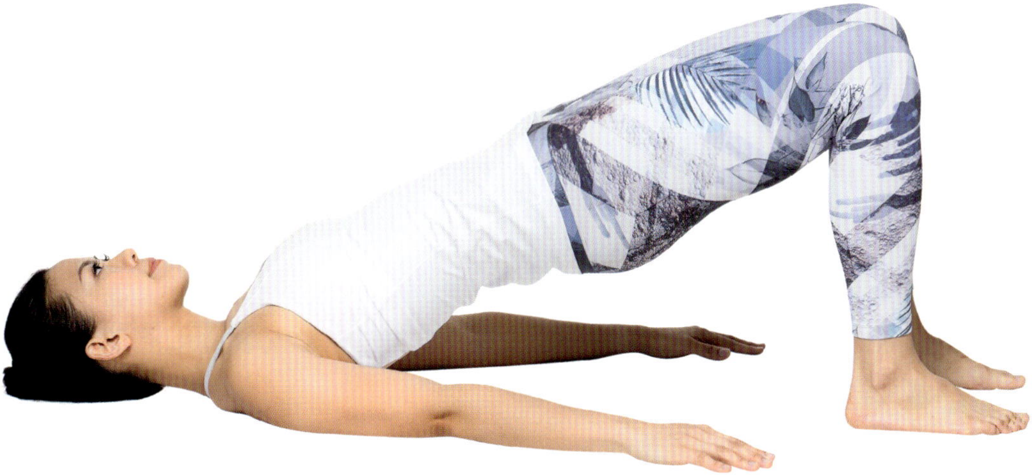

4 完成動作

腹部收緊，臀部離地向上，膝蓋往腳趾方向延伸，胸口往頭上方延伸。

☐ **自我觀察** 臀部向上時，能感受到各部位肌肉同步的完成動作嗎？還是感覺到只有單一個部位很用力，例如：臀肌、下背部肌肉、大腿前側肌肉。完成動作時，腹部是平坦的還是凸出的？膝蓋會有壓力或痠痛嗎？

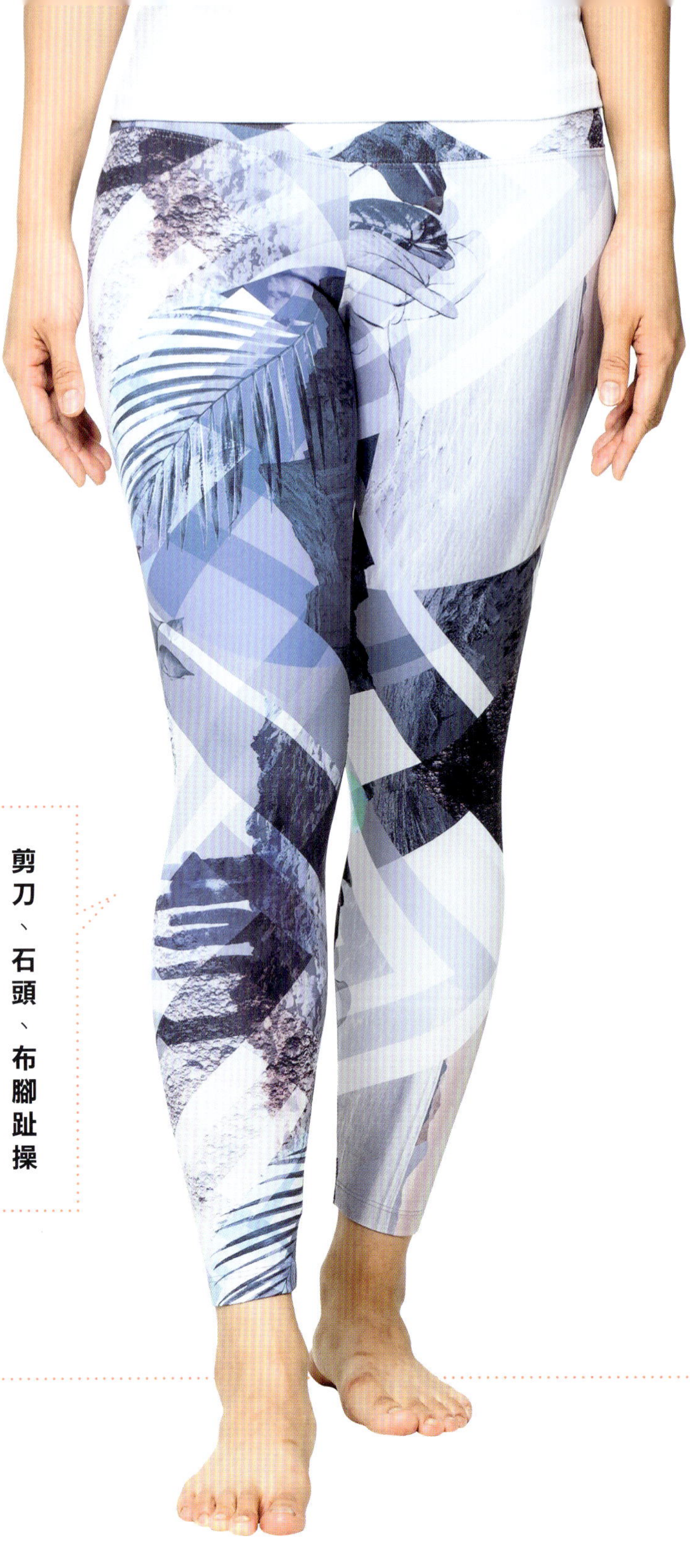

C-1 腳趾活動

腳趾的靈活度，關係到整個腿部肌肉的控制能力。
伸縮腳趾測試看看，
站著就可以練習「剪刀、石頭、布」這組腳趾操動作。

剪刀、石頭、布腳趾操

C
腰髖足區
鬆筋按摩部位

1 石頭
腳趾全向下抓地。

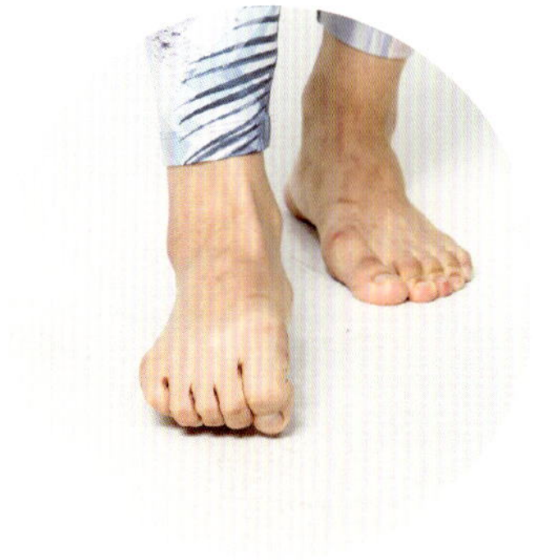

2 布
腳趾全向上伸張。

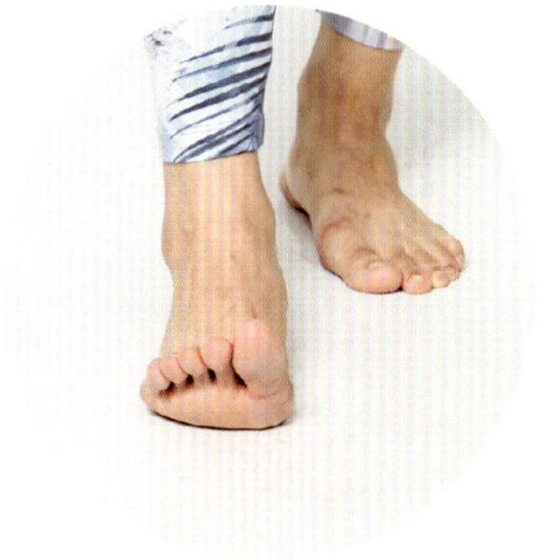

3 布2
腳趾全都向外張開。

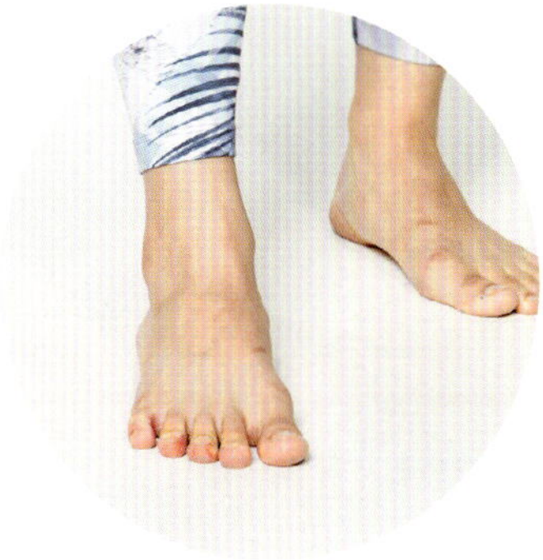

4 剪刀1
大拇趾下屈、四趾往上伸。

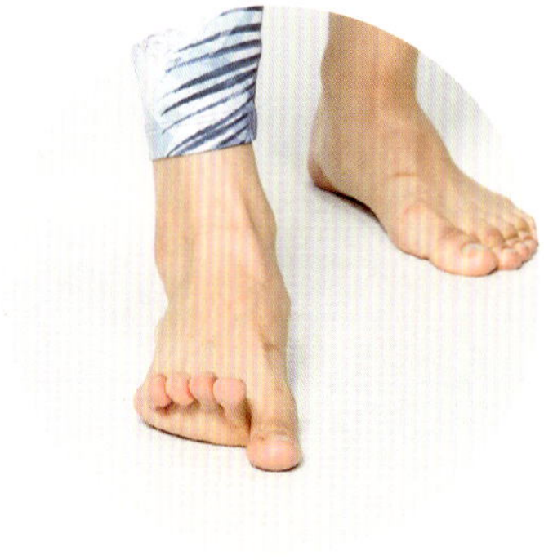

5 剪刀2
四趾下屈、大拇趾上伸。

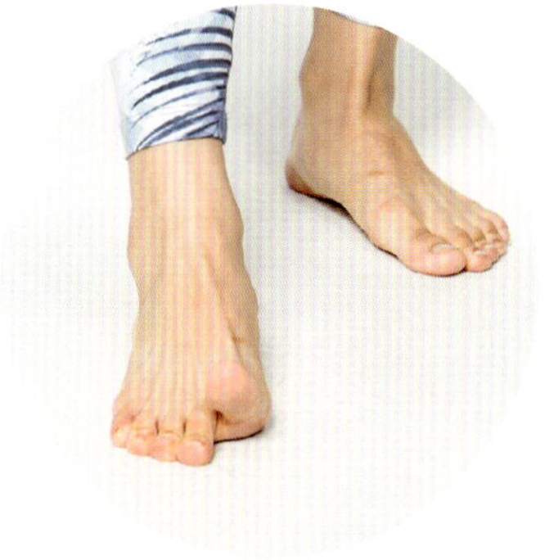

6 變形剪刀3
大、小拇趾下屈，中間三趾上伸。

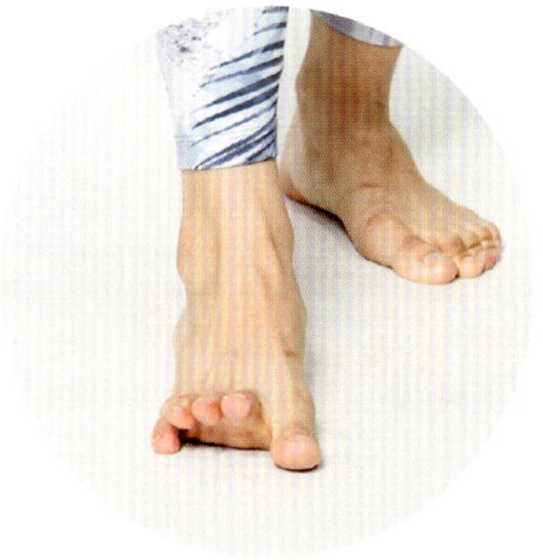

☐ **自我觀察**　腳趾能否聽話的完成動作？能夠迅速的完成，還是要眼睛看著腳趾才能緩慢做出指定的動作？

按摩對策　測試後若發現腳趾不夠靈活，除了多練習這組動作，也請操作P184、188、200按摩法。

C-2

下肢活動練習

生活中單腳站立的狀態其實很多，仔細分解和觀察自己走路、跑步、上下樓梯時，其實都會有左、右邊輪流單腳站立的動作喔。試試看把時間拉長一點，看看自己站得穩嗎？常做這個動作，能訓練腿部的肌力與穩定度。

單腳屈髖膝站立

屈髖膝關係到腰椎與骨盆的平衡穩定，
檢查看看肌肉收縮的能力還有多少？

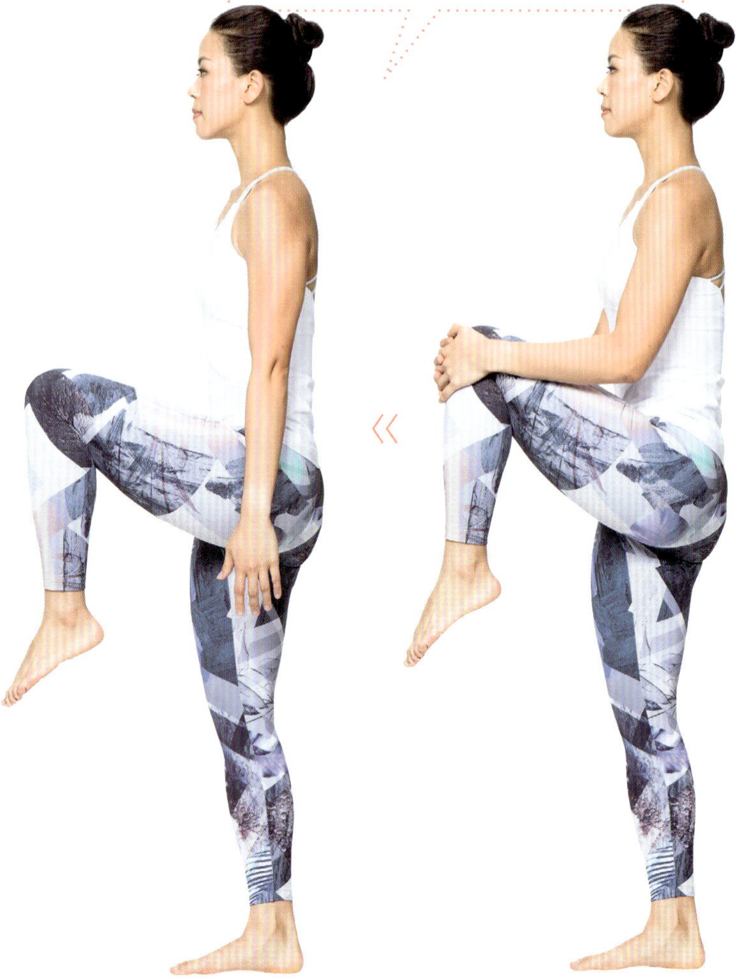

1 雙手環抱膝蓋

維持腳掌穩定，雙手環抱一腳膝蓋處，單腿維持穩定站立，試著保持身體穩定15秒以上。

2 測試屈髖肌收縮力

手放開後，檢查膝蓋是否能繼續維持相同的高度。

自我觀察　抬腿屈髖膝時，單腳站立的那隻腳是否會左右翻動不聽話？

按摩對策　做此組動作發現腳掌不穩、腿部肌力不足時，可操作P170、172、174、200按摩法。

C

腰髖足區 鬆筋按摩部位

單腳蹲踞跳

平時我們不會刻意這樣單腳蹲跳，但這和小跑步的動作其實很相似，試試看吧！

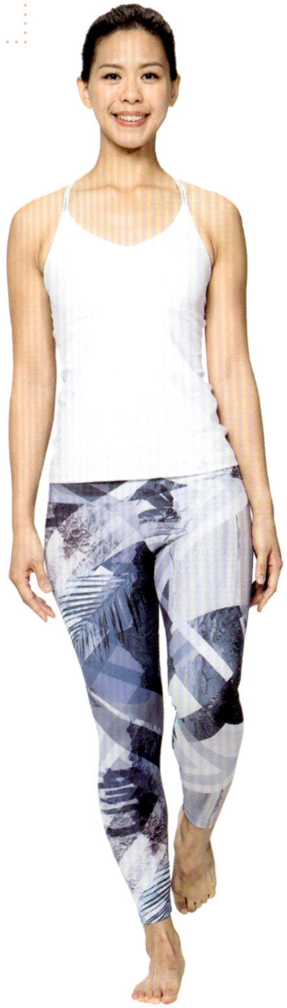

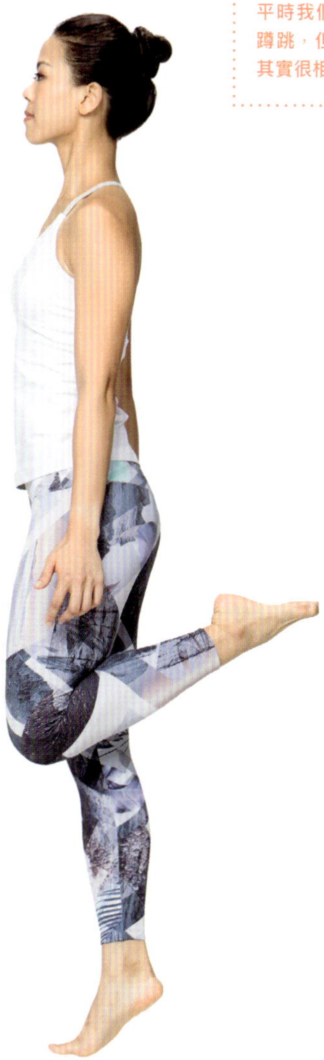

1 準備動作

單腳離地，膝蓋彎屈維持穩定，檢視身體是否能維持穩定不搖晃。

2 跳躍動作

觀察單腳跳躍時，腳離開與踩地是否在相同位置，向下時檢視膝蓋能否穩定不左右晃。連續跳5~10次，檢視動作的穩定度與速度。

自我觀察　檢查身體的穩定度與動作敏捷度，左右邊的動作能否相同或接近？會有單一邊比較不穩定嗎？連續跳躍測試時，需要很費力的完成嗎？

按摩對策　以上動作如果身體左右搖晃不穩定、無法連續跳躍、必須要花很多精神和體力維持身體穩定，可操作P162、172、180、188、196、200按摩法。

C-3

大腿+核心肌群收縮力與軀幹穩定

大腿的粗細和肌力不一定成正比關係。想知道自己大腿的肌肉收縮能力還剩下多少？做看看這個動作！

1 準備動作

大約八成的重心移動到單腳，腳向後以腳趾輕點地面。

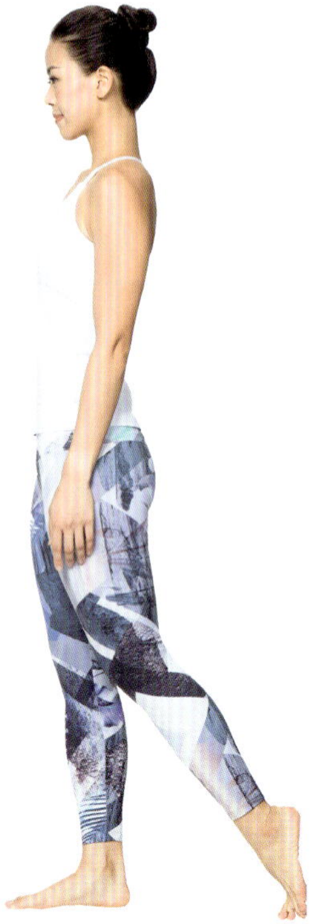

2 後腳碰地

單腳下蹲，檢視膝蓋是否能穩定不會左右移動，後腳輔助平衡。

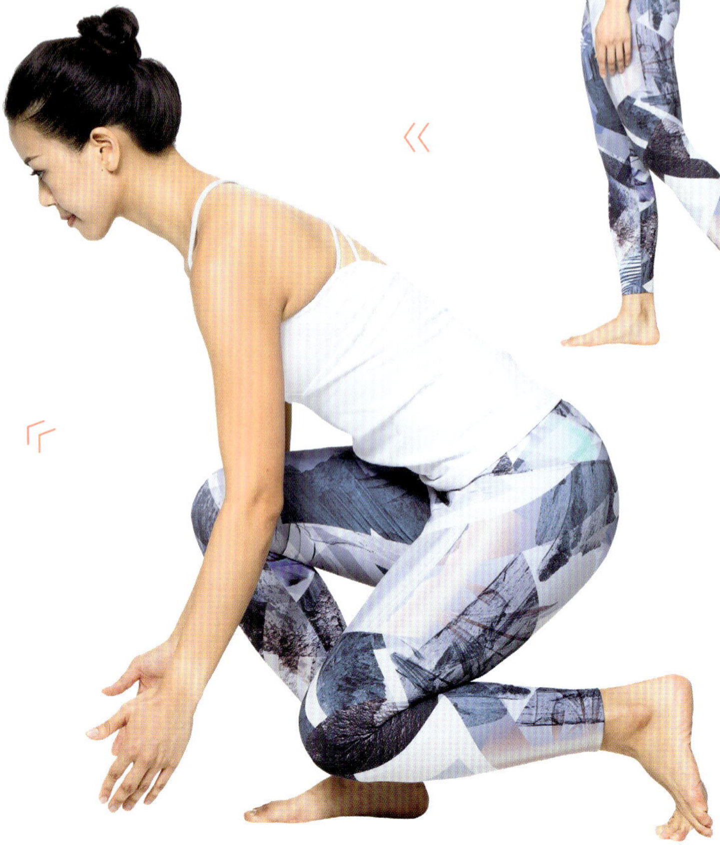

C 腰髖足區 鬆筋按摩部位

單腳蹲舉

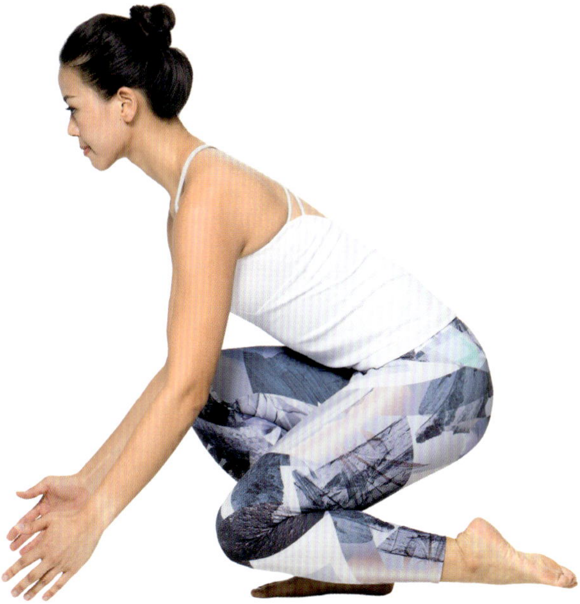

3 後腳離地

進階動作，後腳離地。

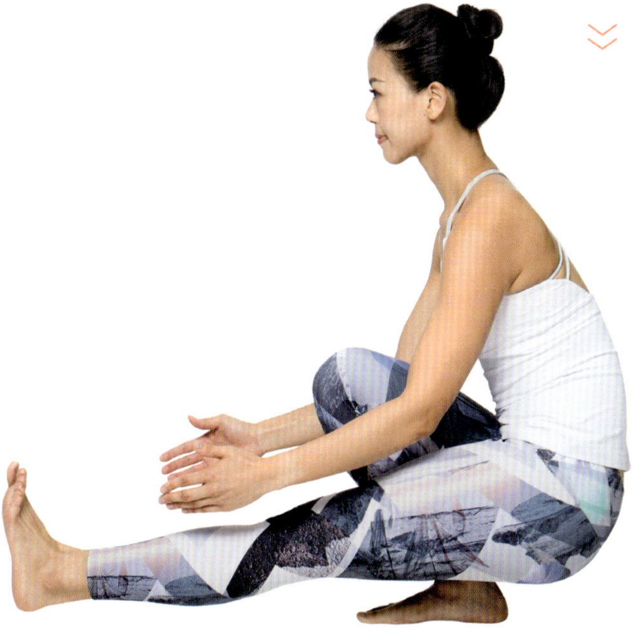

4 複合練習

先採站姿，水平伸直腿部離地向前，腳向前維持平舉（練習屈髖與伸膝肌肉能力），手向前維持重心。單腳下蹲時，更多的核心肌群會一起參與。

自我觀察 單腿下蹲時，膝蓋會左右搖晃不聽話嗎？膝蓋會不會感覺緊繃？

按摩對策 做此組動作時如果膝蓋不穩、痠痛、緊繃，可操作P162、172、180、200按摩法。

C-4

大腿後側＋臀大肌練習

這項練習也稱爲「羅馬式硬舉」，是練習大腿後側與臀大肌的好動作，有助恢復肌肉收縮能力，也會提高肌肉的可伸展性。腿部後側肌肉緊繃的人，可多做屈膝動作的練習。

單腿硬舉

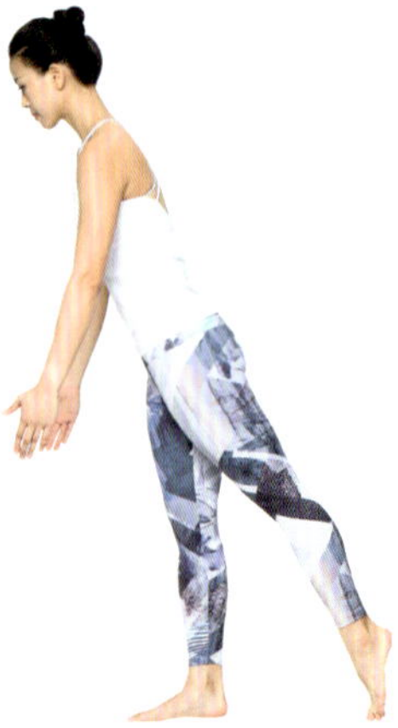

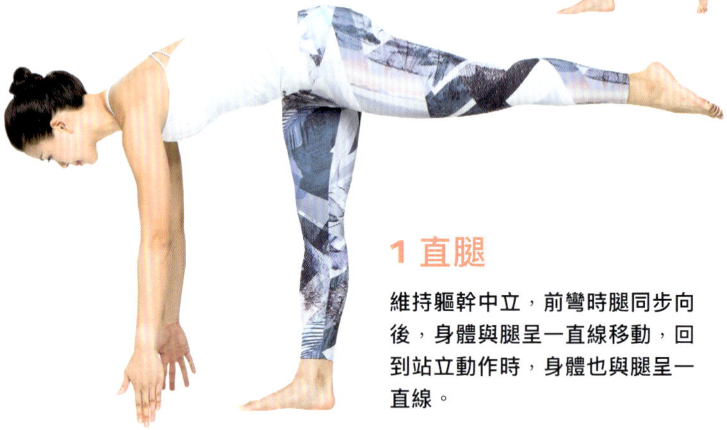

1 直腿

維持軀幹中立，前彎時腿同步向後，身體與腿呈一直線移動，回到站立動作時，身體也與腿呈一直線。

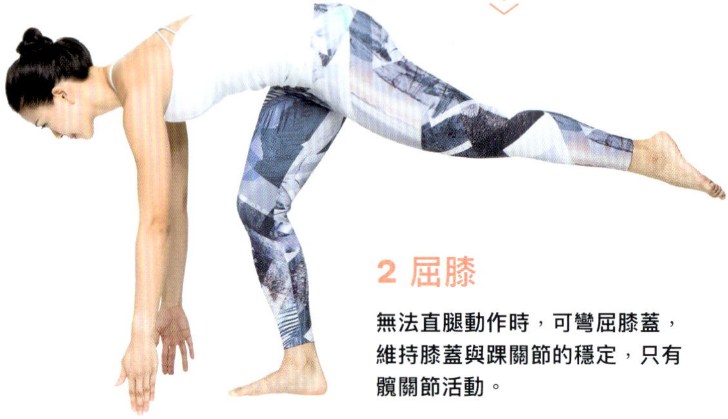

2 屈膝

無法直腿動作時，可彎屈膝蓋，維持膝蓋與踝關節的穩定，只有髖關節活動。

☐ **自我觀察**　動作練習時全身會緊繃嗎？頭頸後側是否能在延伸狀態下完成動作？整個動作順暢嗎？還是會卡卡的呢？

按摩對策　大腿後側很緊繃，支撐的腿不穩會晃，可操作P162、170、172、184、188、190、200按摩法。

C-5 大腿內側伸展

此動作練習，能喚醒腿內側肌肉的彈性與伸展能力！

C 腰髖足區 鬆筋按摩部位

1 準備動作

雙腳打開略寬於肩，下蹲，手肘靠在大腿內側。

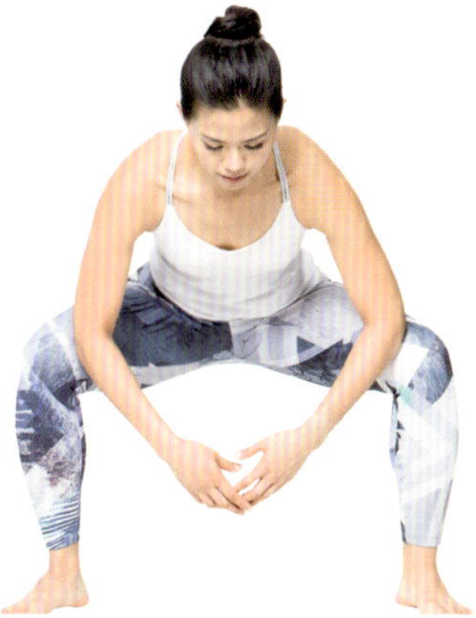

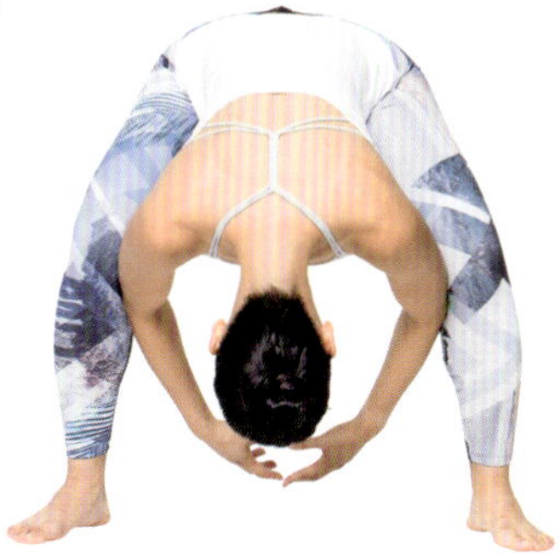

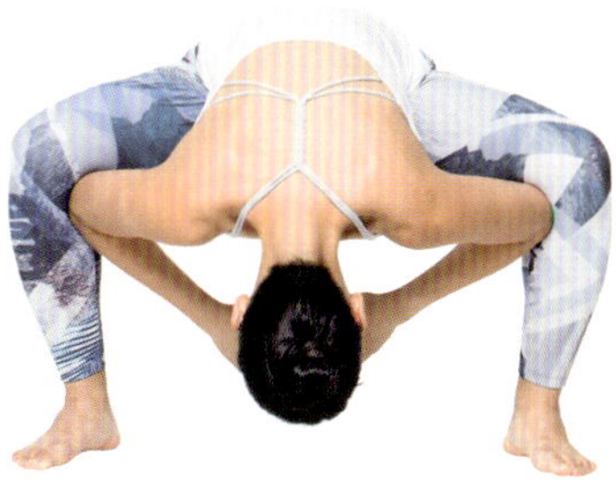

2 肘腿互撐頭下臀上

手肘撐住大腿內側，頭先朝下，然後抬高臀部。

髖外展半蹲

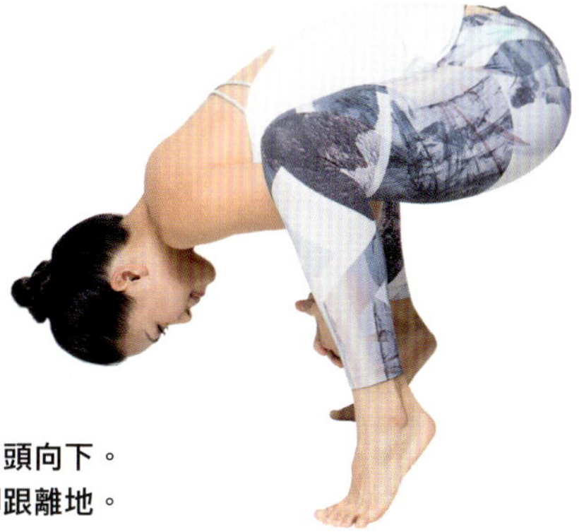

3 完成動作

維持前動作，臀部向上，頭向下。
手肘與大腿內側互推，腳跟離地。

自我觀察 頭能低於臀部嗎？腳跟能否提起？雙腿會不會發抖或不穩定的搖晃？

按摩對策 此組動作感覺很費力、身體不穩會晃該怎麼辦？可操作P170、172、174、200按摩法。

C-6

髖關節旋轉活動

檢查看看自己的髖關節，往內、外旋轉靈活嗎？能轉動的角度還有多少？

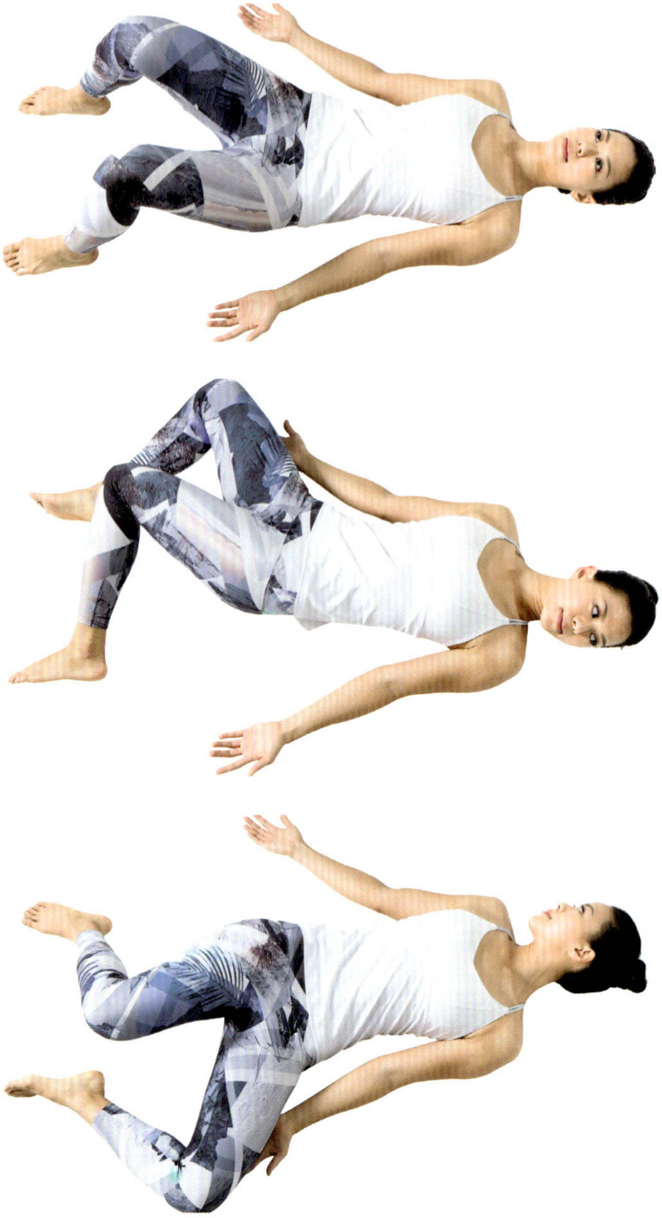

1 髖內外旋活動

仰臥姿，雙腿屈膝踩地，倒向同一側，頭轉向另一側，肩膀維持穩定不動。

C

腰髖足區

鬆筋按摩部位

髖內旋+外旋

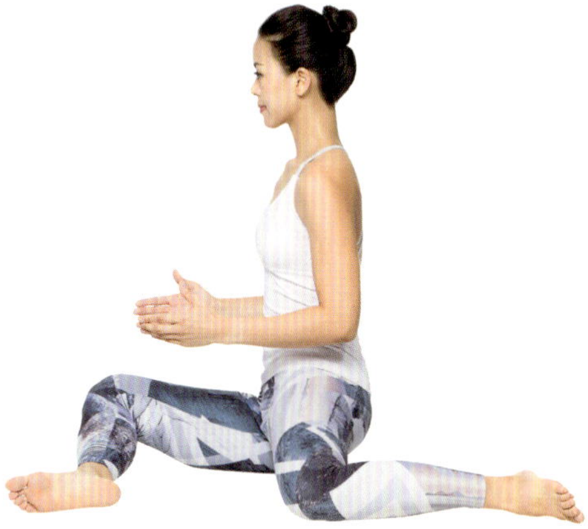

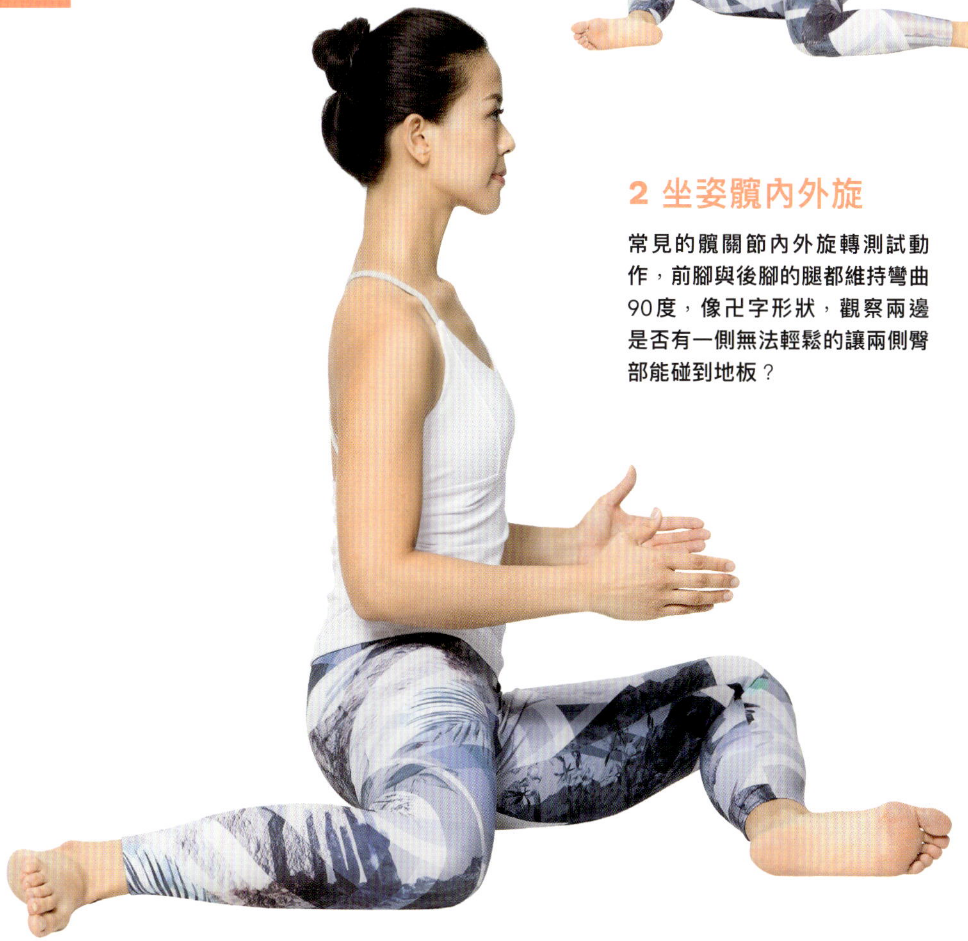

2 坐姿髖內外旋

常見的髖關節內外旋轉測試動作，前腳與後腳的腿都維持彎曲90度，像卍字形狀，觀察兩邊是否有一側無法輕鬆的讓兩側臀部能碰到地板？

自我觀察 雙腿的膝蓋能同時碰到或接近地板嗎？雙腿在左右側倒的角度是否接近或相同？

按摩對策 內旋轉或外旋轉角度受限時，請操作P154、162、168、172、174按摩法。

C-7 髖內收＋外展練習

進行此動作測試時，注意腰髖部維持穩定，不跟著腳移動。

1 側開腿

側臥姿，腿向上抬舉約35度。

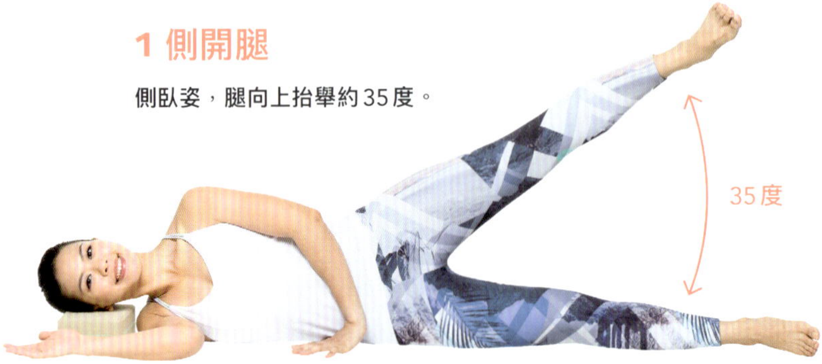

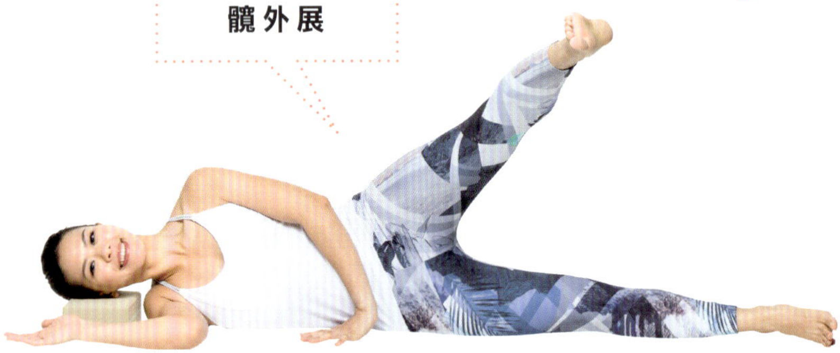

2 上腿抬高

直腿向前，上腿向上抬高至最高點穩定住，勾腳背向前。

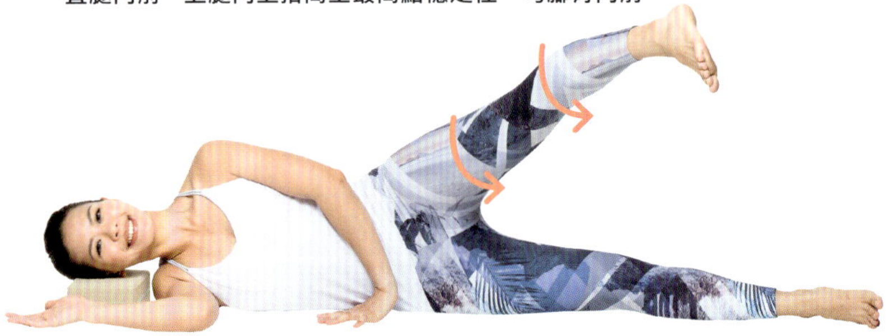

3 上腿旋轉

髖向內旋轉。

按摩對策　如果感覺自己的髖、腿動作不協調、卡卡或緊繃，可操作P162、168、170、172、174按摩法。

C

腰髖足區

鬆筋按摩部位

髖內收

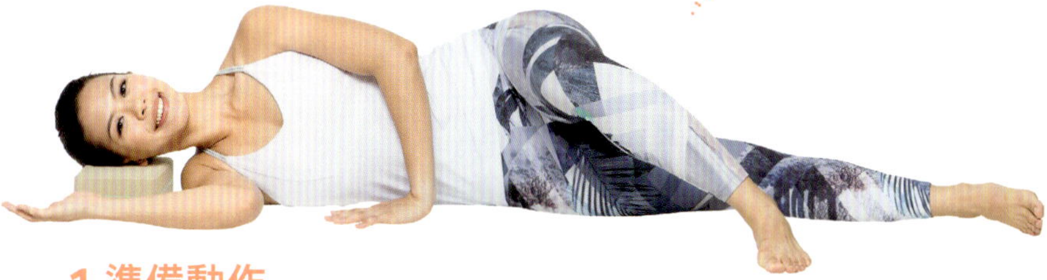

1 準備動作

側臥姿，上側腿彎屈跨出。

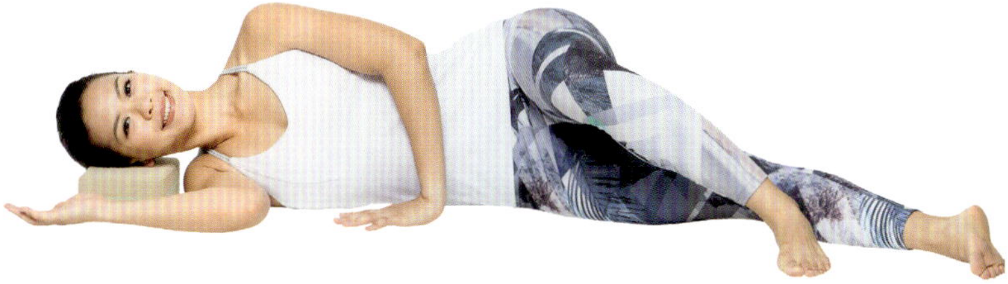

2 下腳往前

腰髖穩定，下腳往前。

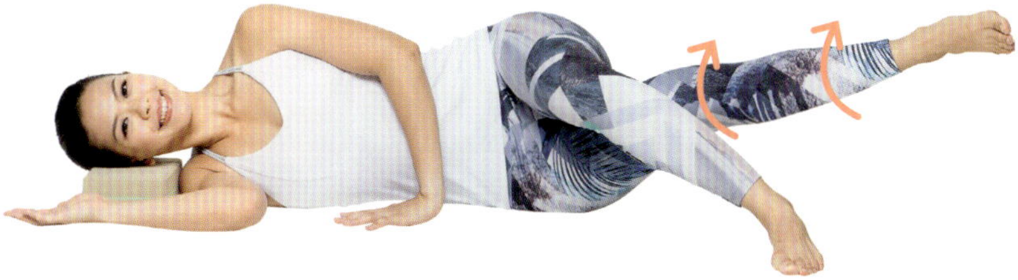

3 下腿旋轉

下腿向上抬至最高點穩定住，髖向內旋轉。

☐ **自我觀察**　動作練習時，能否在軀幹不動的狀態下，只活動要練習的腿（臀部不會前後或上下搖擺，腰部維持不動的穩定狀態）？左右兩側的活動角度與動作順暢度是否相同？

SELF MYOFASCIAL RELEASE

鬆筋自己來

6種姿勢擺位+
24區按摩操作圖解

結合筋膜放鬆與瑜伽，獨家深層肌筋膜放鬆術
以正確的角度和力道作用至深層，
活化筋骨，舒展身心！

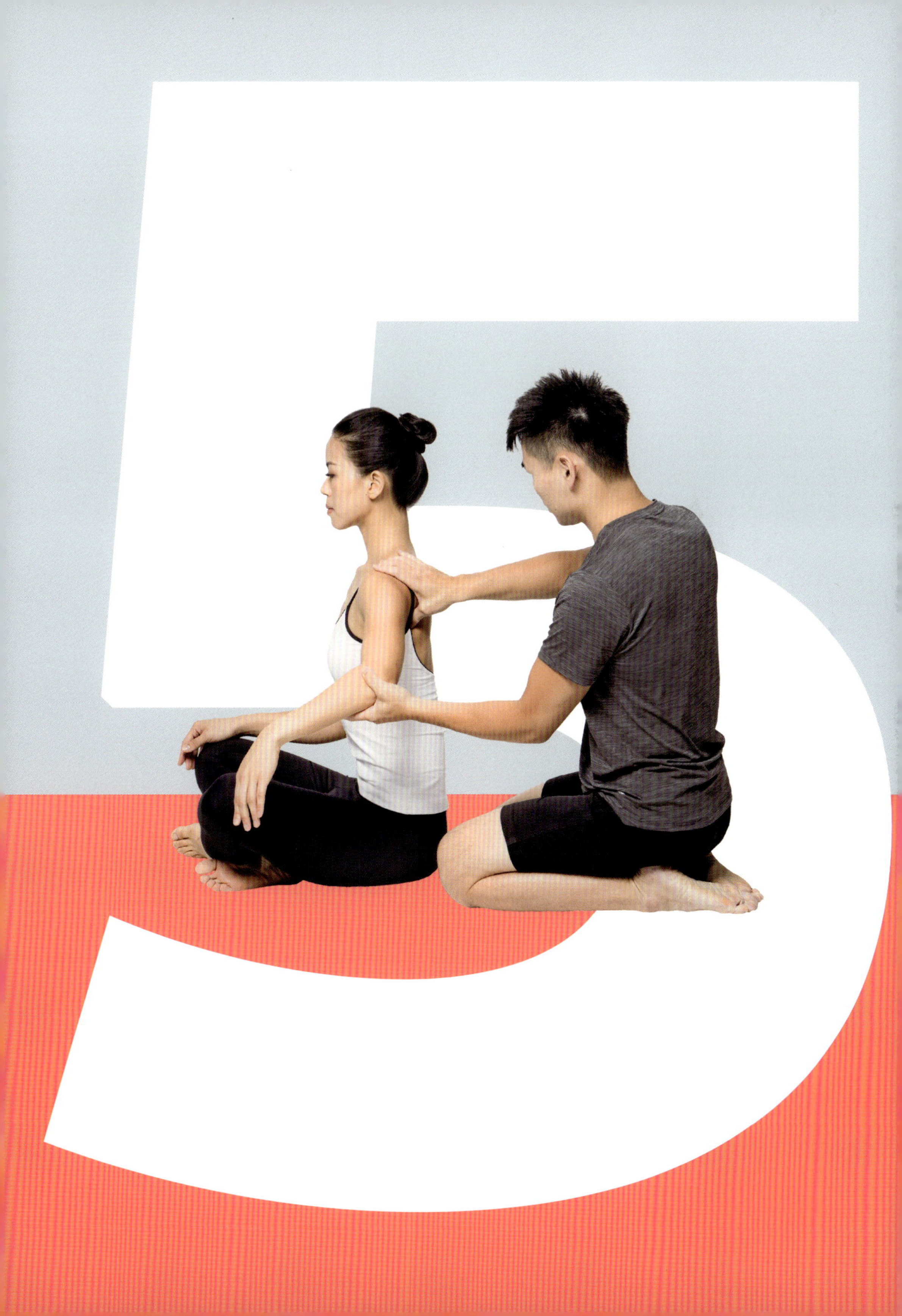
5

現在，我們要進入真正「下手」的時刻了！經過肌筋膜自我活動檢測後，每個人應該都了解自己的緊繃部位，依照緊繃瘦痛程度排出先後順序，在生活作息中，每天或每週幫自己安排一個不受打擾、身心能比較輕鬆的時段，換上舒適、貼身且具有彈性的服裝，一方面方便按摩時進行各種姿勢動作，另一方面則是要讓滾筒、按摩球等工具能順利在身上按壓、推滾操作。準備好相關的按摩工具與不受打擾的空間，就可以開始進行自我按摩了。

本章24個部位肌筋膜放鬆按摩，從頭到腳都能照顧到。在此之前，要先教大家一個重要的祕訣－擺POSE，所謂「擺POSE」可不是為了按摩時的姿勢好看，而是能讓身體變得更穩定、更放鬆，在這種姿勢狀態下，身體不會產生緊繃對抗的力量，按摩的效果就能更深入、更有效。一起來體驗看看吧！

RELEASE 1

放輕鬆 開始找回活動度與肌力

按摩具有養生保健、微損修護、促進自體免疫與自療力等健康作用，長期適度地幫身體按摩，就像在幫自己的身體做例行保養與暖機一樣。然而，按摩畢竟和急性症狀的治療方法不同，按摩前應有正確的認識，不急效、不放棄，只要方法正確，持之以恆，一定會感受到自己身心健康的改變。

自我按摩的正確期待

● 生活預防保健

自我按摩的用途和效益很廣，應用於日常生活中，可以促進血循與代謝、改善動作的靈活度、緩解痠痛僵硬感、運動前熱身、運動後舒緩，或是用來搭配其他進行中的復健治療。這些作用都以維持和增進身體的機能、提升免疫力、自癒力，以及身體組織微損傷的自療修護為前提。

● 主觀效果認定

按摩的效果通常是個人主觀的感受，而且必須配合改正生活中不當的姿勢和習慣。無論是肌肉痠痛感的緩解、活動力的恢復，或是運動表現的提升，都可透過平日自我活動的觀察、按摩時觸壓的感覺、肌肉的彈性、皮膚光澤度、體表溫度、疼痛反應等，判斷自己的健康是否逐漸往好的方向發展。

● 長期持續進行

自我按摩的效果，會依按壓的手法和技巧、長期按摩的頻率與習慣、個人身體健康狀況的變化等條件而不同，養成時常幫自己按摩的習慣，操作一段時間之後，只要感覺身心某些方面有所改善，就表示身體已有正面的反應，持續平和的進行按摩即可。不要急於當下或短期就能獲得大幅度的改變，以免草草放棄或按摩過度而適得其反。

RELEASE 2

舒適的「姿勢擺位」按摩不再白花力氣！

著手按摩之前，要先學會舒適的「擺POSE」技巧。這項重要的準備動作，其實很多人不太了解，以致於按摩的效果較難深入到深層的肌筋膜組織，也因此擺脫不了痠痛和沾黏等筋膜症候群的困擾。

人的身體如果因為姿勢不良，處在不穩定的失衡狀態下，身體會自動啟動「代償機制」，也就是其他部位的肌肉組織會來幫忙「墊檔、代打」，以協助平衡身體某些不當的動作或姿勢。但是，天下沒有白做的工，負擔加重的肌肉和肌筋膜也會因此變得緊繃，甚至出現功能損傷。如果被按摩者的身體平常就有這種情況，並未完全放鬆就開始進行按摩，或是在按摩時的準備姿勢其實是不安穩、無法讓自己放鬆的狀態，那麼按摩師的施力與被按摩者緊繃的肌力，不僅會互相抵銷，反覆多次按摩下來，對雙方來說還可能會造成傷害。

因此，無論是被按摩或是自我按摩，先讓身體和心情都處在放鬆、穩定的狀態下是重要的第一步。身體的姿勢是影響放鬆與否的關鍵，唯有在放鬆的狀態，人體對各種訊息的感受力才會提高，肌肉、筋膜、神經、呼吸也比較容易放鬆，這才是一個良好的按摩前準備。

喬好POSE就已經做對一半！

找按摩師幫忙按摩時，被按摩者大部分會在按摩床上進行，也有坐臥式的按摩椅，脊骨神經調整師有專用的頓壓床，這些都是為了先讓被按摩者的身體能處在舒適、穩定的姿勢狀態下，再開始進行按摩的動作。整個被動式按摩的過程中，大部分是由按摩師來調整被按摩者的姿勢，達到各種需要按摩的角度。

自我按摩有時得要反過來，有些按摩操作的動作會是「工具不動，身體動」：在按摩一開始時，先把工具擺放在預定按摩的身體部位，接著就由按摩者自己移動身體、調整姿勢，調整到適合開始按摩的角度。因此，自我按摩前先擺出的基本姿勢十分重要，必須要有助於全身放鬆，並且方便後續自我移動能順利進行，讓按摩力道作用順利達到目標肌肉與深層肌筋膜。如果只是隨便躺下來或坐下來就按摩，效果會差很多。

以下介紹六種重要的姿勢擺位，圖中清楚標示出每個姿勢特別適合的按摩部位，以及適合搭配的按摩工具。請大家先試試看擺出這六種姿勢，讓身體感受和熟練一下這些姿勢狀態。

摩法MEMO

姿勢擺位的作用

姿勢擺位的技巧常用於醫療復健領域，尤其針對疾病或受傷時，必須短期或長期臥床的病患，有助於維持基本的血循功能、減少褥瘡發生的機率，並且避免患者的肢體、關節長時間受壓迫或不當拉扯，造成二度傷害。將姿勢擺位的技巧應用在自我按摩時，也有多項好處：

- **維持身體穩定、放鬆**
- **預防骨骼、內臟受壓迫**
- **避免血液循環、神經傳導受阻礙**
- **使呼吸平穩順暢**

POINT

姿勢擺位的動作，有些需藉助毛巾捲、瑜伽磚、小枕頭或椅子等輔具，可以方便調整肢體位置的高低和給予支撐。

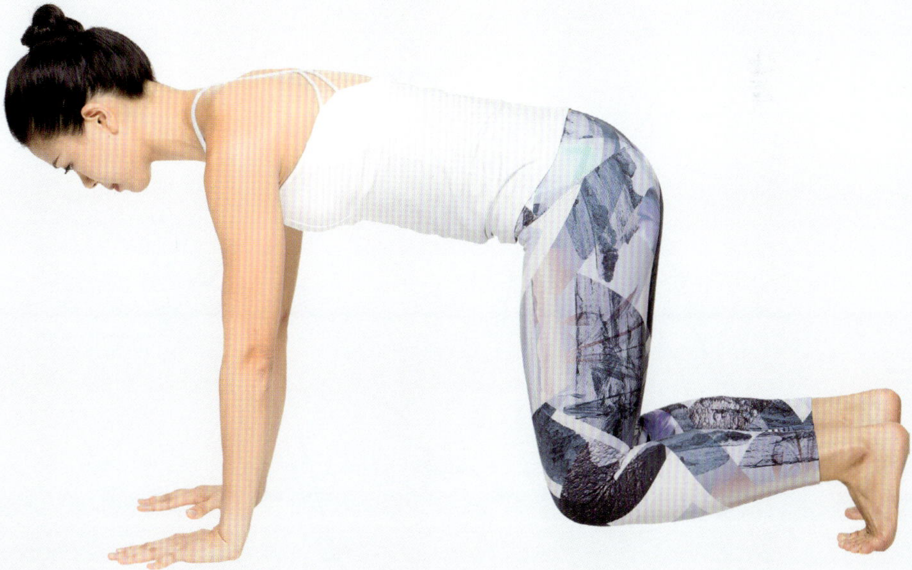

六種姿勢擺位的按摩關鍵點

六種姿勢擺位中，可以觀察動作自然會接觸到地面的地方，這些自然接觸地面的部位，就是最理想的自我按摩區域。

例如仰臥姿，整個背部、頭頸後側、腰、髖、臀部都是自然平貼在地板，從仰臥姿翻轉到側身，手臂、肩胛外側、側腰腹部、臀外側成了自然服貼地版的位置。側臥再轉向地板成俯臥姿，胸、腹、髖前側、大腿前側內側等就是理想的按摩部位，這三個姿勢擺位甚至可以合併操作，就像躺在床上只需要翻個身，移動一下按摩工具，就能輕鬆按摩身體前、後、外側的許多部位。

跪姿、坐姿、站姿這三個姿勢擺位也能一起操作，可以從圖片中看出動作上自然服貼地板的部位，當然也能透過肢體彎屈時互相加壓的方式進行，或是利用靠在牆上、牆角、桌椅的高度作為自我按摩的輔助動作。

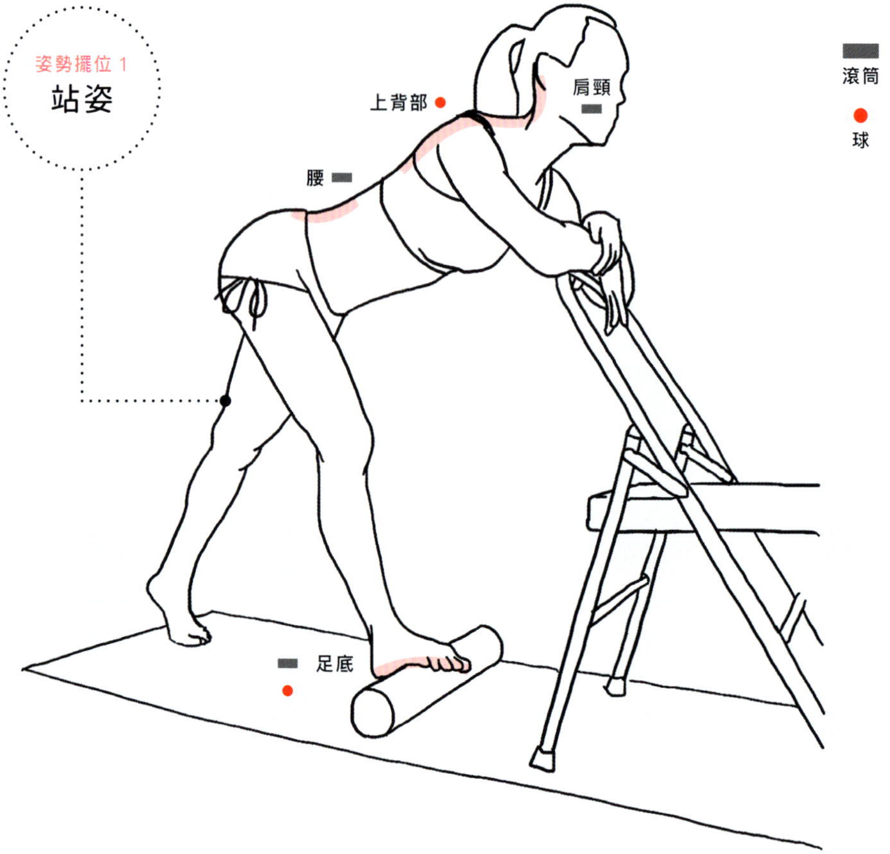

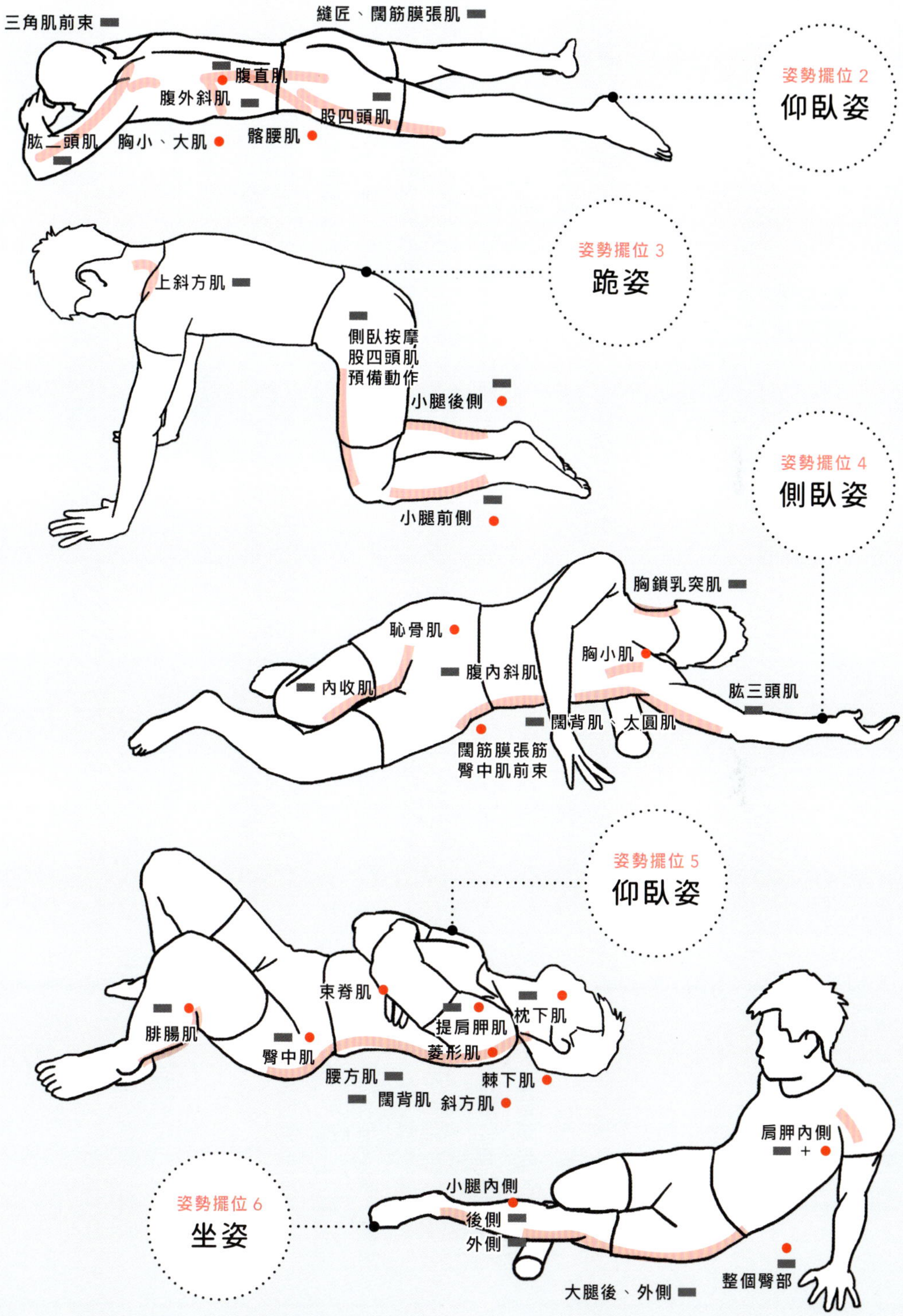
三角肌前束
縫匠、闊筋膜張肌
腹直肌
腹外斜肌
股四頭肌
肱二頭肌
胸小、大肌
髂腰肌
姿勢擺位 2
仰臥姿
上斜方肌
姿勢擺位 3
跪姿
側臥按摩
股四頭肌
預備動作
小腿後側
小腿前側
姿勢擺位 4
側臥姿
胸鎖乳突肌
恥骨肌
胸小肌
腹內斜肌
內收肌
肱三頭肌
闊背肌、太圓肌
闊筋膜張筋
臀中肌前束
姿勢擺位 5
仰臥姿
束脊肌
枕下肌
提肩胛肌
腓腸肌
臀中肌
菱形肌
腰方肌
棘下肌
闊背肌
斜方肌
肩胛內側
＋
小腿內側
後側
外側
姿勢擺位 6
坐姿
整個臀部
大腿後、外側

RELEASE 3

循環式的操作流程

在沒有目標的狀態下按摩，很容易迷失在按壓時的舒爽感覺中，對於比較痠痛的部位也容易快速帶過不想再處理，因此，必須依照合理的按摩流程進行，避免按摩不足或是按摩過度的不當情況產生。正確的自我按摩應該是下列三個步驟循環的過程：

步驟1　肌筋膜自我活動檢測

依第四章的自我活動檢測，先進行全身活動練習，發現並記錄自己身體感覺痠痛不適的位置。

步驟2　依緊繃度順序按摩

檢測結果以身體左右兩邊比較，相對狀況較差（較緊繃）的一邊優先操作按摩；接著，以痠痛不適較為明顯的區域部位優先按摩操作。

步驟3　回測效果與再按摩

身體痠痛緊繃的部位經過按摩後，應該再回到自我活動檢測的階段，看看做同樣的檢測動作時，緊繃、不靈活的情況是否有所改善。以確認自我按摩後有無效果，如果有效的提升活動能力，就開始練習，或者設定練習次數與組數，在每個練習組數之間如果感受到疲勞或還有哪個部位覺得角度受限制，可隨時操作自我按摩作為輔助。若是問題還未完全解除，可以每天或每隔幾天繼續自我按摩，直到情況改善。完全改善後，若能繼續維持按摩的習慣，就可當成肌肉與肌筋膜的日常保養了。

1 肌筋膜自我檢測

2 依緊繃度順序按摩

3 回測效果與再按摩

4 伸展或活動訓練

自我按摩除了作為日常保養，在運動前後操作，亦是相當良好的輔助。運動前後可先自我檢測，再視緊繃度依序按摩，之後再重做自我檢測，視改善情況反覆進行前三項步驟，直到狀況恢復良好，即可進行活動與訓練，或於適當伸展後結束按摩。如果重複操作三次以上，仍無大太變化，請停止按摩，因為活動度受限制的主因可能不是發生在我們設定的按摩部位上。

那麼自我按摩的功能為何？在於提升伸展或運動前的準備，身體的筋膜並不是每個部位的張力都是相同的，也不是每個部位的筋膜滑動都是順暢的狀態，這些都會影響我們在伸展或活動時的表現，而自我按摩或由他人輔助按摩就能先解除部分讓活動卡卡的因素，對於運動後疲勞緊繃的狀態，自我按摩也扮演了相當有效解除疲勞的輔助。

因此這是輔助性質的，也可以說即使不按摩也不會讓當下的狀態更差，但按摩得當，可以提升活動水平，也具有休閒娛樂身心的功能！

摩法 MEMO

身體反應觀察站

我的按摩操作恰當嗎？在按摩的過程中，雖然要身心放鬆，但仍然可以有意識的感覺一下身體的反應，隨時調整自己的按摩手法和力道，以下項目為自我觀測指標。

□ 感覺舒服

按摩時，要使自己維持在「感覺舒服」的身體和心理狀態下進行。

□ 呼吸平順

施加壓力時可配合吐氣動作，在自然、順暢、均勻的呼吸頻率中進行按摩。

□ 爽而不痛

疼痛度以「不痛0分～最痛10」分級，按摩操作的力道應維持在6分痛以下，過度疼痛會影響自律神經，造成身心緊繃再度出現。

□ 等速操作

按摩的操作動作要穩定而平和，不要過快過急或在趕時間的狀態下湊次數。按摩速度過快，會忽略身體所傳遞的許多訊息。

□ 大腦參與

大腦可以放鬆，不要想東想西，但並非全然「放空」，應有意識地參與按摩的過程，感受操作的動作和身體的反應，有助於加強按摩效果與熟練度。

□ 適當次數

本書所設計的按摩操作動作依據用途不同，最佳的次數建議如下：

- **解除痠痛緊繃**
  每一回以15次按壓或推滾的次數計算，或是同一個部位按摩不超過30秒為原則。可視個人身體狀況做適度調整。
- **運動前暖身**
  按摩時單一部位按摩不要超過30秒，若讓肌肉和肌筋膜過度放鬆，反而會影響運動表現。
- **運動後舒緩**
  按摩時，單一部位停留時間不要超過3分鐘，避免按摩過度，神經受損。

MYOFASCIAL RELEASE

RELEASE 4

24組區位按摩

準備姿勢、找按摩點、變換工具

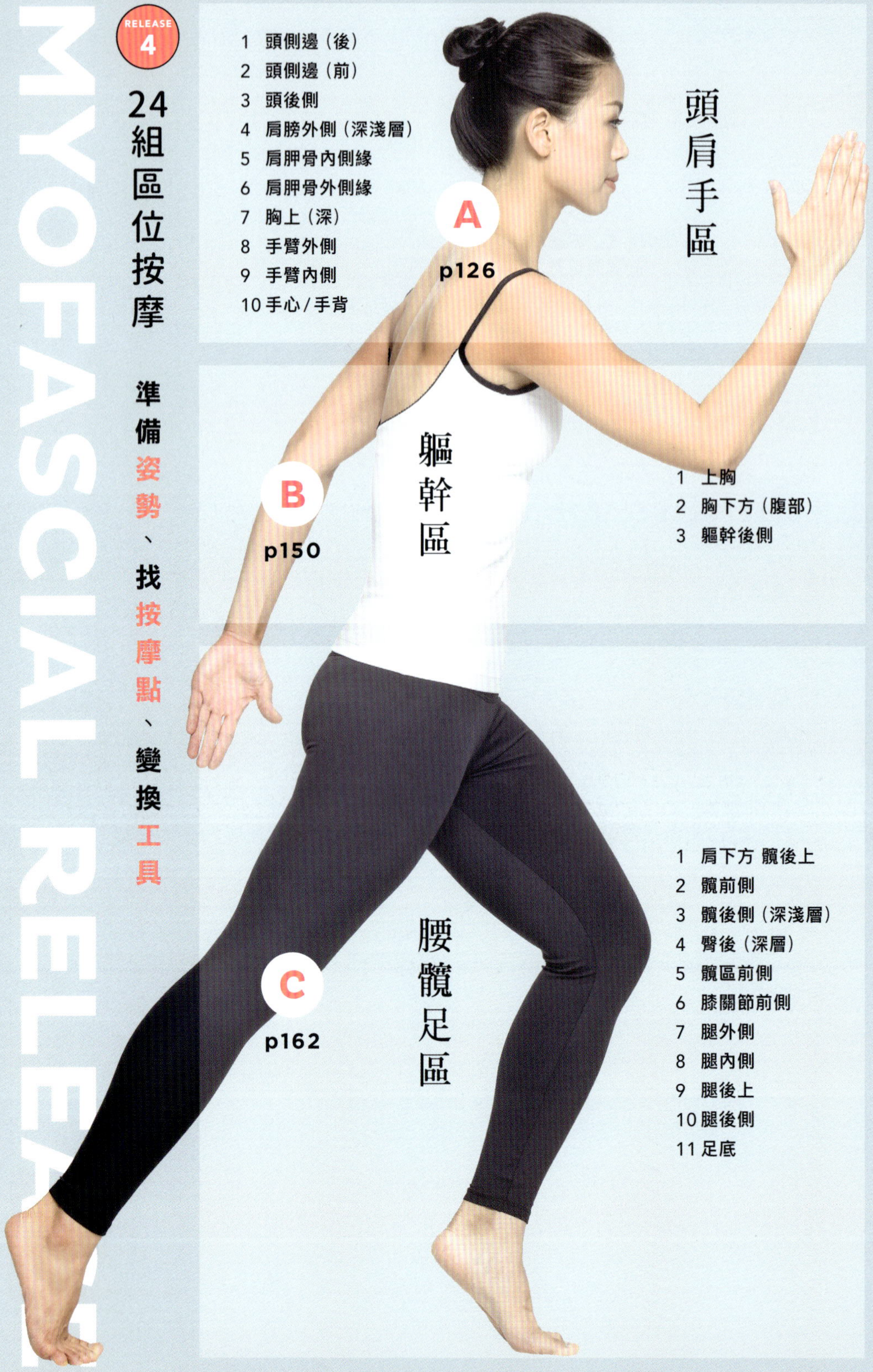

頭肩手區

A

p126

1 頭側邊（後）
2 頭側邊（前）
3 頭後側
4 肩膀外側（深淺層）
5 肩胛骨內側緣
6 肩胛骨外側緣
7 胸上（深）
8 手臂外側
9 手臂內側
10 手心 / 手背

軀幹區

B

p150

1 上胸
2 胸下方（腹部）
3 軀幹後側

腰髖足區

C

p162

1 肩下方 髖後上
2 髖前側
3 髖後側（深淺層）
4 臀後（深層）
5 髖區前側
6 膝關節前側
7 腿外側
8 腿內側
9 腿後上
10 腿後側
11 足底

按摩前先掌握自我按摩操作要點

圖示說明

❶ 參考位置

按摩時請先找出圖中標示的參考位置，通常是身上的骨頭、肌肉束起始點或肌肉之間的間隔，以便進一步找到對應的按摩肌肉與按摩位置。

❷ 對應肌肉

按摩區域的對應肌肉，功能說明與如何找到其位置。

❸ 按摩位置

黃色區域為該區可以按摩的地方，可以將工具放置在不同按摩位置進行操作，每一個點以15次到30秒為單位，最多操作三回，就要換點按摩。

❹ 按摩工具

按摩前，請參考說明位將按摩需要的工具準備好。不同按摩位置有適合的按摩工具，也可以運用不同工具，按摩同一個部位，主要差別在於按摩深度、功能的不同。

注意事項

1 自我按摩應該用於平時保養保健，不適用於任何急性傷害，如扭傷、肌肉拉傷（閃到腰、落枕）、挫傷、外力因素造成的傷害、骨折、脫臼等等。

★急、疾病找醫生，不要自行處理，避免產生更嚴重的傷害。

2 疼痛是受刺激、侵害的訊號，過度的疼痛會讓肌肉、筋膜更緊繃，若患有高血壓、心臟病，過度的疼痛會讓心跳與血壓飆高，對孕婦也會提高子宮收縮的機率。

腫瘤、癌症部位（化療期間其他部位還是可以按摩的）、骨折後的修復期（可以在周圍按摩促進血液循環、避開直接按壓骨折處）、發炎腫脹與任何按壓會感到極度疼痛、灼熱、麻或觸電等不舒服的地方需要立即停止。

★如果越按越疼痛，放開後還會隱隱抽痛或疼痛久久不散，請趕緊找醫師檢查。

★重度糖尿病者對疼痛感受度較低，也要避免過度按壓以免受傷。

3 擺放工具時請擺放單側、單點進行，一次操作一邊再換邊操作，或依各按摩位置說明找到正確的擺放位置，再將工具移動到該區不同位置，次序按摩。可以跟著書上設計的部位逐一操作，分成三個區域操作，「肩頸手」、「軀幹」、「腰髖足」，試著操作時前後或內外或左右側，成為一群組操作。

例如 **髖區**：腳底→小腿內外側→小腿前後側→髖內外側→髖前後側→大腿內外側→大腿前後側

軀幹：頭側邊的前後→軀幹前後側→髖上方左右側

肩區：手掌手背→手肘內外側→肩胛骨內外側→胸下方（左右側）→髖上方左右側

例

POINT

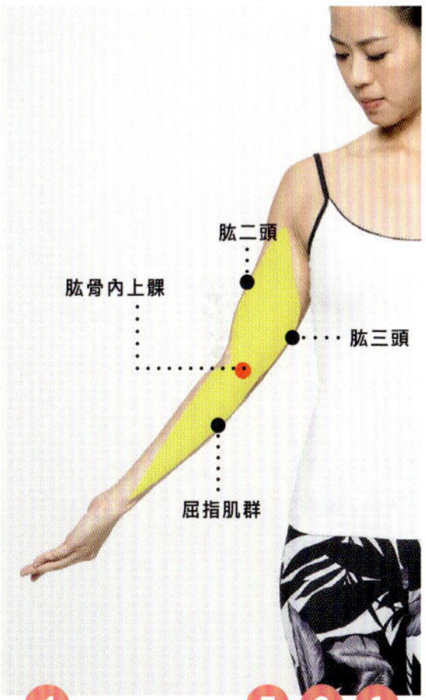

❶ 參考位置 肱骨內上髁

❷ 對應肌肉 手臂內側屈肌群、肱二頭三頭的內側肌肉纖維

❸ 按摩位置 虎口朝上由下向上抓住對側肘關節，手肘微彎大拇指的位置是肱骨內上髁。沿著肱骨內上髁向上是肱二頭三頭的內側肌肉纖維按摩處，向下是手臂屈肌的按摩位置。

❹ 按摩工具 按摩球，約直徑5公分、大滾筒、小滾筒

A-1 頭側邊（後）

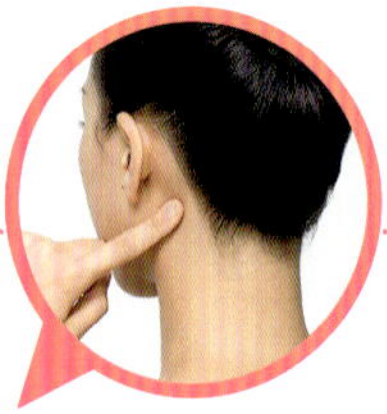

參考位置 乳突
對應肌肉 胸鎖乳突肌、頭夾肌
按摩位置
乳突大約位於耳垂的後方，會找到一個突出的骨頭，這裡是按摩胸鎖乳突肌與頭夾肌的擺放點。
按摩工具 大滾筒、小滾筒、瑜伽磚、滾軸

POINT

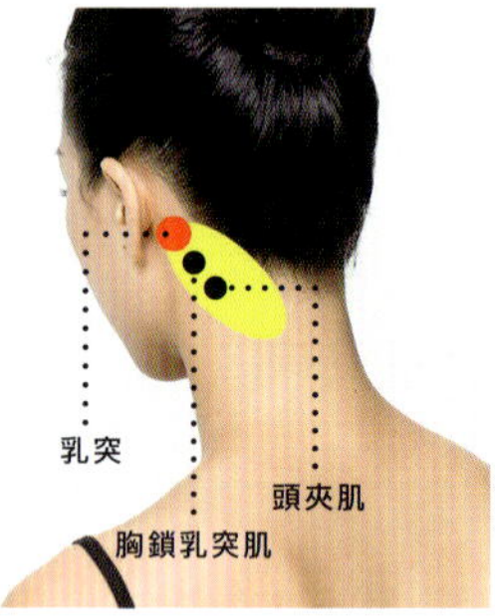

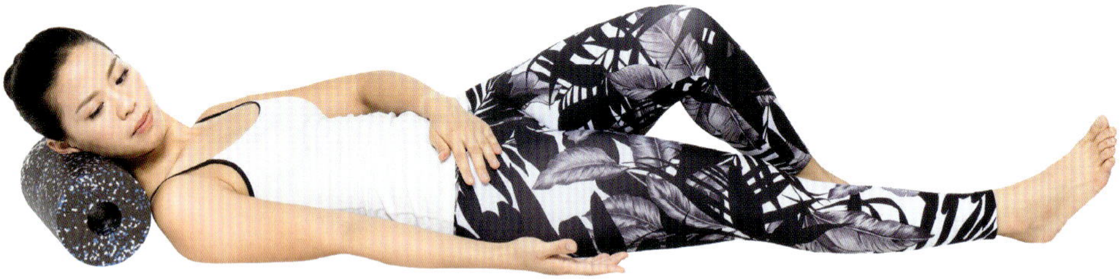

1 滾筒擺放在頸側、耳後方，身體輕微側傾。

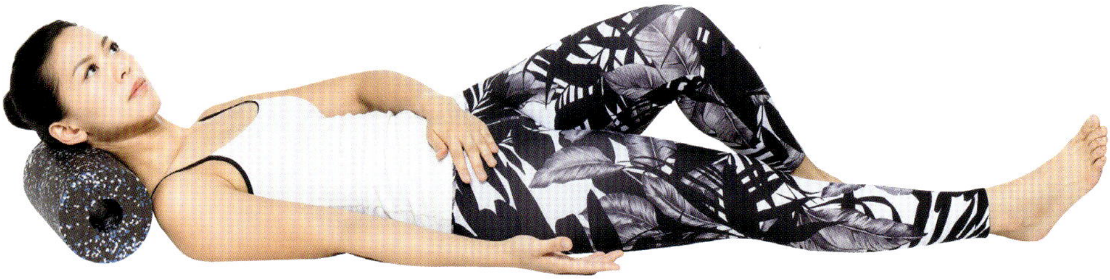

2 頭轉向上方後，再向下轉至臉頰貼近滾筒。頭往左右小幅度旋轉，約15次。

變換工具

小滾筒操作方法相同，直徑較小的滾軸可用瑜伽磚墊高能解決高度過低的問題，又能提高按摩的深度。

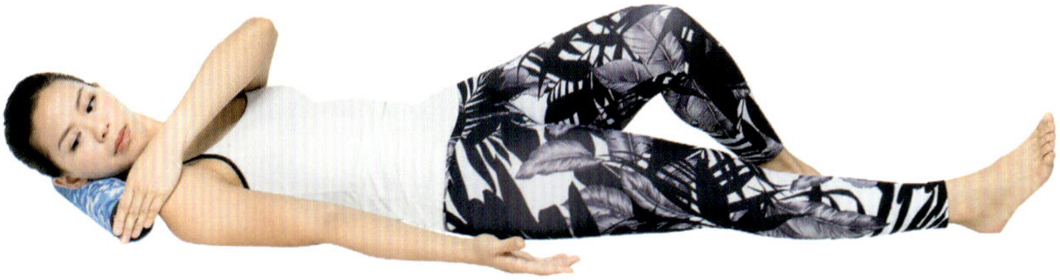

1 小滾筒於頭外側斜下擺放，外側貼近肩膀。

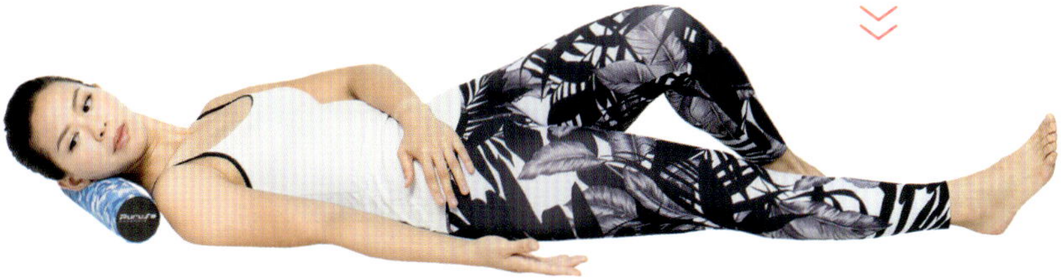

2 下巴微收，穩定頸椎。

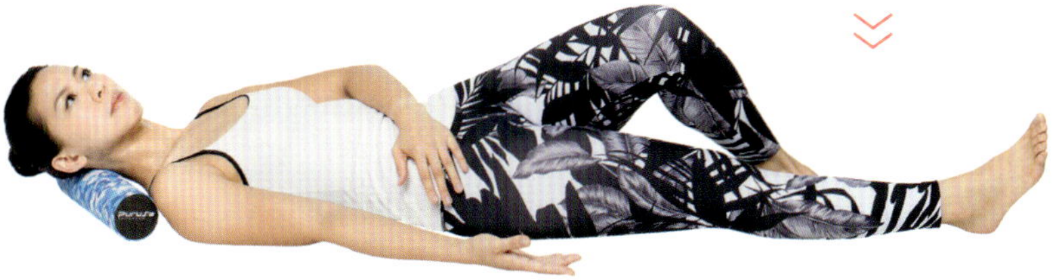

3 頭往左右小幅度轉動，約15次。

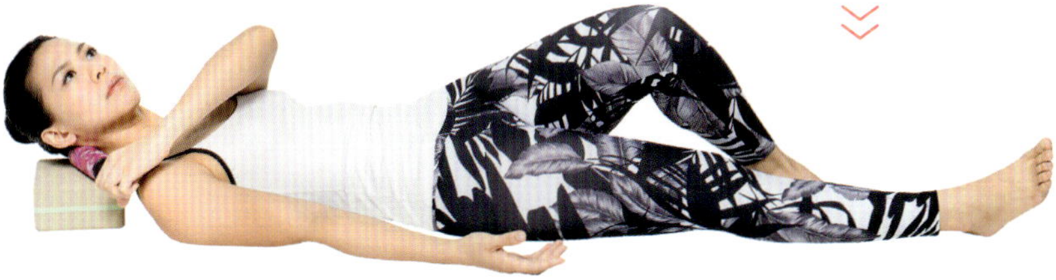

4 也可透過更小的工具操作，約直徑4公分左右。擀麵棍、保鮮膜紙軸、飲料罐、小直徑的專業按摩工具等皆可使用。

A-2

頭側邊（前）

POINT

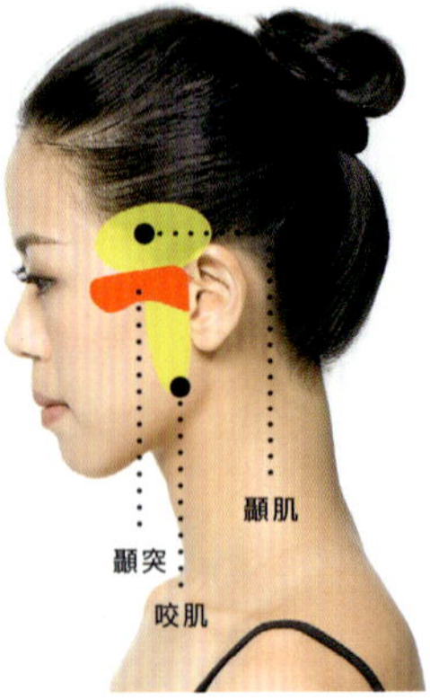

參考位置 顳突

對應肌肉 咬肌、顳肌

按摩位置 在耳朵的外聽前方可以找到顳突，或是沿著臉前方的顴骨下緣向後尋找，在顳突的下方可以按摩到咬肌，上方是顳肌（大約是戴眼鏡的位置）。

按摩工具 按摩球，直徑約2.5～4公分

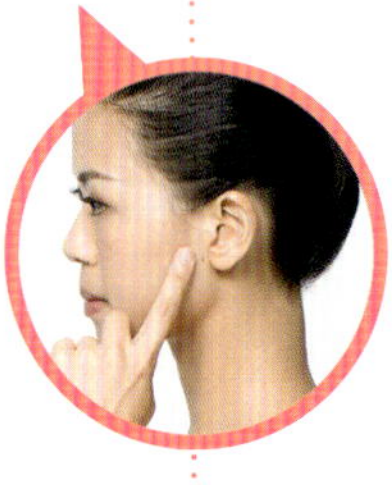

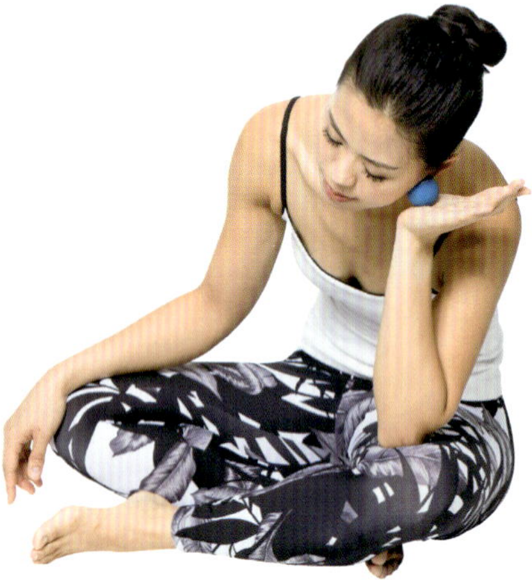

1 咬肌按摩。手肘穩定擺放在桌面或大腿上，手掌托球，擺放在顳突骨頭的上下兩端周圍進行橫推按摩。

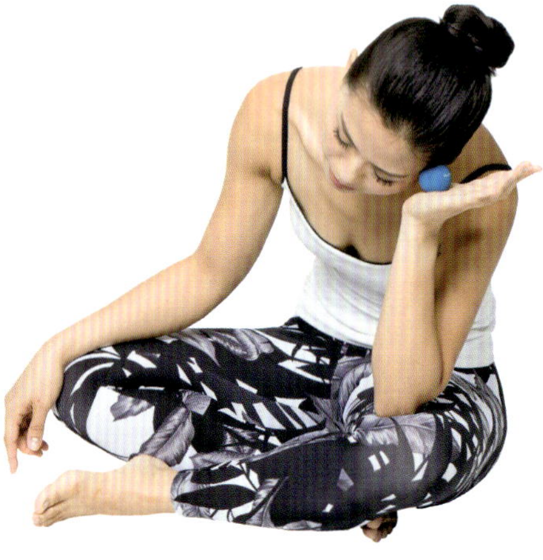

2 顳肌按摩。按摩球擺放好之後，透過下顎（嘴巴）張合的動作進行牽引按摩。

A-3 頭後側

參考位置 枕骨下方
對應肌肉 上斜方肌
按摩位置 平躺於地板時，頭後方會有一塊尖尖的骨頭，在這塊骨頭下方是按摩上斜方肌的擺放位置。枕骨下方深層有枕下肌、表層上斜方肌，滾筒雖然按摩不到深層枕下肌群，但透過淺層按摩加上主動活動方式，能提升枕骨下方肌肉的血液循環。
按摩工具 大滾筒、小滾筒、瑜伽磚

POINT

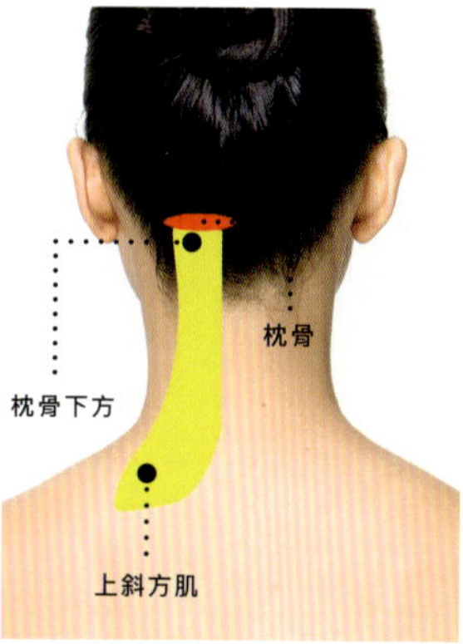

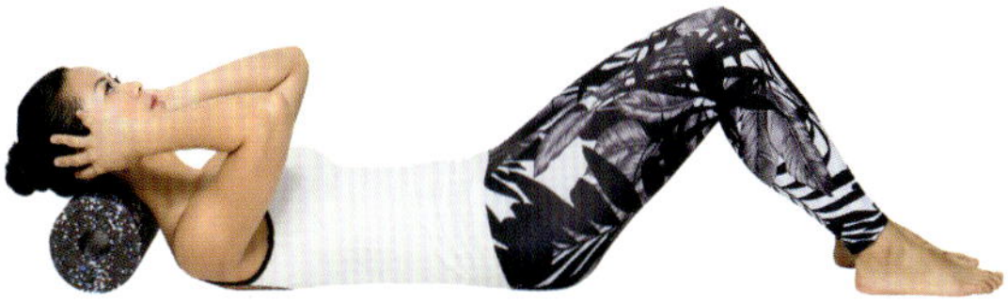

1 仰臥平躺或是屈髖膝，雙手抱住耳朵後方頭部，滾筒擺放位置大約在後腦勺下緣或耳垂下方。

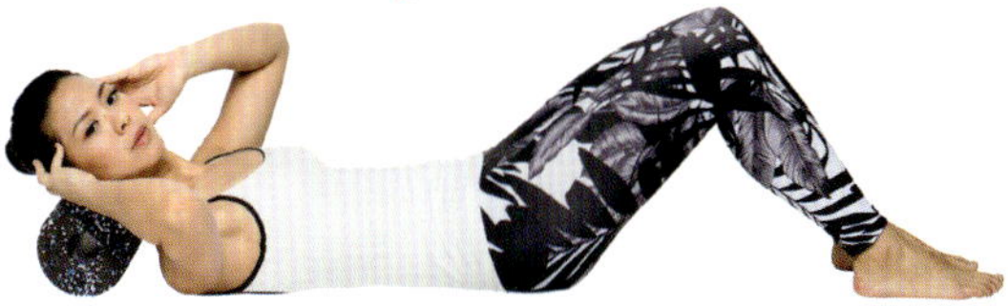

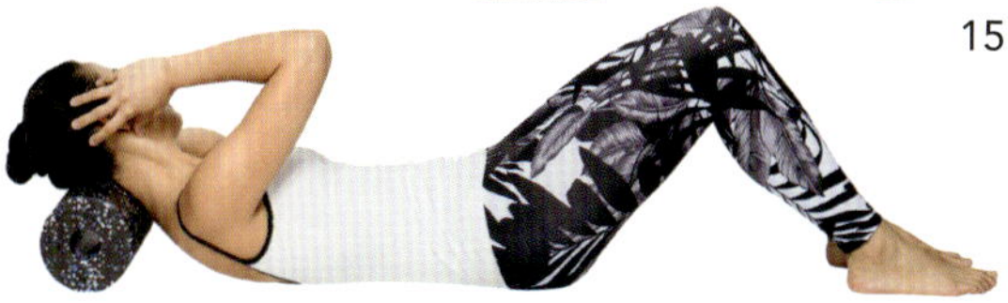

2 手持續托著頭後方讓頸後側感覺是延伸的，再加上單一方向轉頭，緩慢來回15次或30秒。

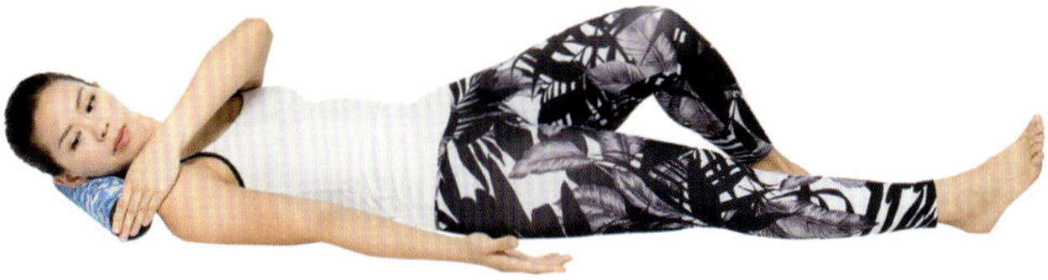

貼心提醒 小滾筒可從頭側邊（後側）操作，擺放方式（原斜下擺放）**調整為橫放在頭後側**，可同時按摩到枕下肌與上斜方肌。

上斜方肌中間區段按摩

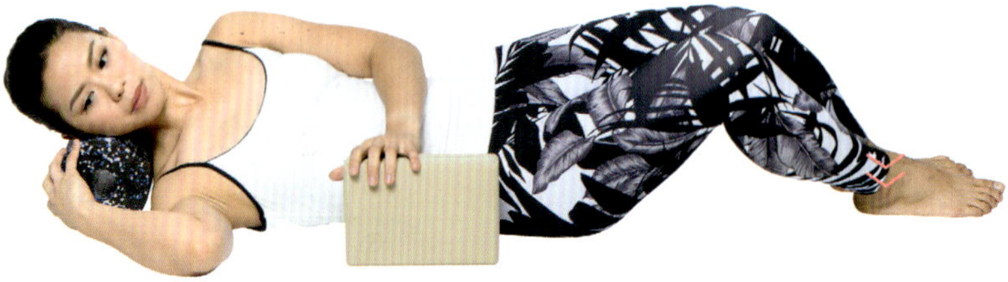

1 滾筒擺放在頸部與肩膀的斜角處，頭轉至單一側，滾筒與肩膀貼齊。旁邊先準備一塊瑜伽磚。

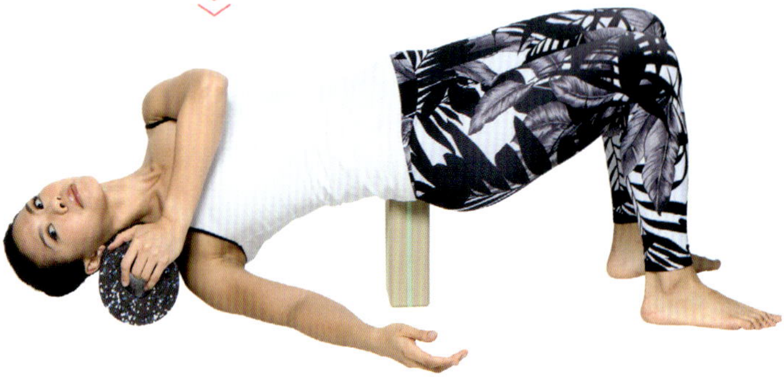

2 接著將臀部抬高，身體轉向肩膀按摩的方向，另一隻手拿磚擺放在臀部下方。

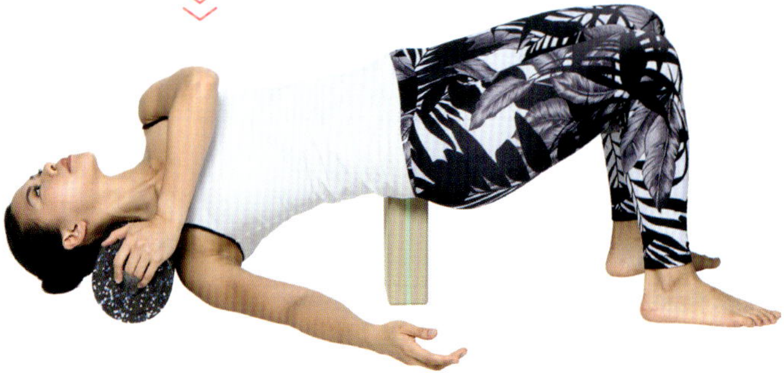

3 抬高的臀部墊磚穩定後，加上轉頭或身體輕微的轉動（胸口向上或向側邊轉動）10-15次。
動作穩定後，試著將按摩的這一側腳伸直，肩膀會更加放鬆。

變換工具

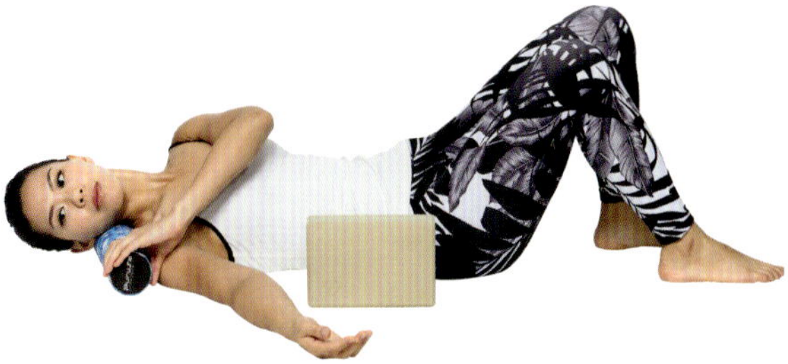

1 改用小滾筒。準備瑜伽磚在旁邊。

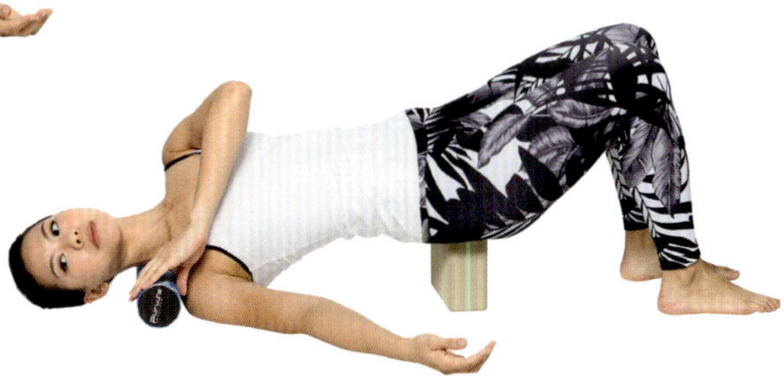

2 臀部提高將瑜伽磚擺放在臀下方。

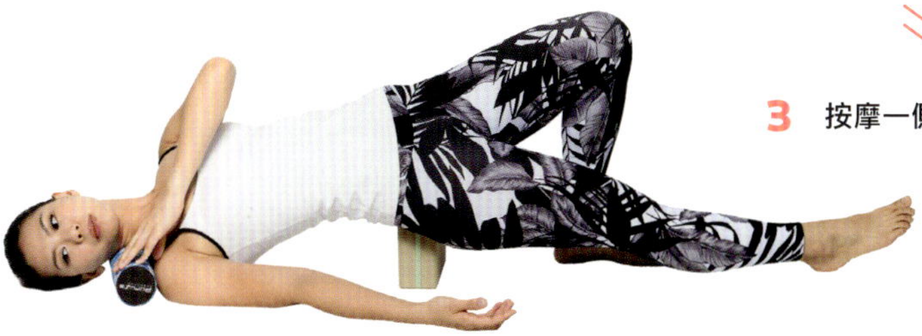

3 按摩一側的腿伸直。

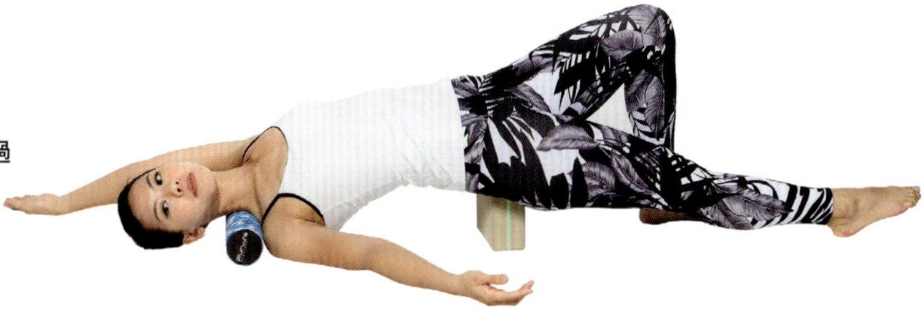

4 對側手向上高舉過頭（穩定用）。

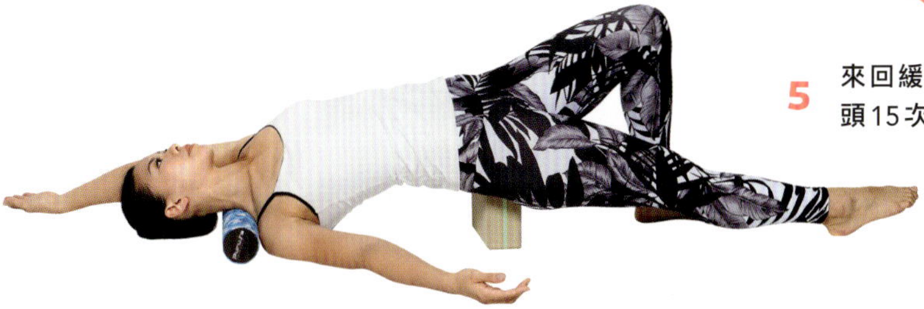

5 來回緩慢的左右轉頭15次。

A-4 肩膀外側（肩上方／淺層）

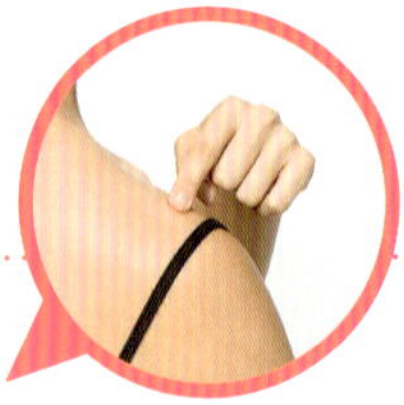

參考位置　肩峰

對應肌肉　上斜方肌、中斜方肌、棘上肌、三角肌中束

按摩位置　肩峰位於肩膀上端的外側，透過對側手去尋找（右手找左肩膀肩峰），找到肩峰後在後方會有一個溝槽是中斜方肌的按摩點，再向內往身體中間方向移動是上斜方肌，肩峰向外可以按摩到三角肌中束纖維。

按摩工具　按摩球，約直徑4～7公分、瑜伽磚

POINT

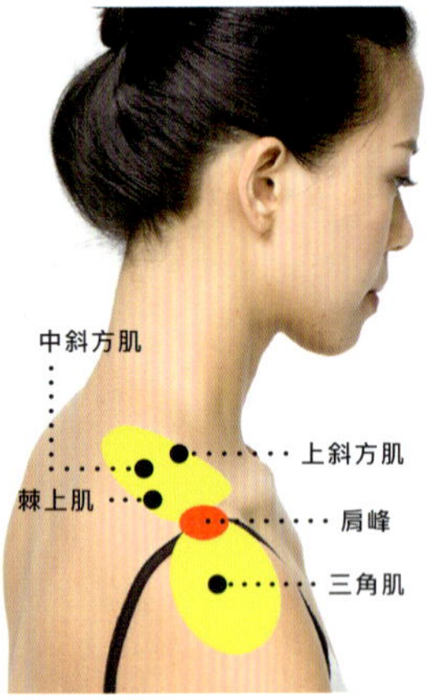

上、中斜方肌與棘上肌按摩

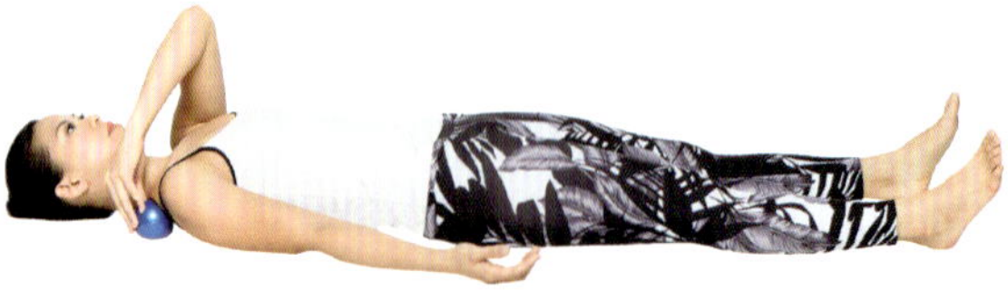

1 按摩球擺放在肩峰的下緣，大約還有一半的球會在外面。

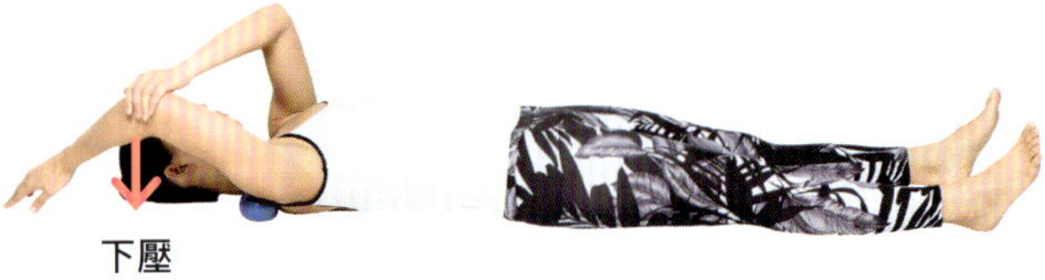

2 按摩球擺放好之後，將手往上舉高過頭後貼向地板，可以用對側的手輔助增加壓力。下壓之後停留30秒。

3 試著改變按摩的角度，將臀部以瑜伽磚墊高後，再加上左右轉頭的牽引按摩。可以按壓到同塊肌肉的不同位置，此處可按壓到棘上肌。

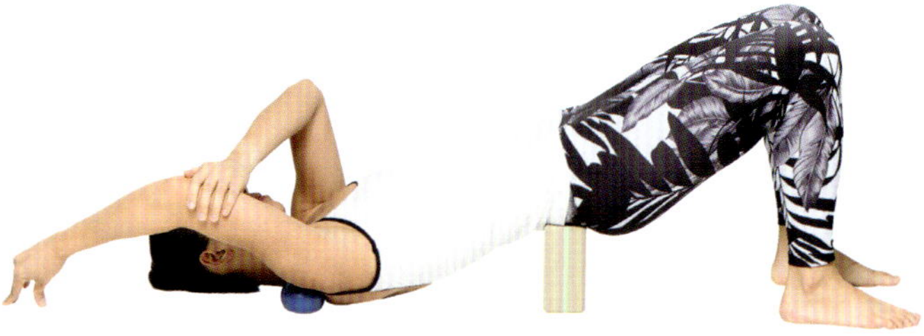

三角肌中間區段按摩

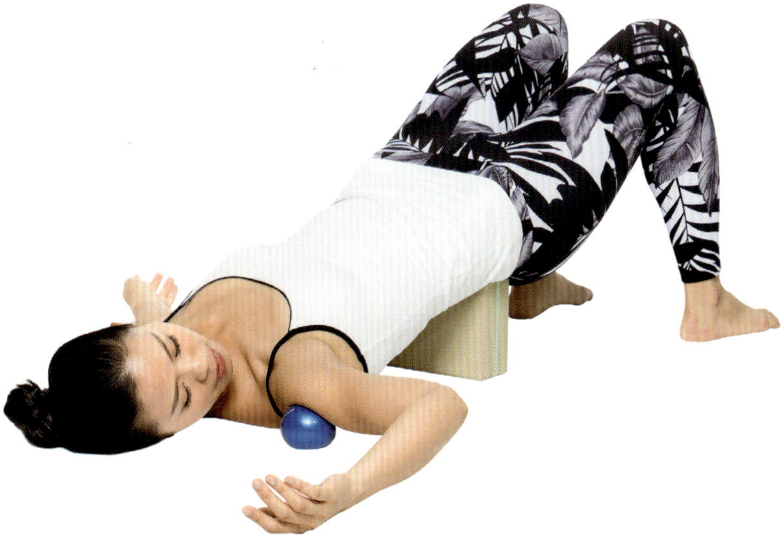

1 仰臥姿，臀部先以瑜伽磚墊高後，手肘彎屈向頭上方地板，按摩球擺放在肩峰外側與手臂外側肌肉下方。

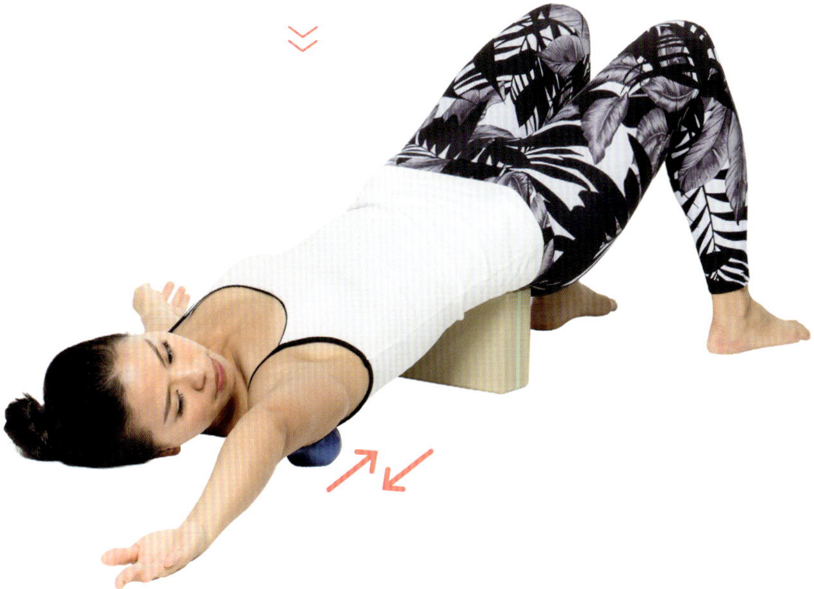

2 手肘上下移動，橫推按摩。

A-4 肩膀外側（肩上方／深層）

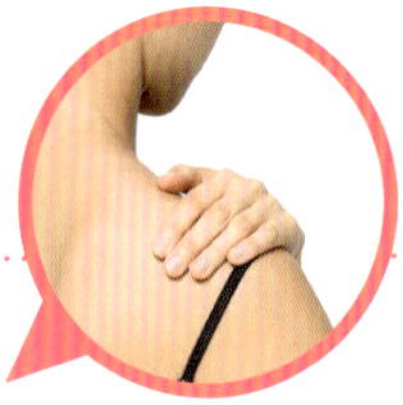

參考位置　肩胛棘
對應肌肉　棘上肌、棘下肌、三角肌後束、提肩胛肌
按摩位置　沿著肩峰往後下方可以找到肩胛骨棘（橫的突出骨頭），貼著肩胛棘的上方可以按摩到棘上肌，往中間方向移動可以按摩到提肩胛肌，肩胛棘的下方可以按摩到棘下肌，下方外側則是三角肌後束纖維。
按摩工具　按摩球，約直徑5公分、瑜伽磚

POINT

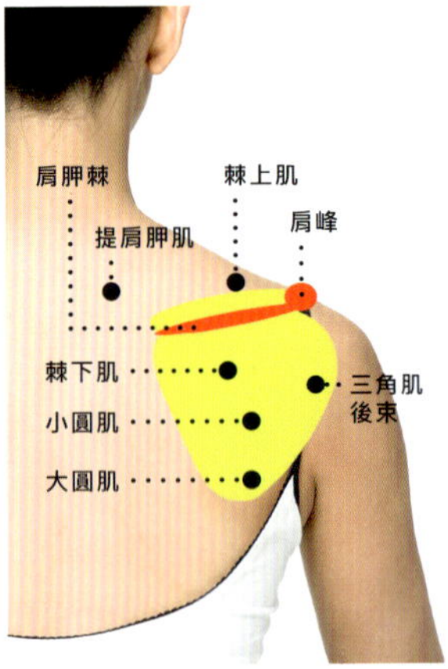

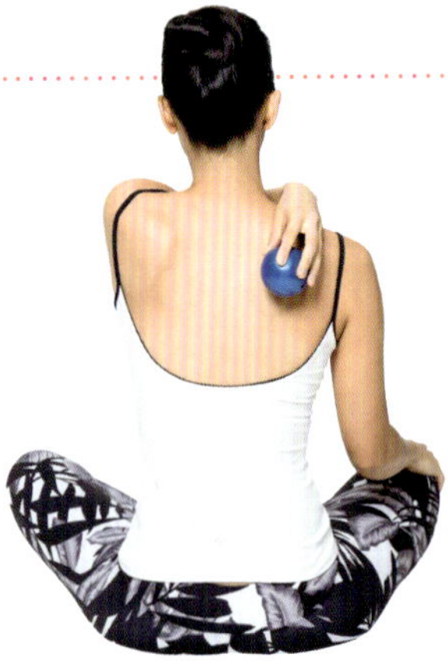

棘下肌、三角肌後束纖維按摩

1　按摩球擺放位置在肩胛棘的下緣。

2　採仰臥姿，按摩一側的肩膀提起，對側手拿球擺放在肩胛棘的下方。

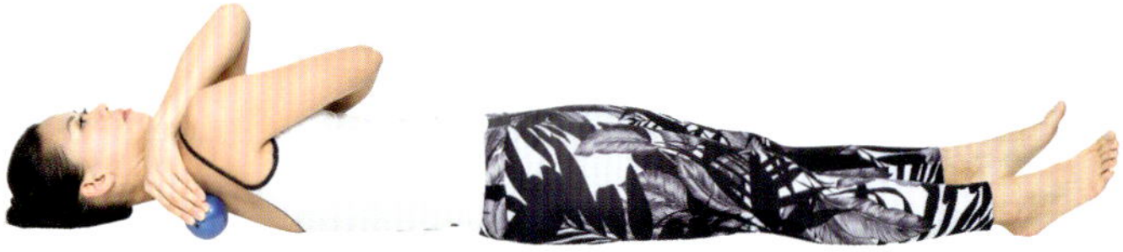

3　擺放好按摩球之後，身體回到仰臥姿，手肘上下緩慢移動再加上肩關節內外旋的牽引按摩。

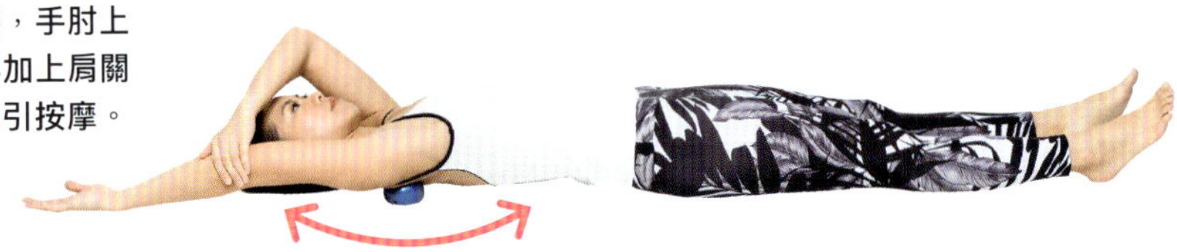

手肘上移外旋時掌心朝上，手肘下移內旋時掌心朝下。

A 頭肩手區 鬆筋按摩部位

三角肌後束纖維按摩

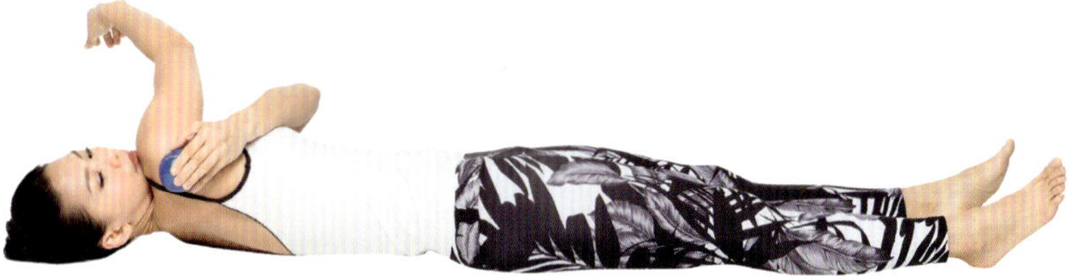

1 採仰臥姿，按摩一側的肩膀提起，對側手拿球擺放在肩峰的外側。

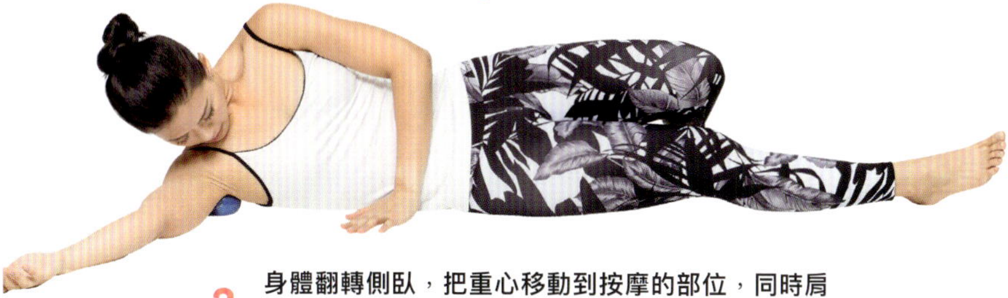

2 身體翻轉側臥，把重心移動到按摩的部位，同時肩膀也可以上下移動找尋緊繃位置。

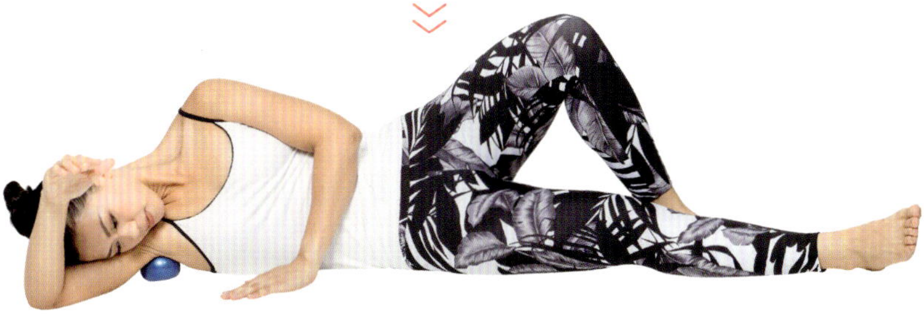

3 手肘彎屈做招財貓的手臂動作，手臂往上（肩關節外旋）。

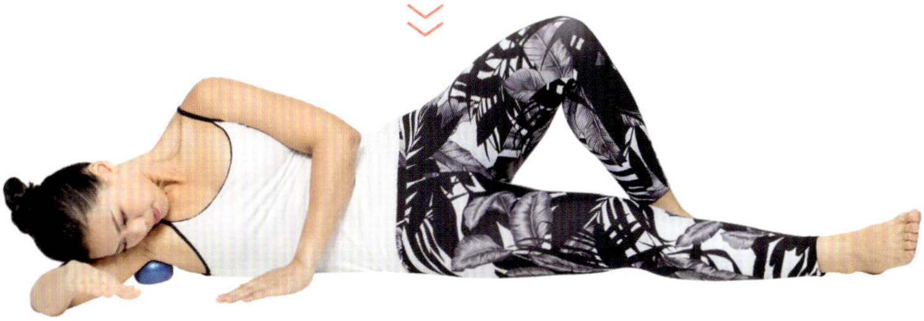

4 手臂往下（肩關節內旋）。活動15次或30秒後可換不同位置按摩

A-5

肩胛骨內側緣

參考位置 肩胛骨內側緣

對應肌肉 大、小菱形肌；中、下斜方肌

按摩位置

直接透過按摩球先擺放在棘突旁邊，再讓按摩球向身體外側移動就能找到肩胛骨內側緣。按摩球擺放靠近肩胛骨內側緣是菱形肌的按摩位置，靠近脊椎是中下斜方肌的按摩位置。

按摩工具 按摩球，約直徑3~7公分

POINT

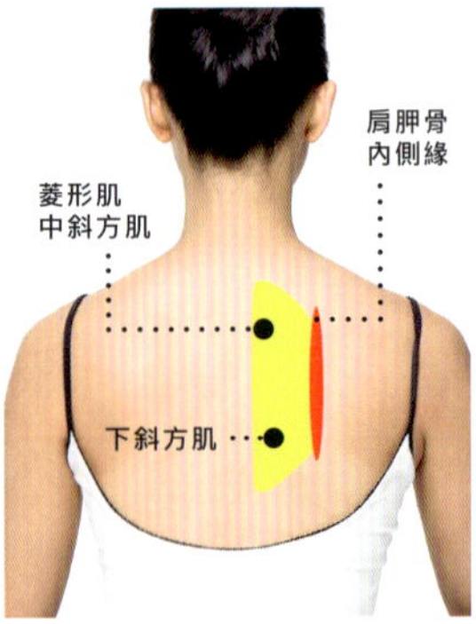

1 按摩菱形肌時將按摩球擺放偏肩胛骨內側緣。

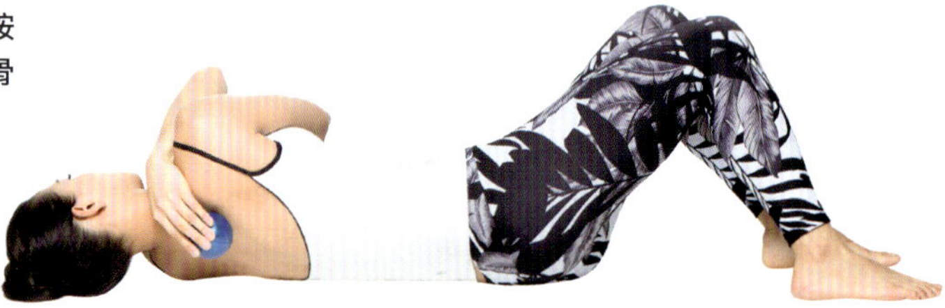

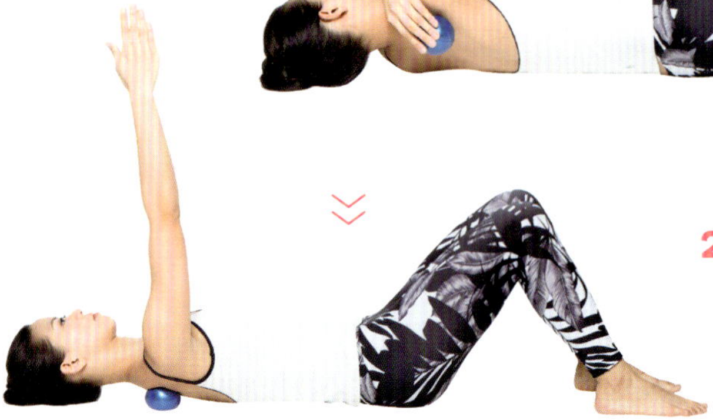

2 模擬菱形肌收縮時將肩胛骨向內收緊的動作來操作。手先上舉讓肩胛骨外展，拉長菱形肌。

3 接著讓肩胛骨內收（向中間夾緊），再將手肘微彎。重複步驟2和3，來回活動15次或30秒。

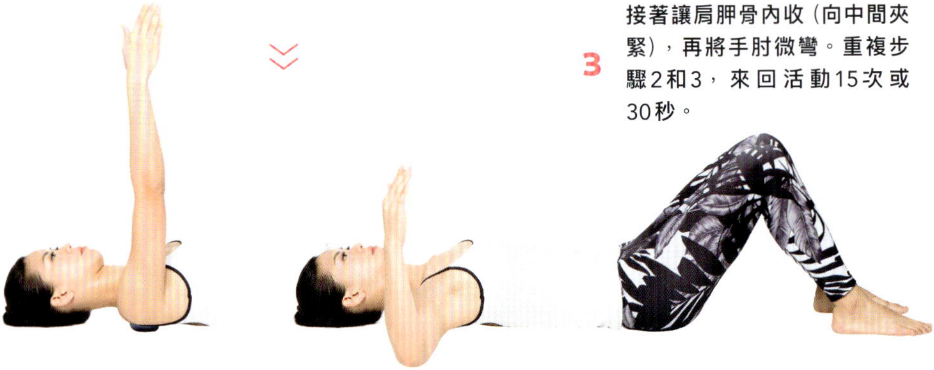

A
頭肩手區
鬆筋按摩部位

下斜方肌牽引按摩

下斜方肌收縮時肩膀會下沉，向上舉手過頭（肩屈動作）時，
下斜方肌也需要工作，所以透過這兩個動作來完成牽引按摩。

1 按摩球擺放位置於脊椎與肩胛骨內側緣的中間段。
先讓按摩側肩膀向上提起，肩膀靠近耳朵。

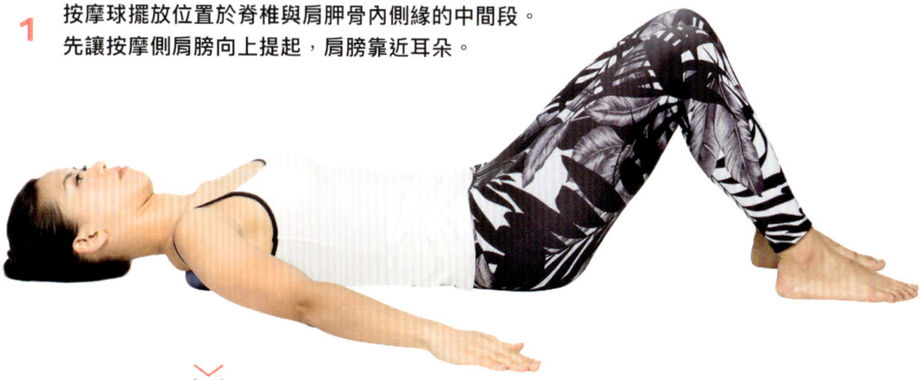

2 再讓肩膀遠離耳朵，手向斜下方延伸。

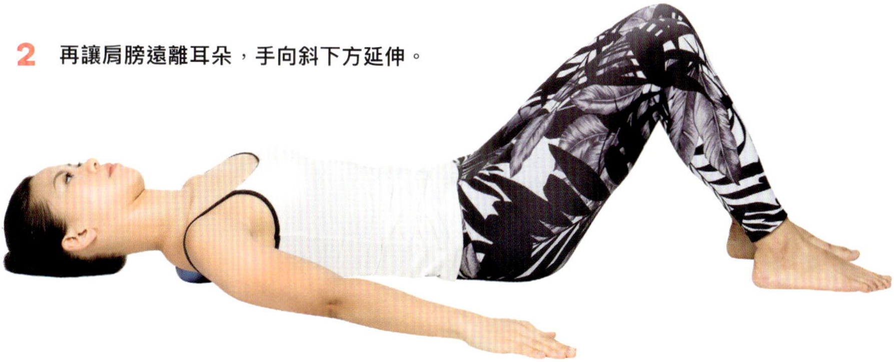

3 接著，手掌心翻轉向上，掌背貼地板緩慢向上，讓整個手臂跟著肩膀外旋。手向外畫個圓弧手指高於頭頂，即可向下。重複15次。
過程中維持肩胛骨下壓、肩膀遠離耳朵。

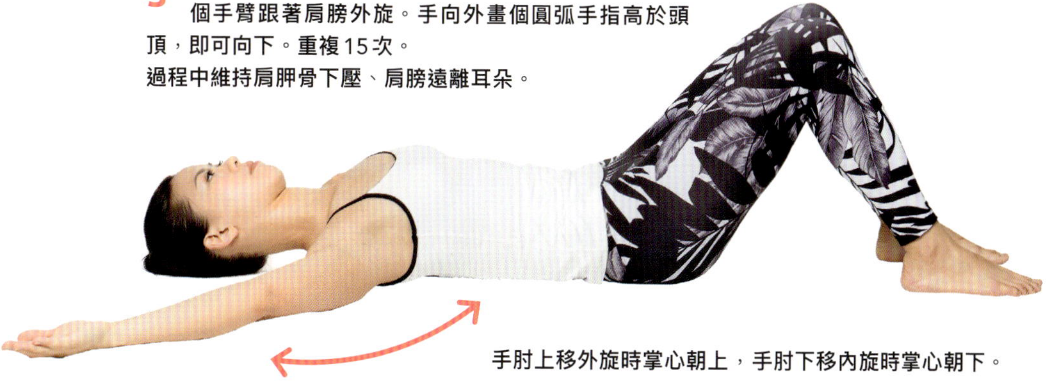

手肘上移外旋時掌心朝上，手肘下移內旋時掌心朝下。

A-6

肩胛骨外側緣

POINT

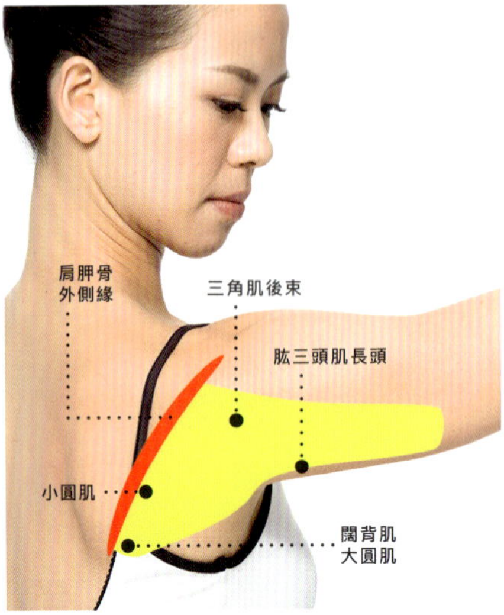

參考位置 肩胛骨外側緣

對應肌肉 闊背肌、大圓肌、小圓肌、三角肌後束、肱三頭肌長頭

按摩位置 用手找到對側肩胛骨下角，左手肩區向上舉高過頭，右手從劍突的水平高度向左邊尋找，正常會在左外偏後側一些的部位可以找到肩胛骨下角或是肩胛骨外側緣。沿著下角向上按摩，會按到闊背肌、大圓肌、小圓肌（依序向上），在接近肩關節的位置匯集了許多塊肌肉，再向上移動（肩屈手舉高過頭的狀態）可以按摩到肱三頭肌。

按摩工具 大滾筒、小滾筒

A 頭肩手區 鬆筋按摩部位

肩外側滾筒按摩

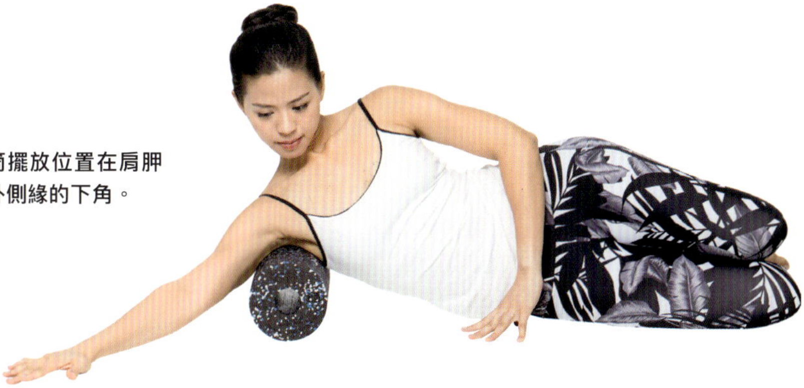

1 滾筒擺放位置在肩胛骨外側緣的下角。

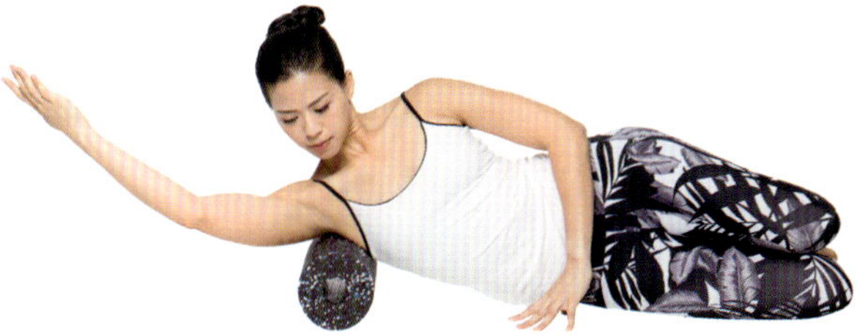

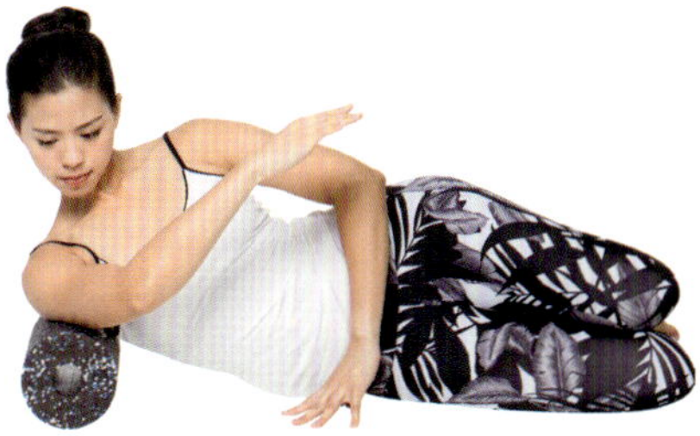

2 透過肩關節各角度活動做牽引按摩，例如手肘屈伸、手臂上下轉動。

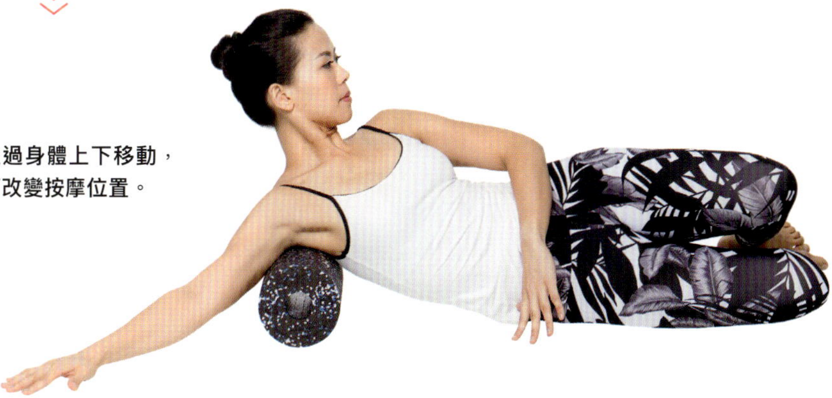

3 透過身體上下移動，可改變按摩位置。

變換工具

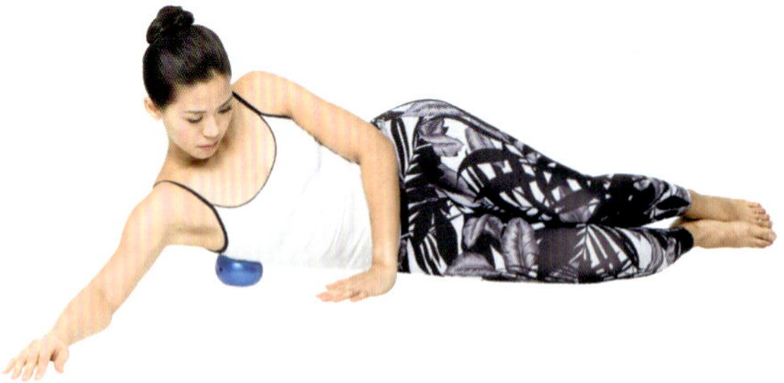

1 按摩球擺放在身體側邊後，翻轉上體到側臥姿。手可以向前移動一些，保持肩胛骨外側肌肉是鬆軟狀態，必要時也可在球下方墊瑜伽磚。

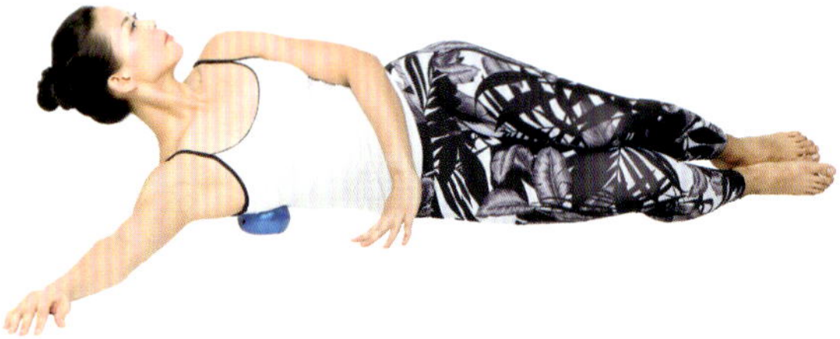

2 按摩球適合橫推按摩，身體前後小幅度移動看看。
加上手臂各角度活動做牽引按摩。

1 試著將手臂向前，滾筒擺放斜下的角度。小滾筒的操作方法與大滾筒相同，但按摩效果可以更深層。

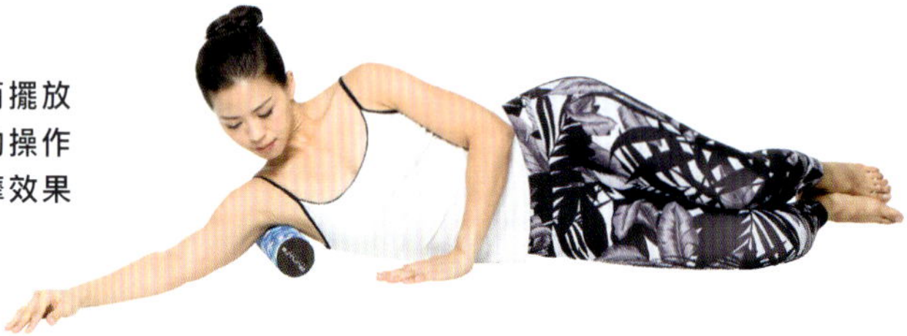

2 除了轉動按摩之外，也可以各角度活動手臂，做牽引按摩。小滾筒可以加磚頭墊高。

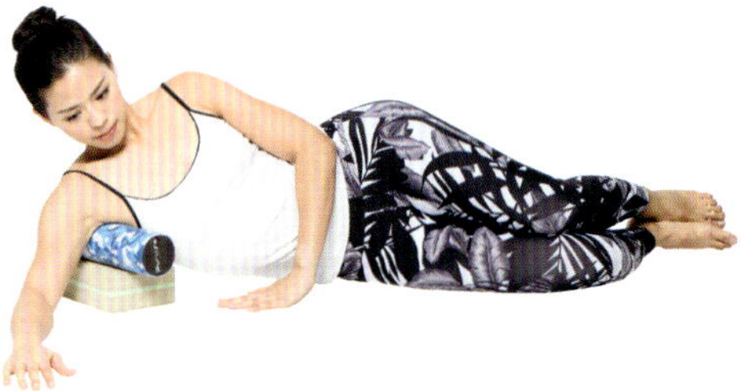

貼心提醒 每個位置操作15下或30秒後，更換其他位置操作。

A-7 胸上（深）

POINT

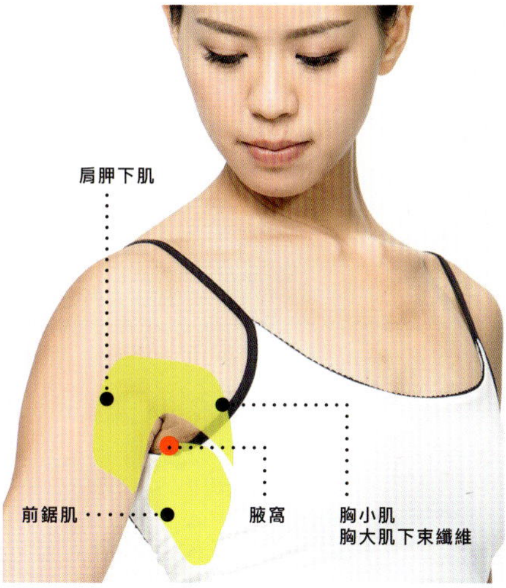

參考位置 腋窩

對應肌肉 前鋸肌、胸大肌下束纖維、胸小肌、肩胛下肌

按摩位置 四指併攏、拇指朝上方式將手夾在對側腋下，四個手指碰觸到的部位就是前鋸肌的按摩點。

同位置狀態下，拇指可以抓起胸大肌下方的肌肉，手指部位會在胸大肌內側的肌肉間隔，間隔裡面可以按摩到胸小肌附著於肋骨上的纖維。

四指併攏大拇指朝後方將手擺放在對側腋窩下，手指往腋窩上方推到最高點後向後方撥，這個位置是肩胛下肌的按摩點。

按摩工具 瑜伽磚、按摩球，直徑約5．5～7公分、滾筒

胸大肌下束纖維與胸小肌按摩

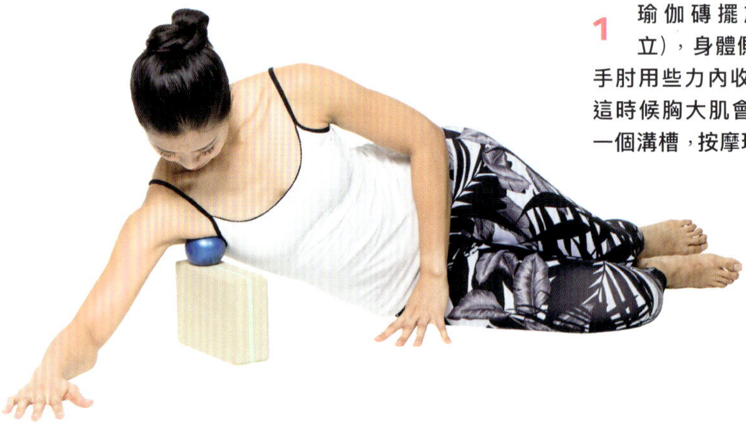

1 瑜伽磚擺放第二個高度（橫立），身體側臥姿手肘撐地後，手肘用些力內收（往身體方向夾），這時候胸大肌會收縮，腋下會產生一個溝槽，按摩球擺放在那個位置。

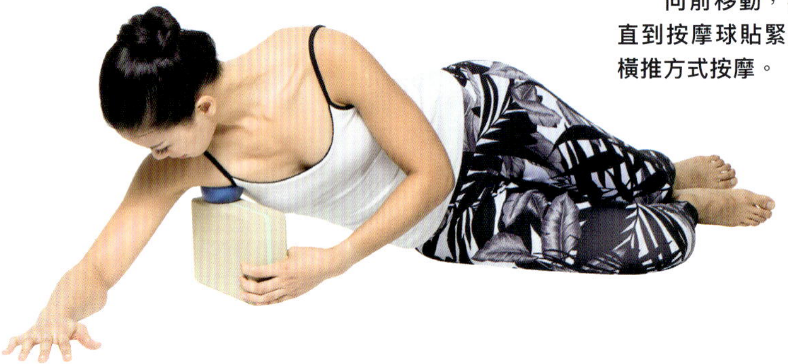

2 擺放好按摩球之後，手肘慢慢向前移動，身體慢慢往下降，直到按摩球貼緊肌肉後停留，使用橫推方式按摩。

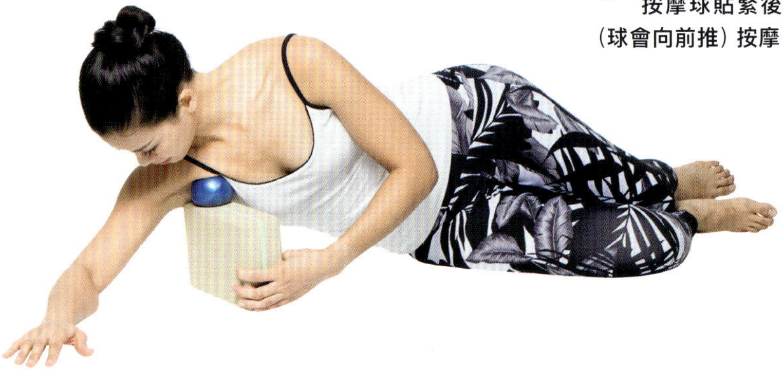

3 按摩的位置於腋下前側，所以按摩球貼緊後身體要向後推動（球會向前推）按摩。

A
頭肩手區
鬆筋按摩部位

腋窩後側肌肉按摩

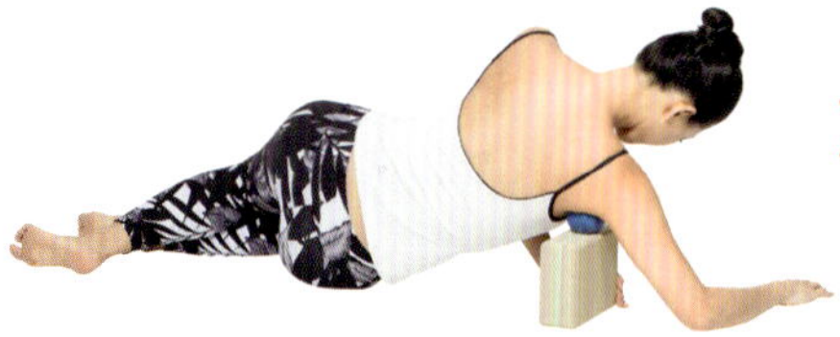

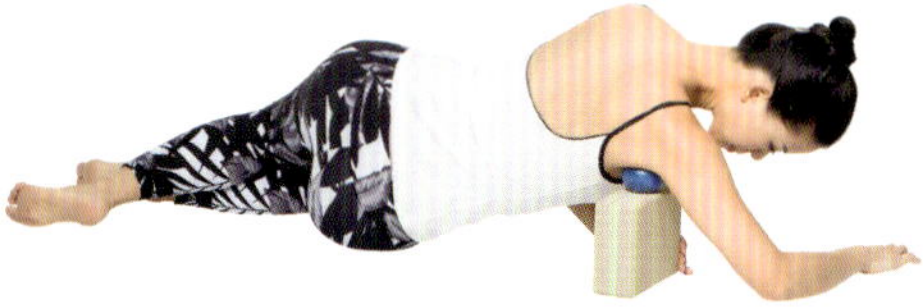

1 建議球的直徑約7~5.5公分。瑜伽磚擺放於球下（高度依個人體型調整），手肘撐地板。

2 按摩球擺放在瑜伽磚上方，再將腋窩向下貼緊按摩球。

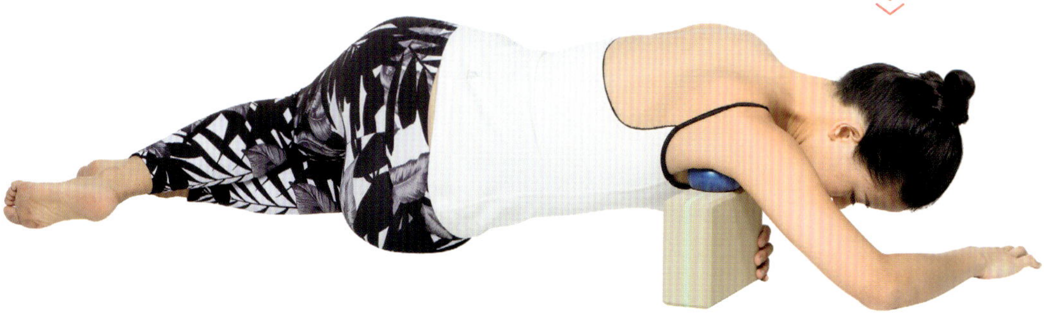

3 擺放好之後胸口翻轉向下，再向前小幅度移動，球會向後推，按摩到腋窩後方的肌肉群。
★從後面看球會被腋窩包覆住，不會移動到後方去。

變換工具

滾筒按摩加上瑜伽磚墊高之後，腋窩周圍的肌肉會屬於較柔軟狀態，
這時候可以按摩到更多的組織。

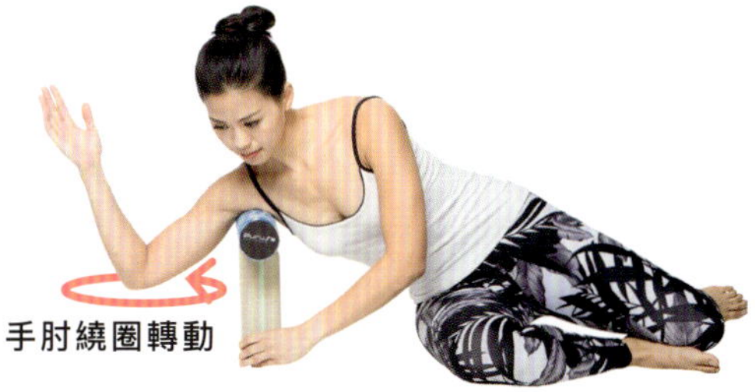

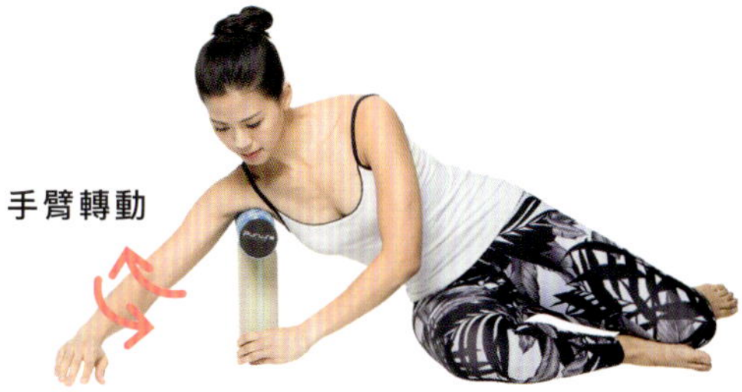

1 肩關節環轉牽引按摩（以手肘畫圓）。

2 肩關節內外旋轉的牽引按摩。

★按摩球不要直接壓在肋骨上。

A-8

手臂外側

手臂外側伸肌群按摩

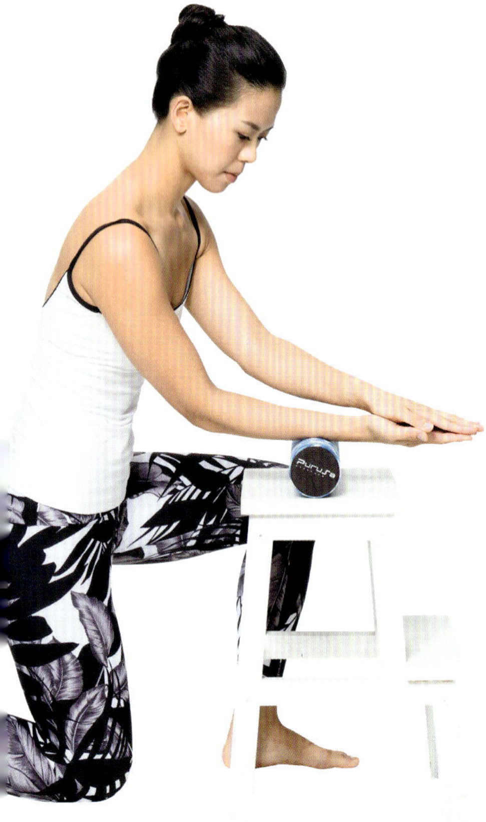

手心向上雙手相疊一起增加穩定度，透過橫向推動或單向滾動方式進行按摩。牽引按摩則將上方的手按壓在滾筒正上方後，活動按壓部位的手腕。

POINT

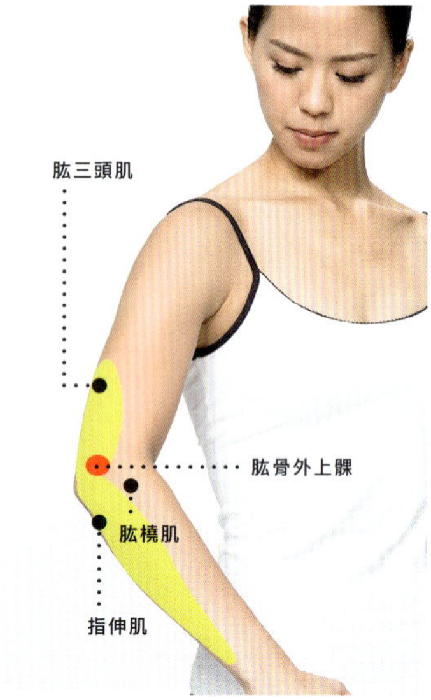

參考位置 肱骨外上髁

對應肌肉 肱二頭三頭外側肌肉纖維、手臂外側伸肌群、肱橈肌

按摩位置 虎口朝上由下向上抓住對側肘關節，手肘微彎中指的位置是肱骨外上髁。

沿著肱骨外上髁向上按摩肱橈肌、向前肱肌與肱二頭長頭，向後肱三頭的內側頭與外側頭。

按摩工具 按摩球，約直徑5公分、大滾筒、小滾筒

變換工具

各類型滾筒的操作方法相似，差別在按摩的接觸面積與按壓的深度。
圖中示範為大滾筒操作方式。

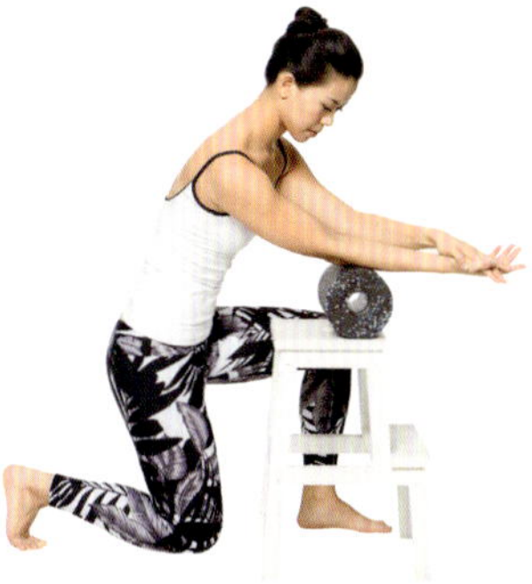

1 單向滾動按摩，雙手相疊一起加壓穩定，滾筒先擺放在手腕的位置後，手向前推進讓滾筒滾動到手肘的位置。

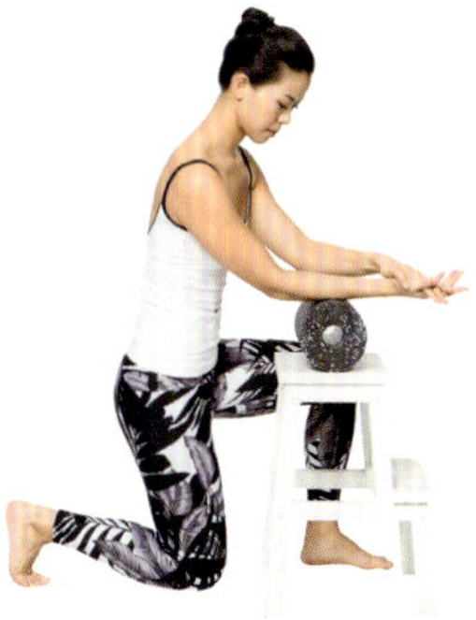

2 轉動按摩，雙手加壓穩定在滾筒上方後，身體以左右傾斜方式進行操作。

手臂後側肱三頭肌滾筒按摩

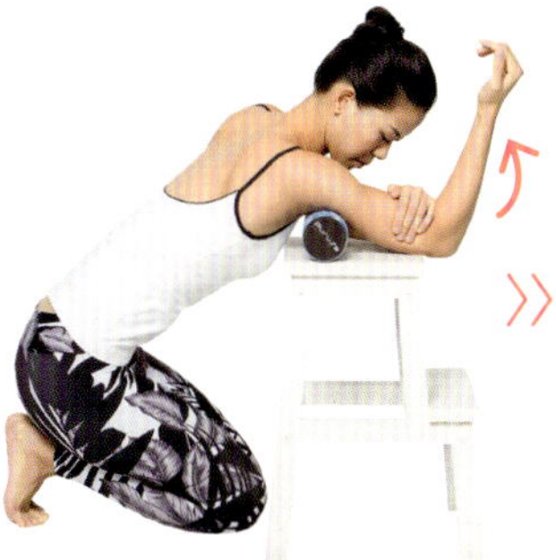

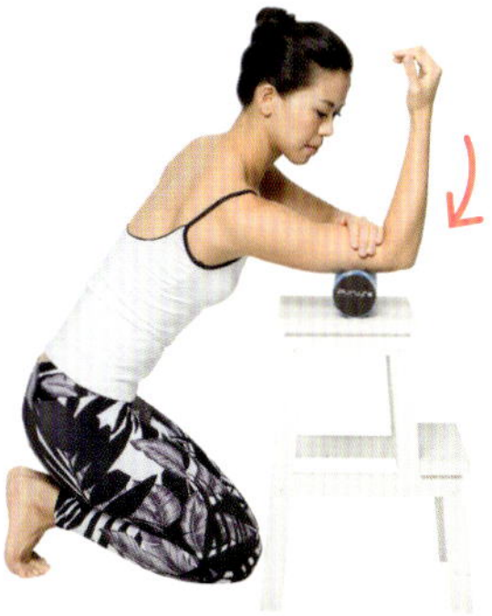

1 滾筒置於手臂靠近肩關節下方，另一手按壓，手肘彎屈或伸直狀態下轉動手臂。向內轉動按摩肱三頭內側肌肉。

2 滾筒移置於手臂下方，另一手按壓，手肘彎屈向外轉動按摩肱三頭外側肌肉。

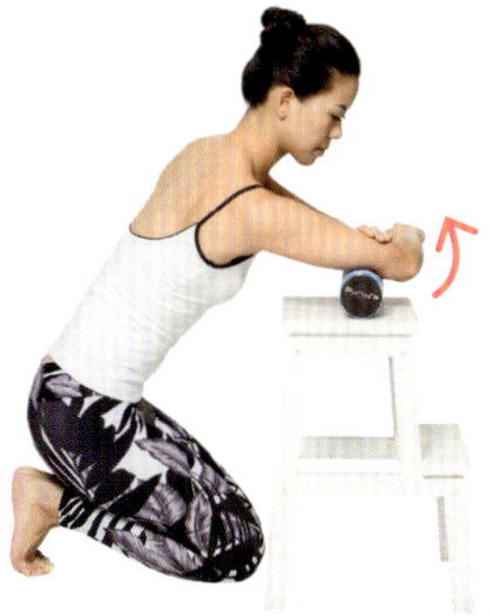

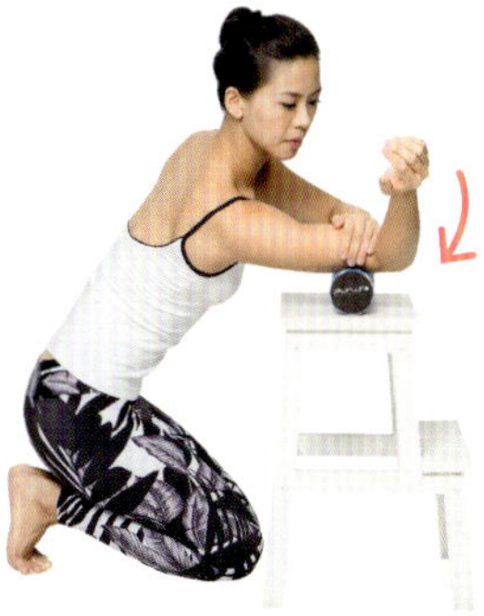

1 滾筒放置於手臂下方，另一手按壓，手肘彎屈向內轉動，按摩肱三頭內側肌肉。

2 手肘彎屈向外轉動，按摩肱三頭外側肌肉。

A-9 手臂內側

肱骨內上髁
手臂屈肌群按摩

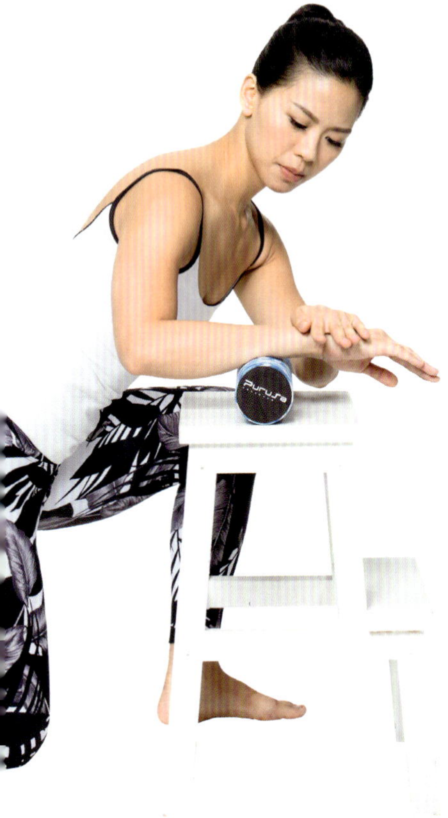

手臂較大的肌肉群按摩，可透過手肘兩側的骨性特徵位置（肱骨內外髁）來定位。

掌心向下進行手臂內側肌肉按摩。可使用單一方向滾動、牽引（活動手腕關節）、橫推等按摩方法。

★建議在有高度的椅子、桌上操作，按摩擺位姿勢較為輕鬆且靈活。

POINT

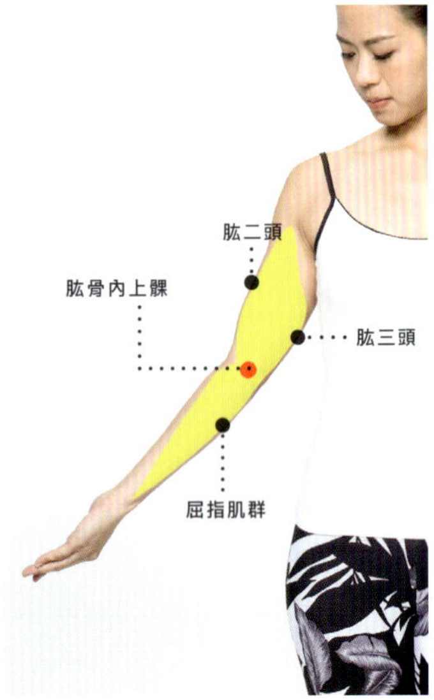

參考位置　肱骨內上髁

對應肌肉　手臂內側屈肌群、肱二頭三頭的內側肌肉纖維

按摩位置　虎口朝上由下向上抓住對側肘關節，手肘微彎大拇指的位置是肱骨內上髁。沿著肱骨內上髁向上是肱二頭三頭的內側肌肉纖維按摩處，向下是手臂屈肌的按摩位置。

按摩工具　按摩球，約直徑5公分、大滾筒、小滾筒

手臂前側肱二頭肌按摩

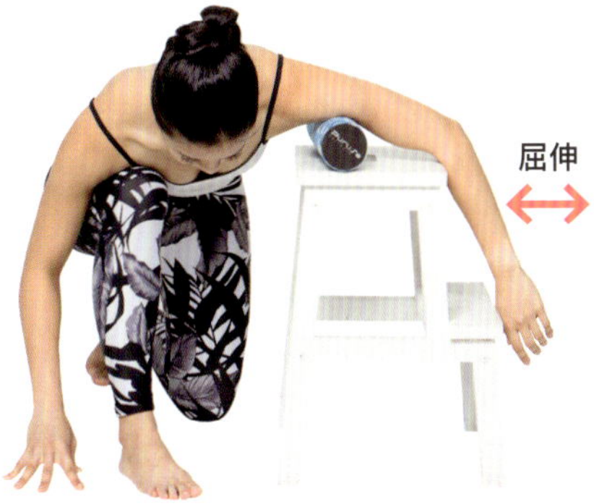

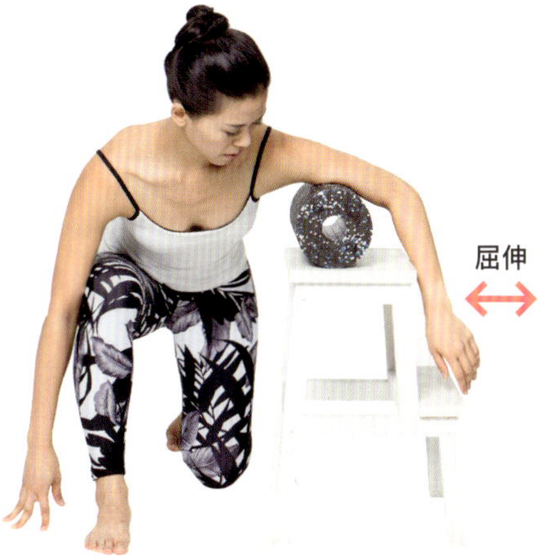

滾筒置於手臂內側靠近腋下，按壓接近腋下的前方，屈伸手肘做牽引按摩。

手臂內側肌肉牽引，在手肘彎屈的狀態下進行，可用椅子作為輔助工具，按壓部位可接近腋下外側，擺放好按摩工具後，透過手肘的伸屈活動做牽引按摩。

小手臂內側按摩

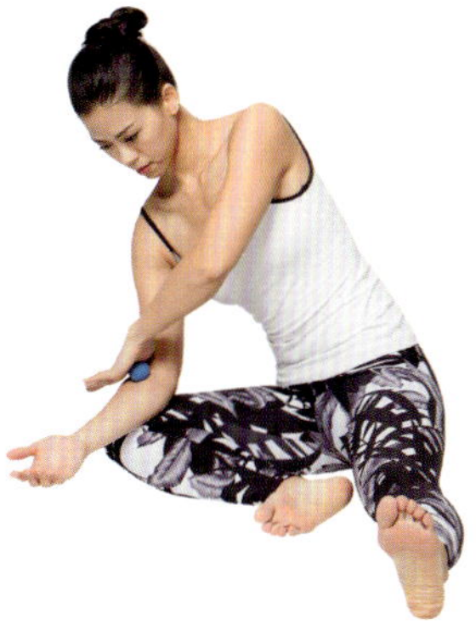

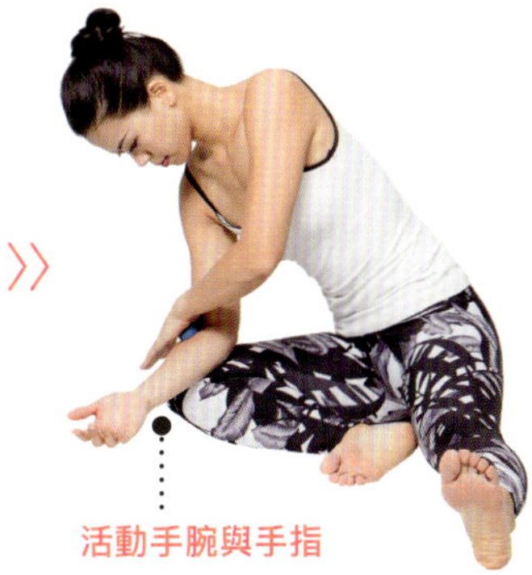

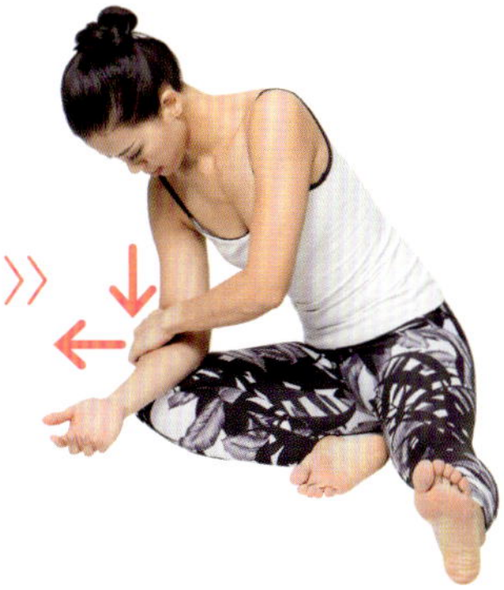

1 手掌心放按摩球，透過按摩球代替手指操作。

2 定點按壓後屈伸手腕做牽引按摩。上下擺動手腕或伸張手指。

3 也可按壓按摩球後小幅度往外移動做橫推按摩。

A-10 手心／手背

POINT

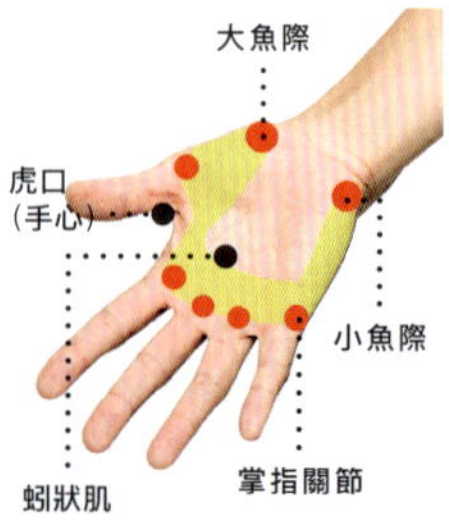

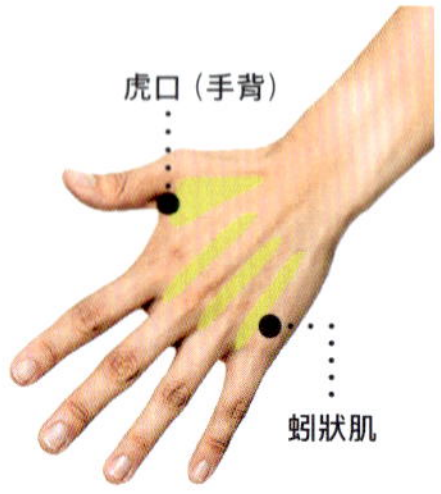

參考位置 虎口、大魚際、小魚際、指關節間隔

對應肌肉 拇指、小指肌群、蚓狀肌、背側肌

按摩位置 手臂筋膜連結的終端位置。

按摩工具 按摩球，約直徑2.5～4公分、椅子

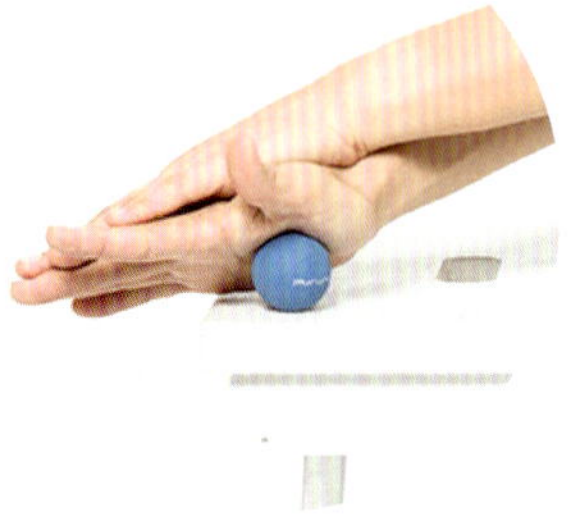

1 球置於掌心，另一手放在手背上定點按壓虎口中間、大拇指掌骨邊緣（大魚際）、小拇指掌骨邊緣（小魚際）、指關節間隔（蚓狀肌）的位置，按摩整個手掌心的肌肉。

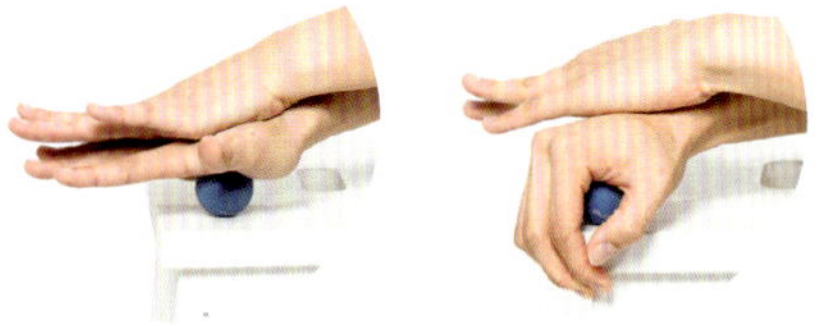

2 按摩球擺放於每個掌骨之間的間隔，透過手指主動彎屈伸直做牽引按摩。

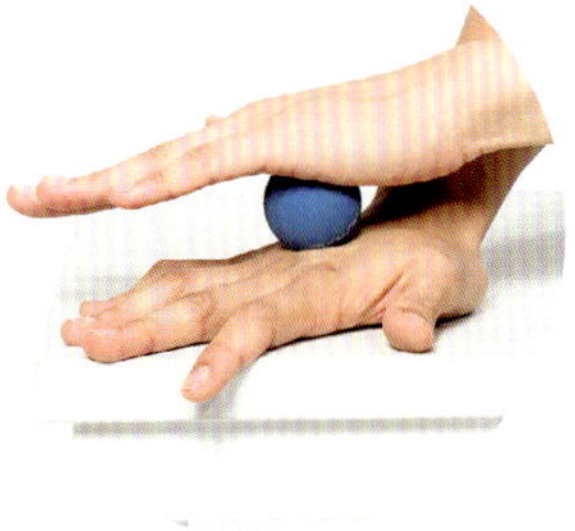

3 球置於手背掌骨間的背側肌、虎口。以另一手掌按壓球，下手透過手指張合、屈伸動作做牽引按摩。

A
頭肩手區
鬆筋按摩部位

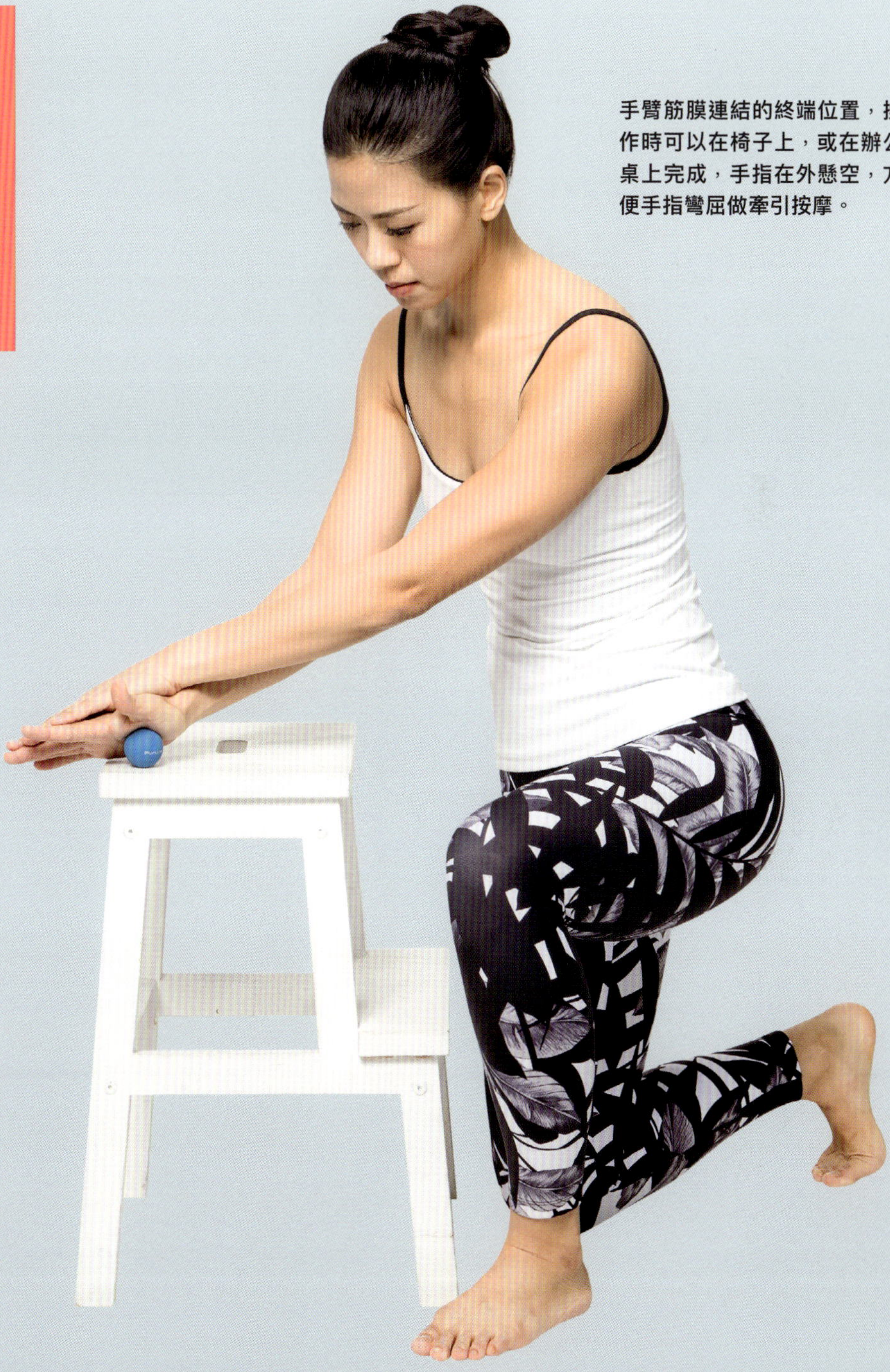

手臂筋膜連結的終端位置，操作時可以在椅子上，或在辦公桌上完成，手指在外懸空，方便手指彎屈做牽引按摩。

B-1

上胸

POINT

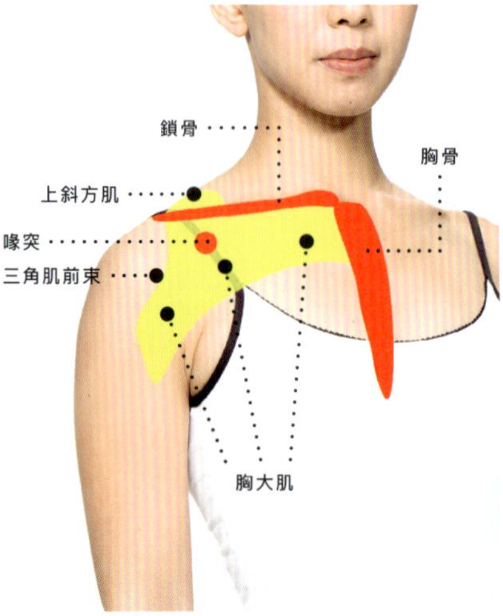

參考位置 胸骨、鎖骨、喙突

對應肌肉 胸大肌、胸小肌、上斜方肌、三角肌前束

按摩位置 在胸的中間有一塊硬骨，與鎖骨內半部下緣附著胸大肌，內側上緣附著胸鎖乳突肌，外側上緣則是上斜方肌。

四指併攏、拇指朝上方式將手夾在對側腋下，大拇指的位置就在喙突上，把按摩工具擺放在喙突的下方可以按摩到胸小肌與胸大肌（胸大肌按摩的比例較多），喙突的外側是三角肌前束纖維按摩區域。

按摩工具 瑜伽磚、按摩球，直徑約7公分、滾筒

B 軀幹區 鬆筋按摩部位

胸大肌球按摩

擺放位置：胸骨兩側
與鎖骨下緣至喙突周圍

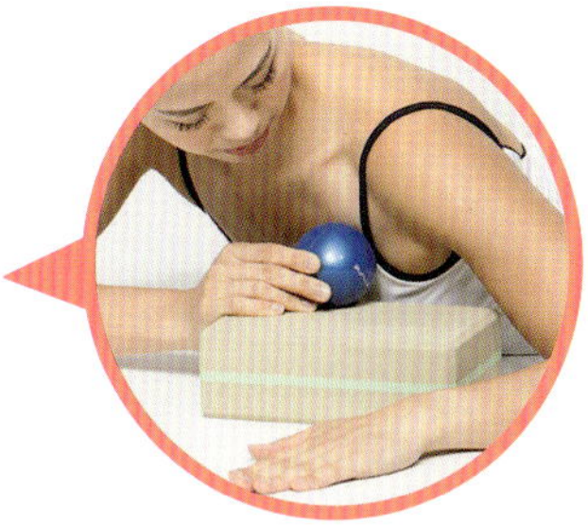

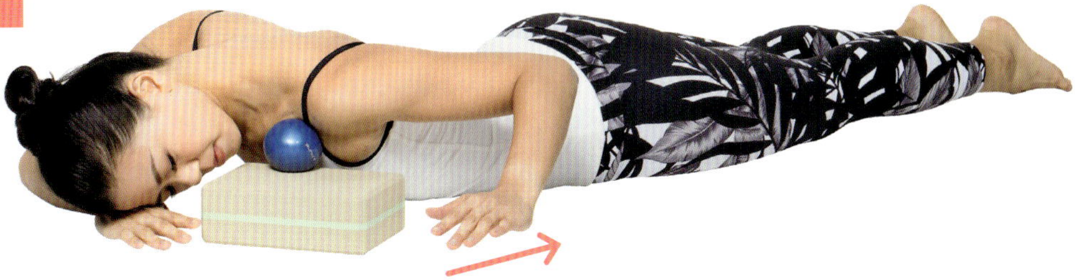

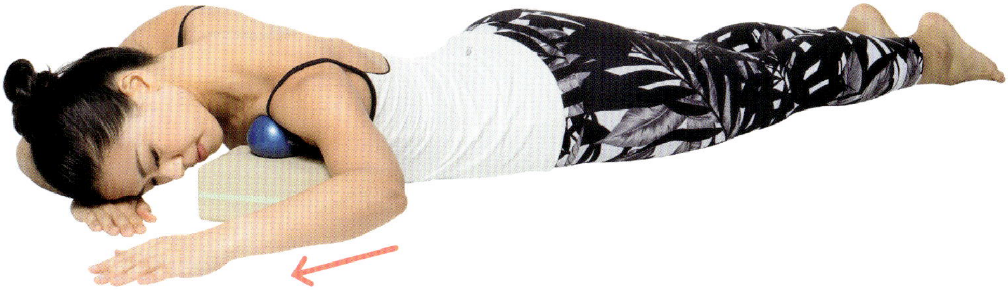

按摩球擺放在瑜伽磚上，貼緊按摩部位後手略離開地面，接著手肘彎屈上下移動做牽引按摩，每次操作15下或30秒。上下移動時觀察往哪個方向較緊繃，往該方向移動時吐氣，反之吸氣

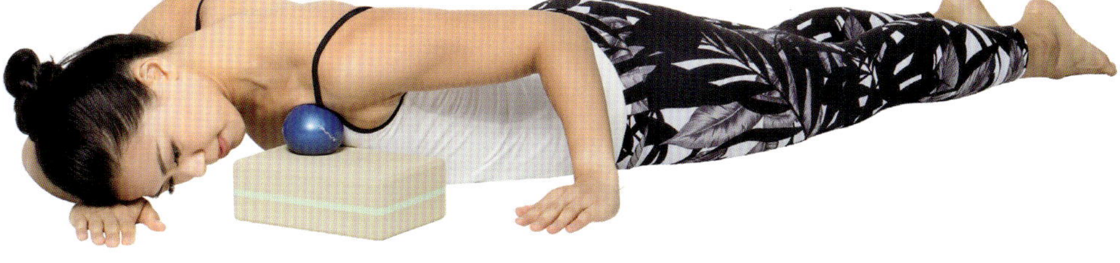

★擺放瑜伽磚時要斜放，可以避免瑜伽磚的邊角擠壓到胸口。
加磚提升高度後，可以讓胸大肌在被動縮短（柔軟）的狀態下進行按摩，能提高按摩效果。

胸大肌滾筒按摩

擺放位置：喙突下方
滾筒的操作擺放建議放斜的，滾筒上端斜向頭部，
讓滾筒與肌肉纖維的方向成為橫向狀態，可以提高按摩的功效。

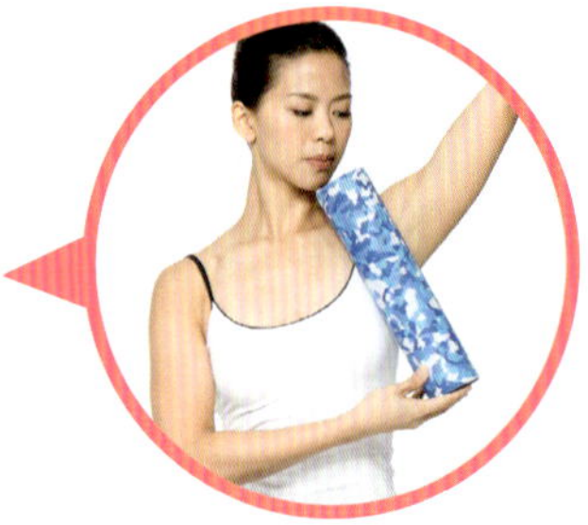

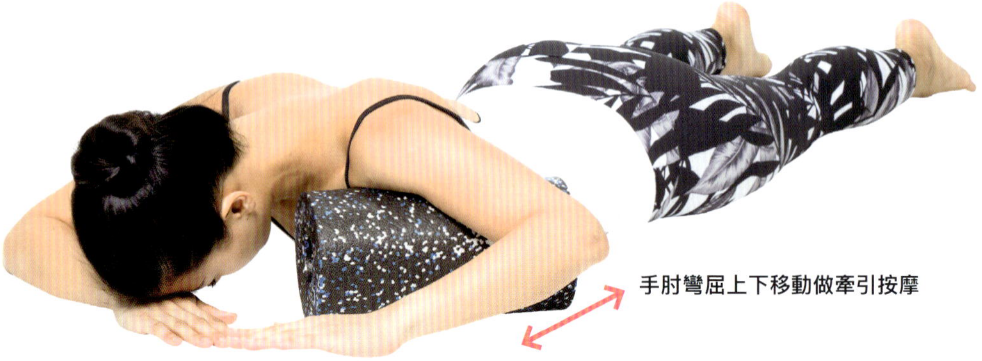
手肘彎屈上下移動做牽引按摩

1 大滾筒可以直接擺放在喙突下方，操作方法與球按摩相同。

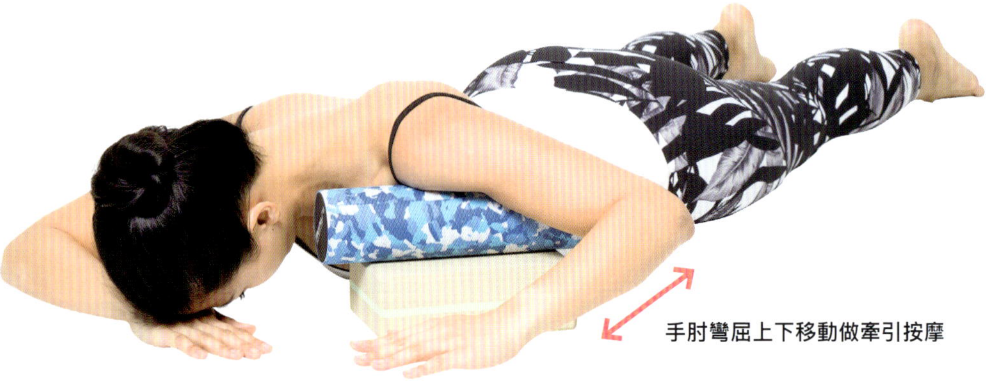
手肘彎屈上下移動做牽引按摩

2 小滾筒可提高按壓深度，滾筒圓徑縮小時，只要加一塊瑜伽磚墊高即可操作。操作方法與球按摩相同。

B

軀幹區 鬆筋按摩部位

上斜方肌滾筒按摩

擺放位置：肩峰內側與鎖骨上方外三分之一區域
這個位置是上斜方肌連結到鎖骨的地方，
如果覺得肩膀緊繃會向上提肩的話，可以試試看按摩這個部位。

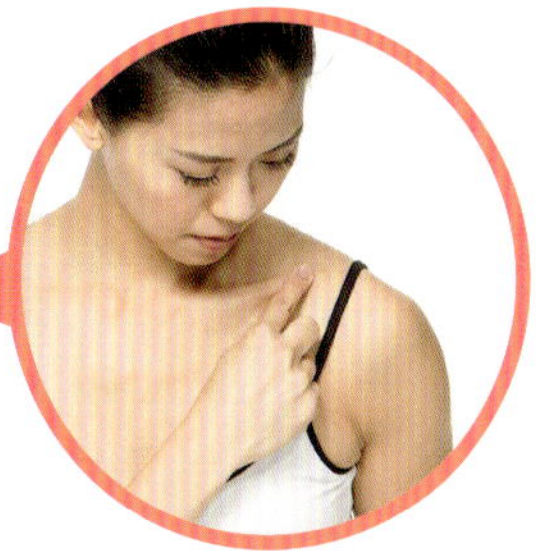

> ! 動作有點像是挑扁擔的方式，滾筒擺放在肩膀偏外側區域，**不要按壓到頸部**。

1 動作從四足跪姿開始。滾筒置於前方。

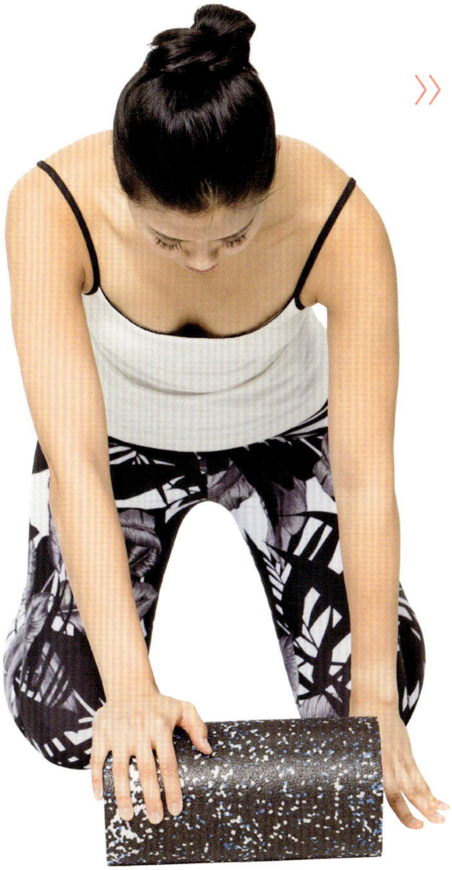

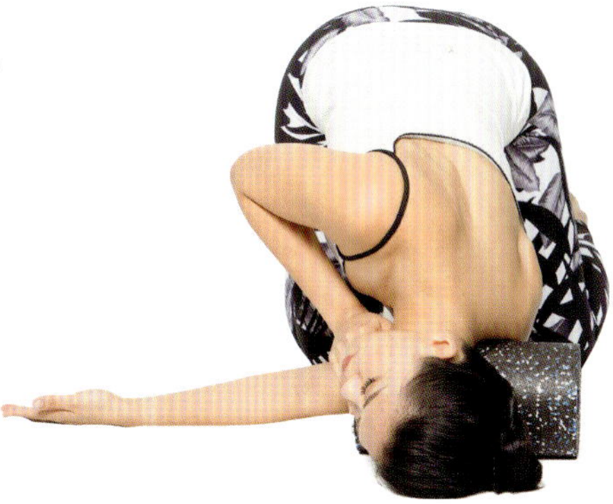

2 手穿越對側方向，讓肩膀往下頂住按摩滾筒，頭自然擺放在地板（上半身重心在肩膀）。

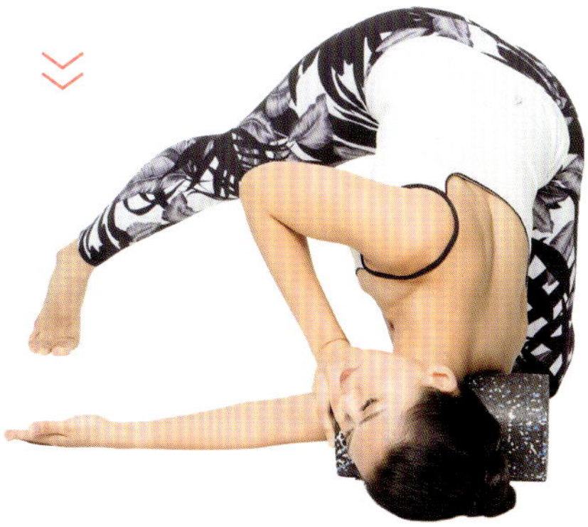

3 對側腳向外伸直踩地板保持身體穩定，胸口朝向地板，翻轉上半身，吐氣往下吸氣往上，來回15次或30秒。

★小直徑滾筒可在滾筒下墊瑜伽磚，提高按摩所需的高度。

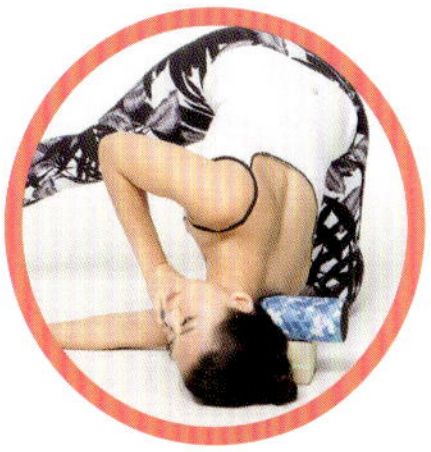

B-2

胸下方（腹部）

POINT

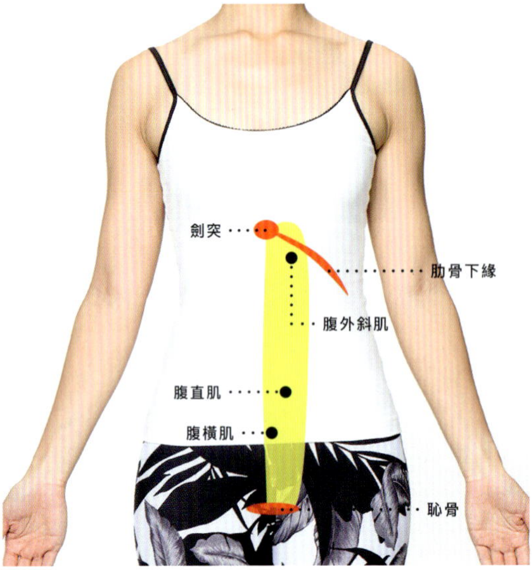

參考位置 劍突、肋骨下緣、恥骨

對應肌肉 腹直肌、腹外斜肌、腹橫肌

按摩位置 劍突旁的肋骨部位是腹直肌與胸大肌的附著點，大約在肋骨第五節位置，另一個附著點在恥骨上端。肋骨下緣可以按摩到腹外斜肌。恥骨與肚臍中間可按摩到附橫肌。

軀幹的活動需要腹部肌肉來維持穩定，也是產生力量的重要部位，因此腹部按摩非常重要。長期久坐或軀幹需向前彎屈者，腹部的肌肉跟筋膜纖維會變得較短，可能會影響到軀幹向後伸展的能力跟活動角度，嚴重者可能會產生下背部胸腰筋膜疼痛。

按摩工具 瑜伽磚、按摩球、大滾筒、小滾筒

B
軀幹區
鬆筋按摩部位

腹直肌上端按摩

擺放位置：腹直肌的上下兩端附著點，
腹直肌兩側肌間隔（馬甲線位置）。
（圖中所指為腹直肌的上端附著點，在劍突旁邊）
採用俯臥姿按摩，工具以軟式按摩球較佳，滾筒其次。
此部位不可用硬球直接按壓。

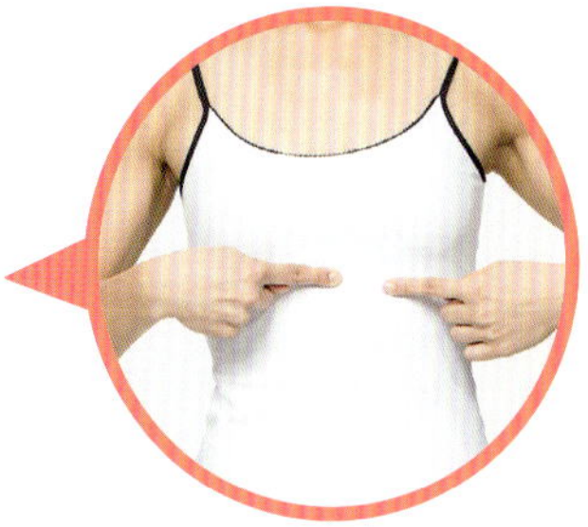

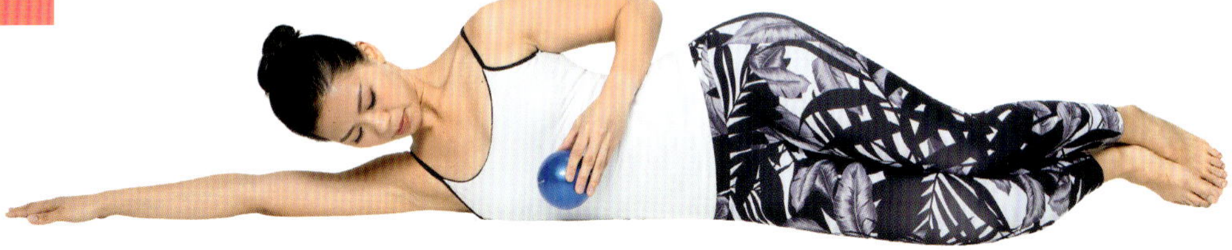

1 側臥姿，把軟式按摩球擺放在劍突的旁邊。

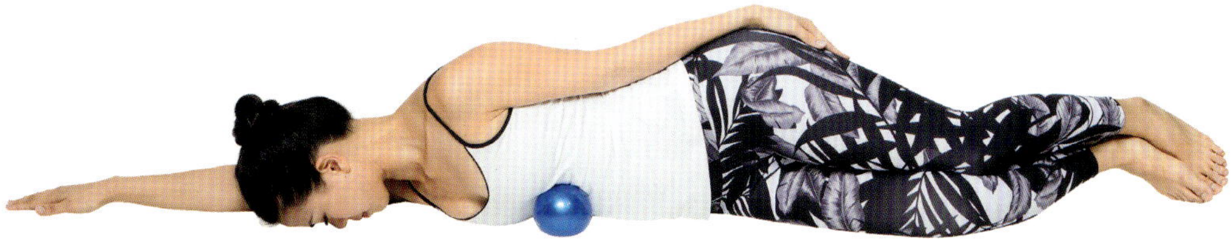

2 按摩球擺放好之後，吐氣胸口向下，可以透過呼吸的吐納之間，腹直肌與腹外斜肌的主動收縮按壓來按摩。

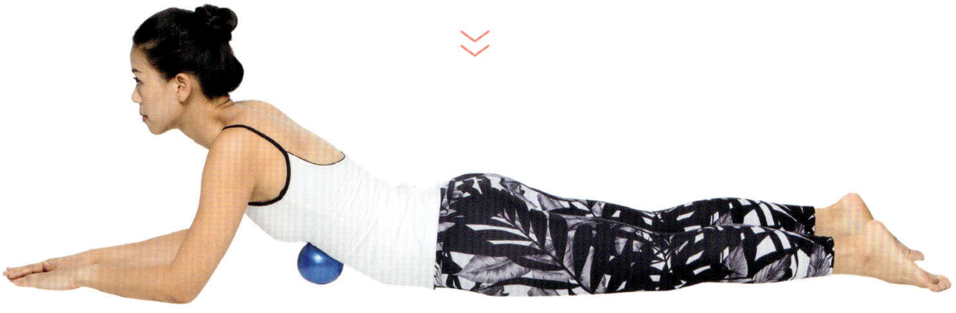

3 因此可以選擇俯臥之後就不需要移動按摩部位，維持15個呼吸或持續按壓30秒後離開（球輕壓，不要完全俯臥，以免對肋骨加壓）。

腹直肌下端與腹橫肌按摩

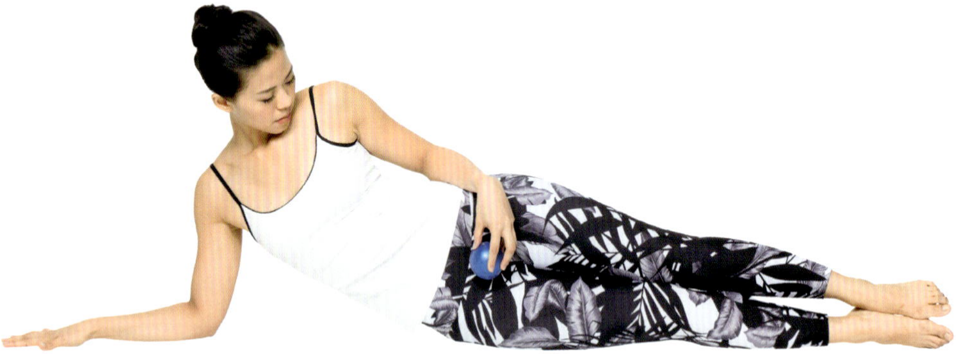

1 側臥姿，把按摩球擺放在腹直肌下方附著點，即恥骨上緣。

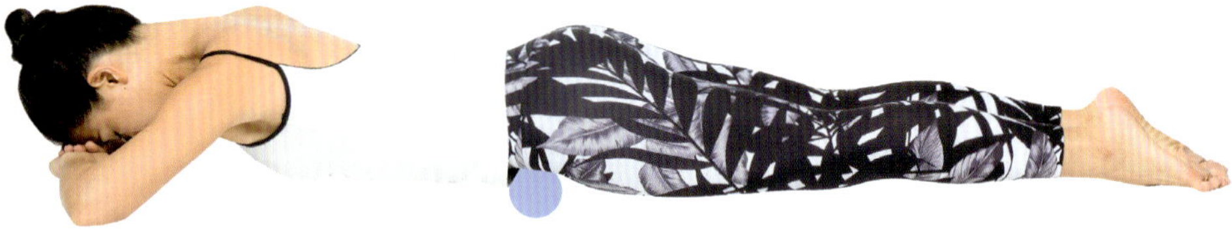

2 俯臥姿，按摩球置於恥骨上緣，透過吸氣、吐氣動作，肌肉主動收縮時按壓按摩球。

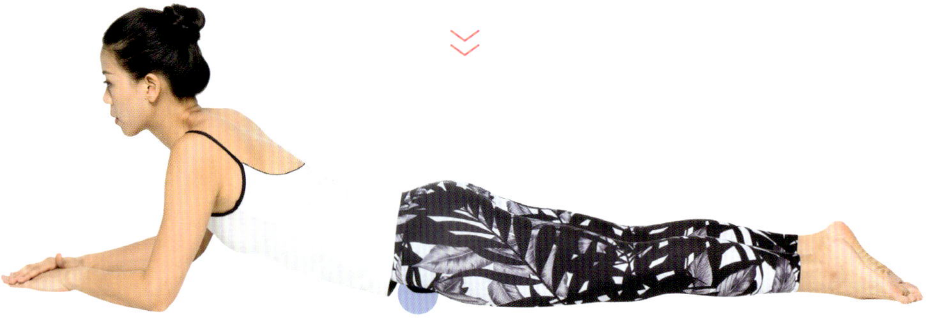

3 吸氣延伸腹肌。透過吸氣時軀幹後伸，延展身體前側肌肉纖維，達到筋膜滑動放鬆的效果。

B 軀幹區 鬆筋按摩部位

變換工具

按摩整個腹部各個肌區，另一種方式是使用滾筒。
基本動作和球按摩相同，透過吸氣動作，
軀幹後伸時延展身體前側肌肉纖維，達到筋膜滑動放鬆的效果。

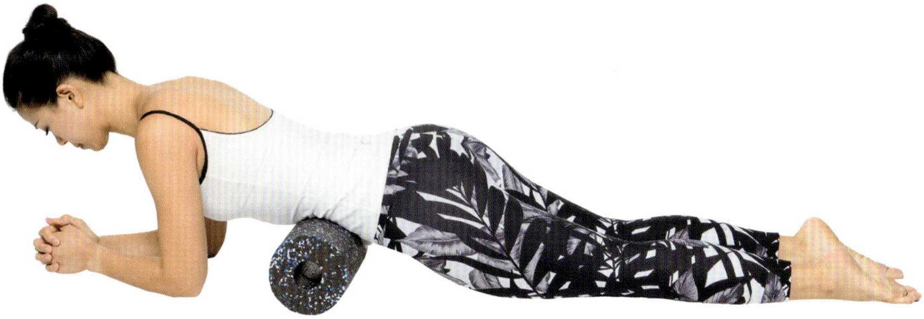

1 滾筒按摩操作時，先採側臥姿，將滾筒邊緣貼於肋骨下緣後再俯臥，按摩方式與球按摩動作相同。滾筒不要壓在肋骨上。單側做15次或30秒後，換另一側操作。

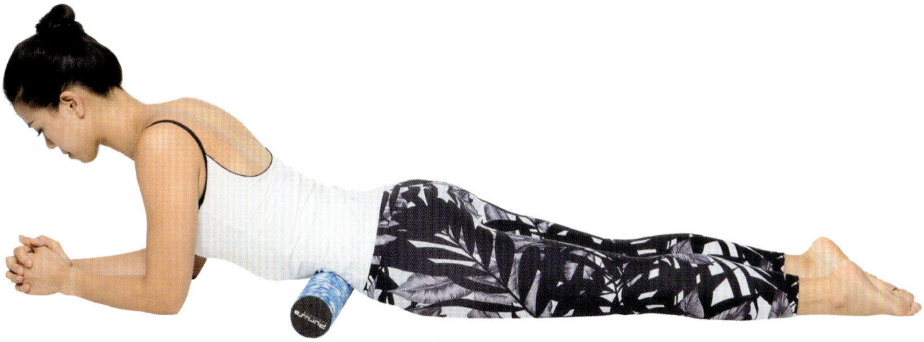

2 先採側臥姿，將小滾筒邊緣貼於肋骨下緣後再俯臥，按摩方式與球按摩動作相同。

B-3

軀幹後側

POINT

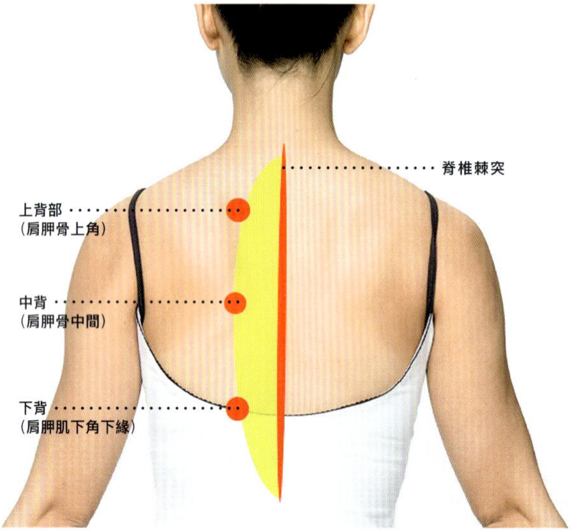

參考位置 脊椎棘突與兩側

對應肌肉 束脊肌

按摩位置 負責豎立與脊椎活動的肌肉，附著在脊椎後面的兩側，最內側是背最長肌、棘肌，背最長肌的外側是附著在肋骨與髂股的髂肋肌。

束脊肌的肌肉形狀功能偏向懸吊豎立用，加上現代人比較常駝背的姿勢下，背後的肌肉會處於被動拉長而無力狀態，產生酸或緊繃感，這時候大多數人的直覺反應會再把背部肌肉拉得更長（做更多的伸展，或是找按摩師按摩背部）如果過長的肌肉在不當的狀態下被拉得更長，後果會導致更嚴重的痠痛與緊繃。

整個上背部比腰椎需要較多的關節活動，透過滾筒與按摩球的幫助，可以做到更多的胸椎與束脊肌肉的活動空間。

按摩工具 按摩球，約直徑5公分、大滾筒、小滾筒

B

軀幹區

鬆筋按摩部位

1 滾筒擺放在肩胛骨上、中、下三個點，雙手置於腦後，雙腿彎曲，輪流做胸椎屈伸動作。

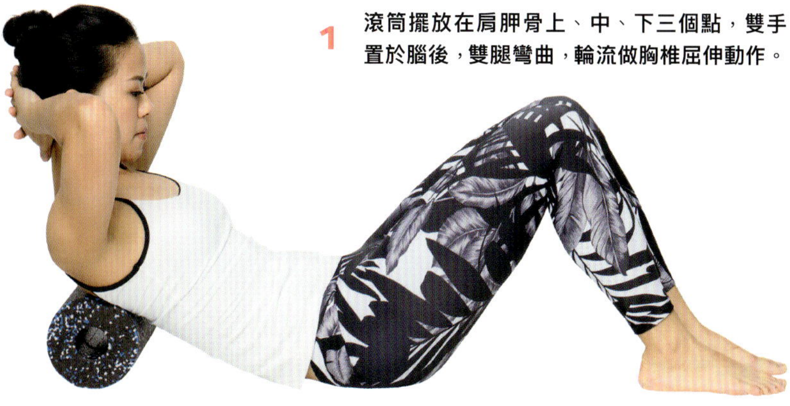

2 吸氣時像伸懶腰的動作，收緊背後肌肉，延展前側，吐氣時屈曲捲腹向上。

做第二回時換吐氣收緊背後，吸氣時屈曲捲腹向上。

每個位置重複15次或30秒。

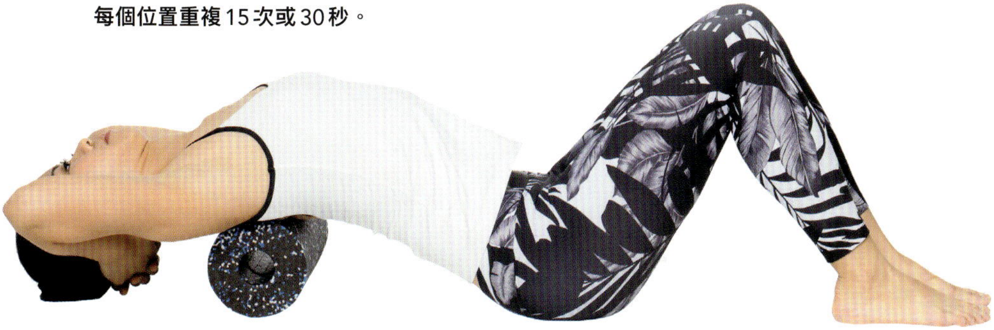

3 同樣三個位置做胸椎旋轉活動。吐氣時旋轉，吸氣回到中間，單邊重複15次或30秒後換另一邊操作。

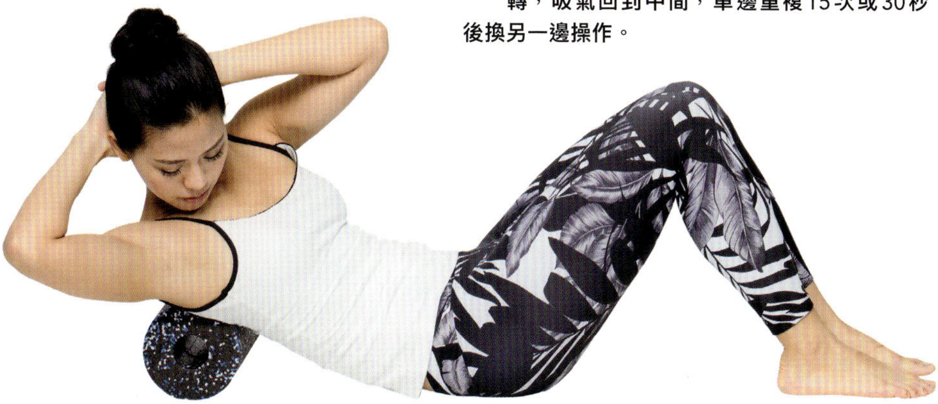

變換工具1

小滾筒的高度較低，但與身體接觸面積只有大滾筒的一半，
因此按壓的效果反而會提升更多。

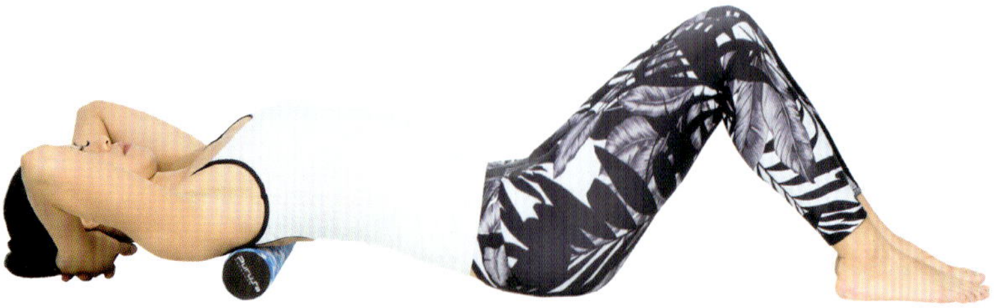

1 小滾筒擺放在肩胛骨上、中、下三個點，雙手置於腦後，雙腿彎曲，輪流做胸椎屈伸動作。

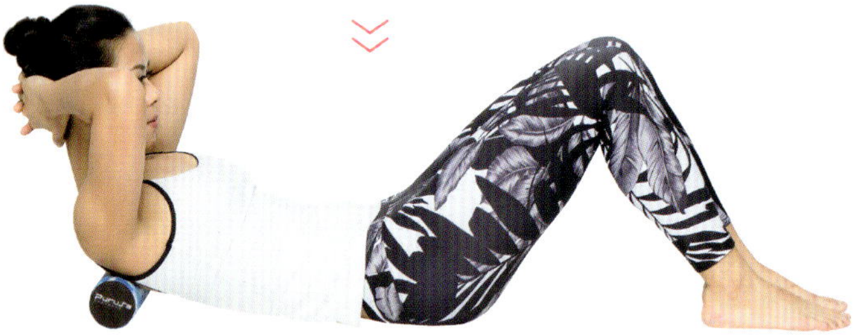

2 吸氣時像伸懶腰的動作，收緊背後肌肉，延展前側，吐氣時屈曲捲腹向上。
做第二回時換吐氣收緊背後，吸氣時屈曲捲腹向上。
每個位置重複15次或30秒。

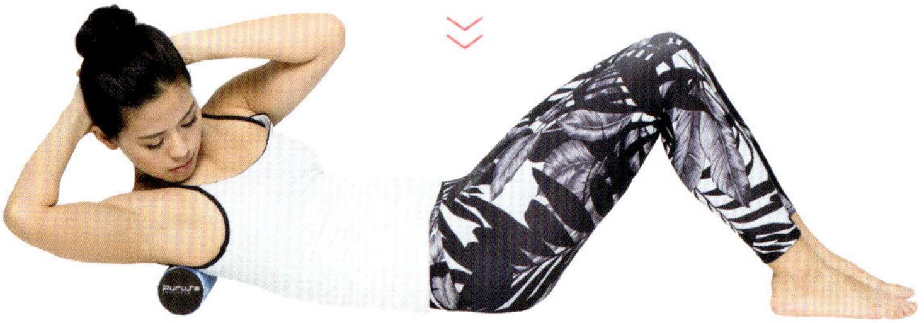

3 同樣三個位置做胸椎旋轉活動。吐氣時旋轉，吸氣回到中間，單邊重複15次或30秒後換另一邊操作。

★滾筒的背部按摩區域建議在胸椎區段，不建議直接按壓在腰椎上，腰椎不像胸椎有肋骨作為支撐保護，因此直接按壓在腰椎上可能會產生腰椎失穩，進而影響活動表現或是導致更嚴重的傷害，尤其是腰椎結構上有問題的人（椎間盤滑脫、突出，僵直性脊椎炎，腰椎做過融合手術等等）要更加注意。

B 軀幹區 鬆筋按摩部位

變換工具 2

按摩球的操作方式與滾筒相同，
差別在於球可以集中一點按壓在背部肌肉上。

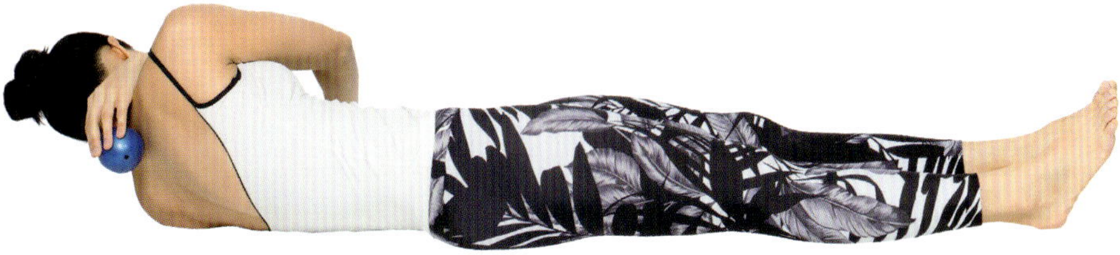

1 按摩球擺放在肩胛骨上、中、下三個點，雙手置於腦後，雙腿伸直，輪流做胸椎屈伸動作。

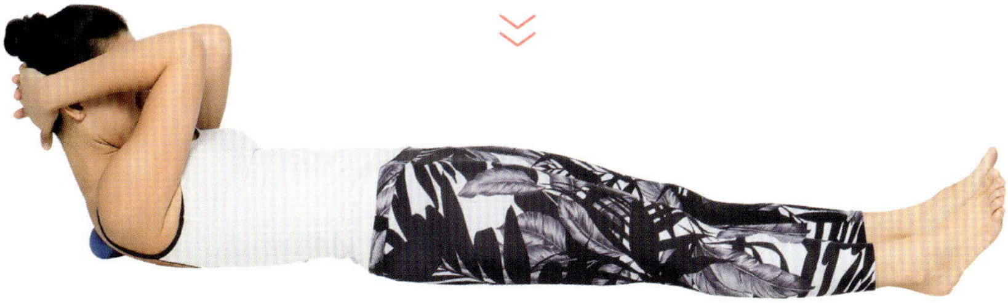

2 雙手置於頭後方互扣，吐氣身體屈曲，手肘往中間收，帶頭頸離開地板。

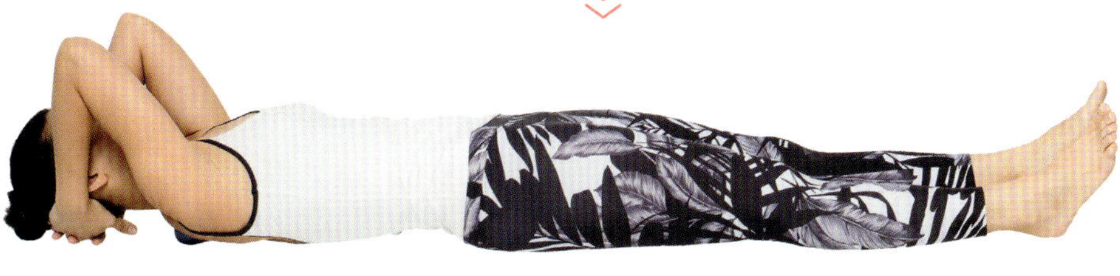

3 吸氣時，頭頸平放於地板，手肘向外放鬆，但不需要用力張開，避免讓肩胛骨過度收縮。

★選擇按摩球的直徑約在4～6公分，較方便單一邊的按摩。
建議使用單一顆球操作，一次操作單邊肩胛骨的按摩效果高於兩邊一起按壓。

C-1

肩下方 髖後上

POINT

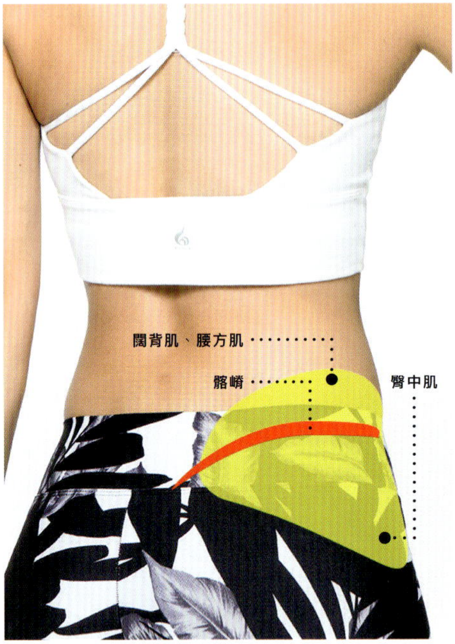

參考位置 髂嵴

對應肌肉 腰方肌、臀中肌、闊背肌

按摩位置 腰方肌與臀中肌的纖維是同方向的，表示有許多的動作這兩塊肌肉會同時參與。例如單腳站立時(行走間都是單腳站立的，練習側向核心肌肉動作如側棒式等，可增加軀幹橫向的穩定)。

按摩工具 小滾筒、瑜伽磚、椅子

C

腰髖足區

鬆筋按摩部位

闊背肌與腰方肌滾筒按摩

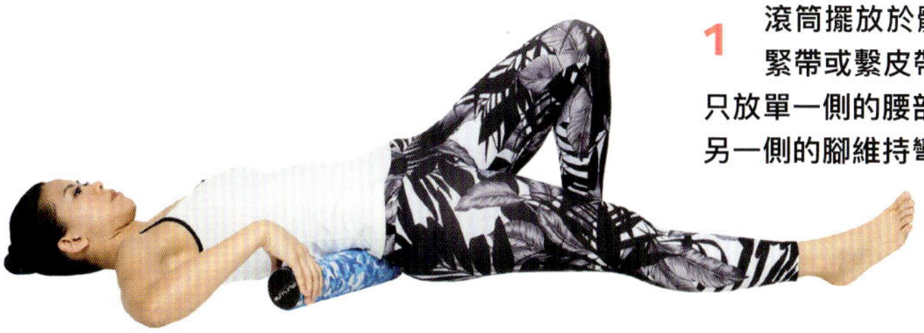

1 滾筒擺放於髂嵴上緣，大約是褲子鬆緊帶或繫皮帶的位置。

只放單一側的腰部，滾筒外側斜上擺放。另一側的腳維持彎屈踩地板，穩定身體。

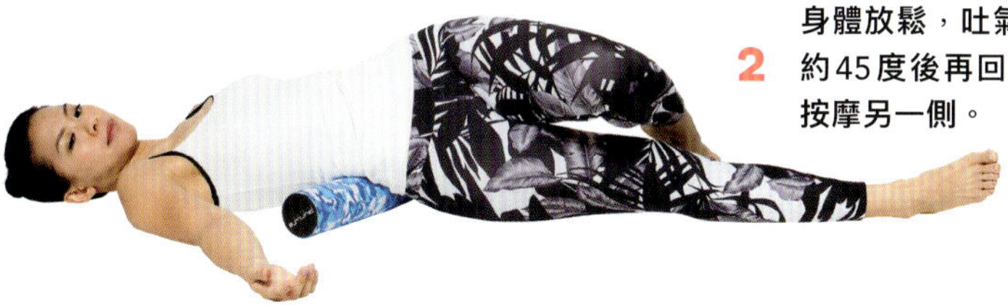

2 身體放鬆，吐氣彎屈腳倒向按摩一側約45度後再回正，反覆約15次，換按摩另一側。

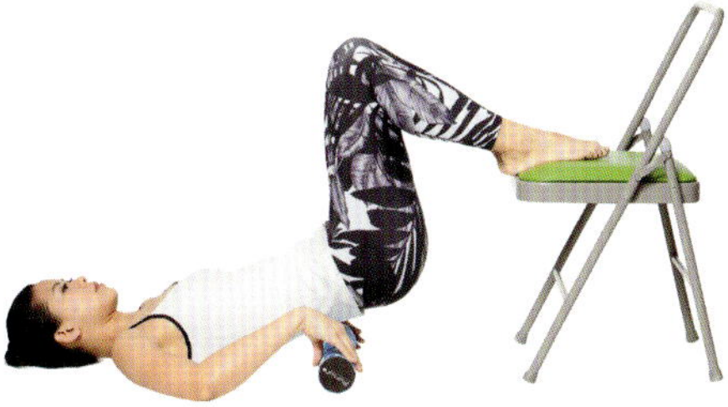

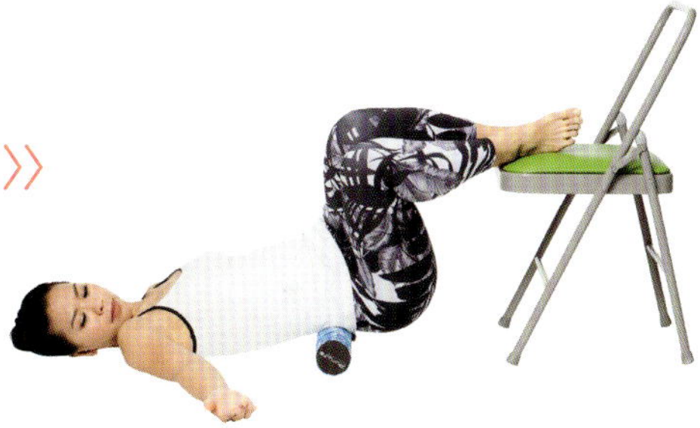

1 透過椅子輔助，降低腰椎壓力，適合腰背非常僵硬、緊繃的人使用。身體放鬆，吐氣雙腳倒向按摩一側，約45度後再回正，反覆約15次，換按摩另一側。

也適合大滾筒操作，透過床緣、沙發、小矮櫃等穩定的家具也很適合作為輔助工具。

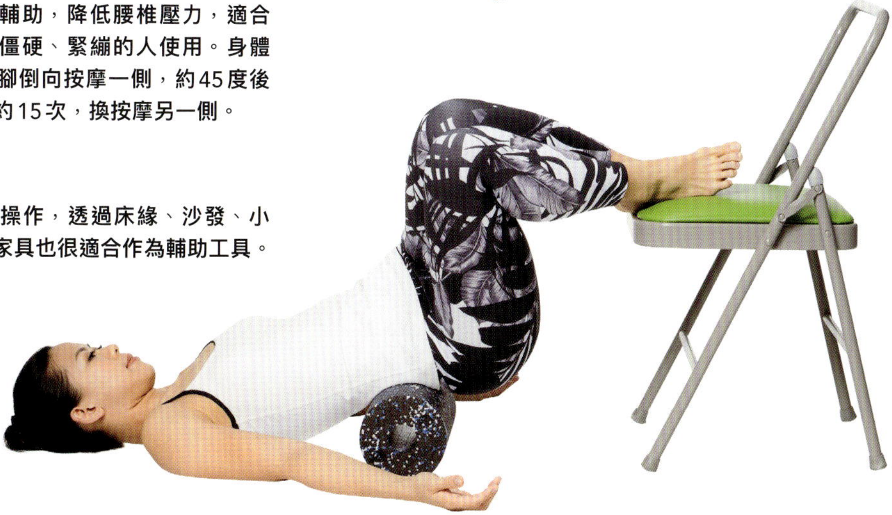

變換工具

1 墊一塊瑜伽磚，上方擺放按摩球，透過下肢的重量加壓完成按摩。

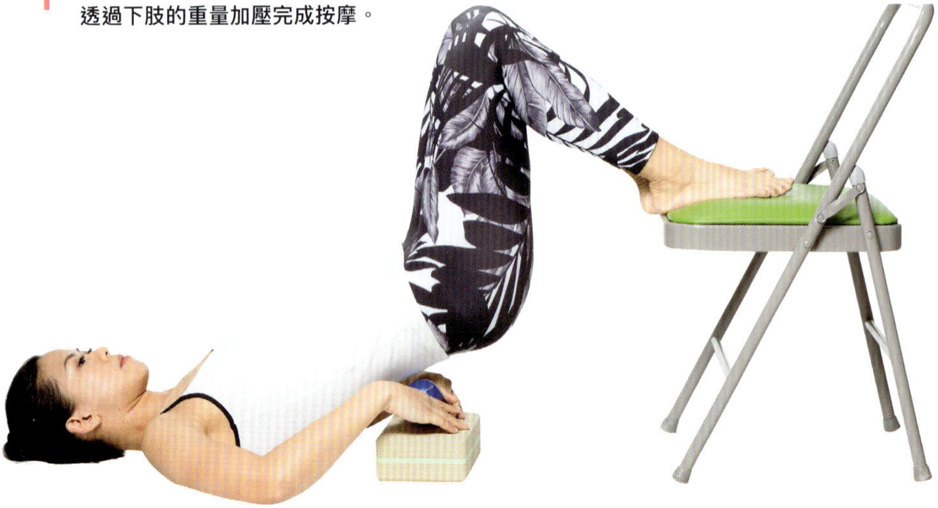

2 可小幅度移動按摩部位進行橫推按摩，或利用按摩部位的肌肉收縮進行牽引按摩。

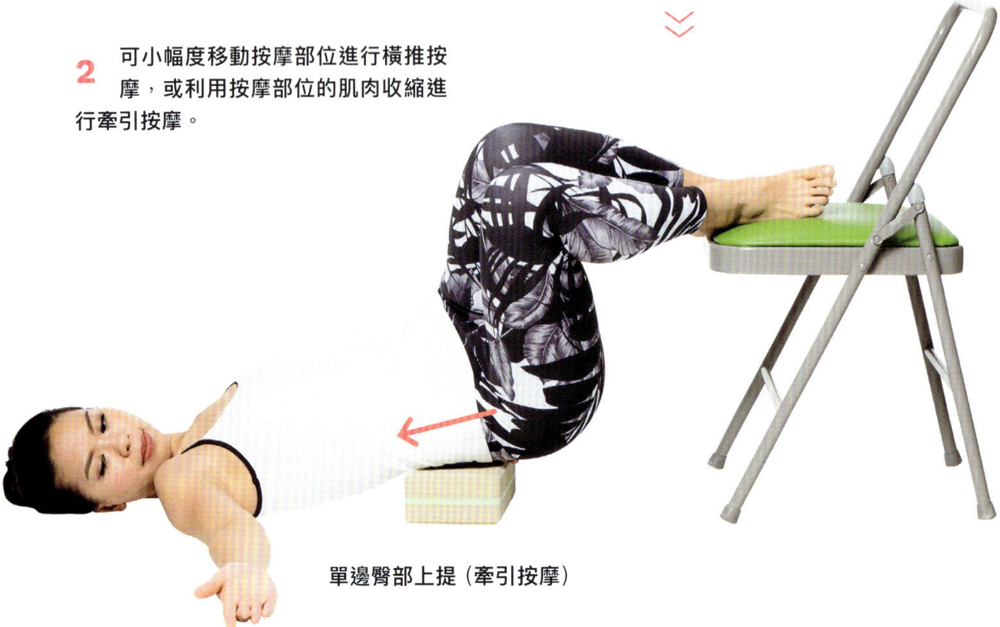

單邊臀部上提（牽引按摩）

C
腰髖足區
鬆筋按摩部位

腹內斜肌滾筒按摩

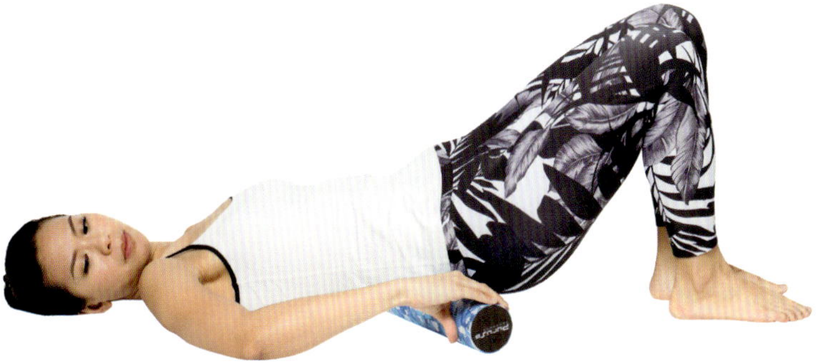

1 滾筒擺放於髂嵴上緣，大約是褲子鬆緊帶或繫皮帶的位置。
只放單一側的腰部，滾筒外側斜下擺放單邊。
雙腳維持彎屈踩地板，穩定身體。

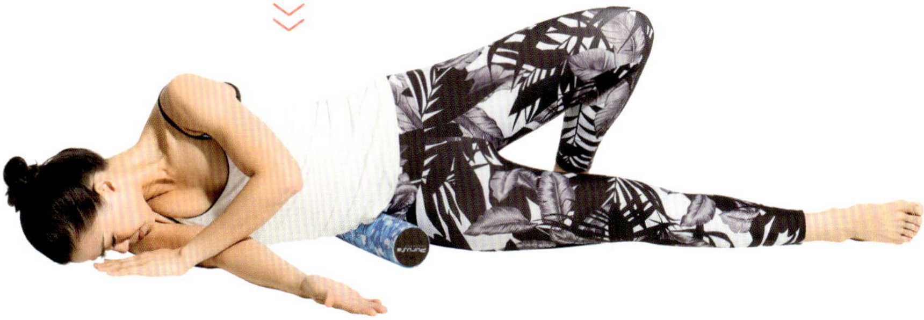

2 按摩一側的腿伸直，身體跟著翻轉至側邊，可停留在側邊前後小幅度翻轉。
不要向後躺下，避免滾筒按壓到11~12節肋骨。

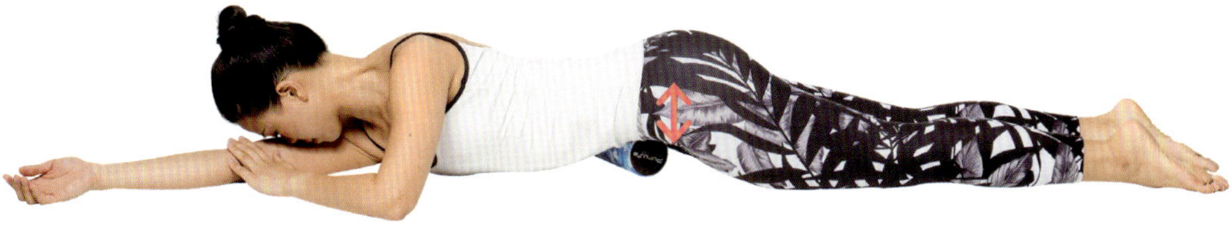

3 之後再從側邊轉向地板方向，讓對側骨盆上下小幅度移動（轉動按摩）。單邊操作15次後，換按摩另一邊。

臀中肌後側按摩

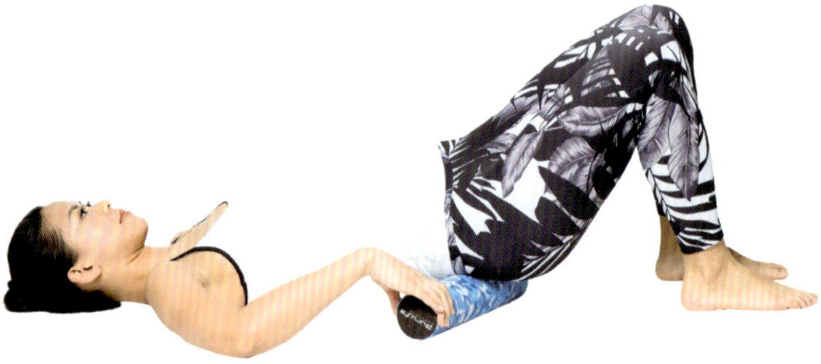

1 滾筒擺放於髂嵴下緣，大約是褲子鬆緊帶或繫皮帶的位置下方。
雙腿屈膝踩地。
擺放單側臀部，滾筒外側斜上擺放。

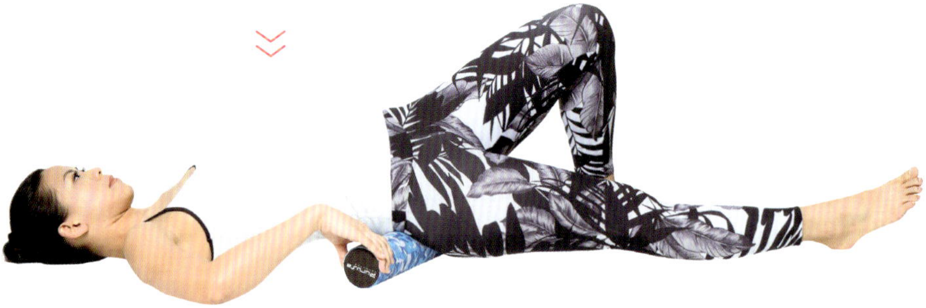

2 將按摩側的腿伸直，維持按摩部位肌肉是放鬆的。

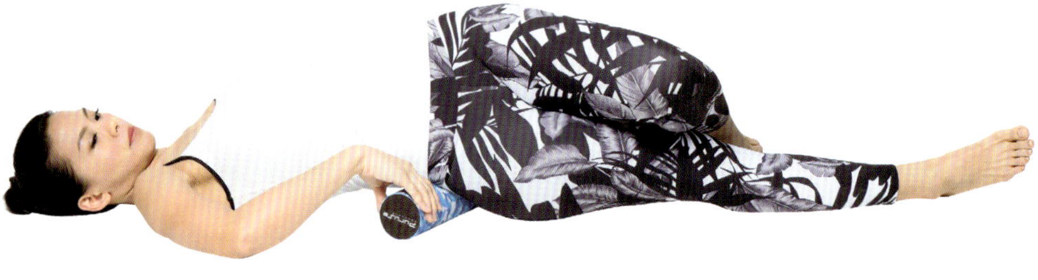

3 彎屈腿倒向按摩側再回正，來回15次或30秒。

變換工具

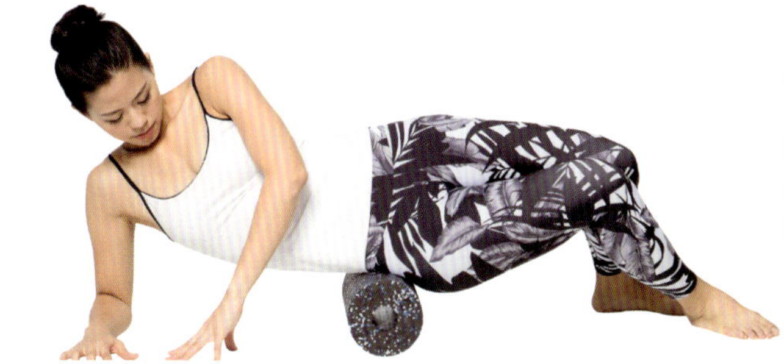

1 大滾筒的操作方法和擺放位置與小滾筒大致相同，差別在於按摩的面積與深度。身體轉向按摩的一側。使用肘撐地方式操作。

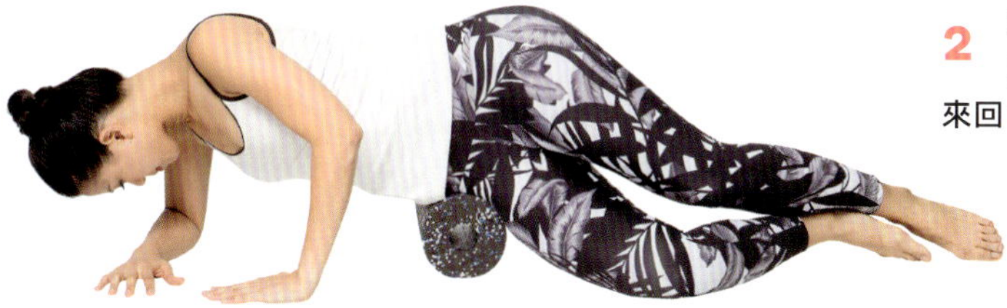

2 大腿整個放鬆於地面不用力，身體向下來回翻轉，來回15次或30秒。

臀中肌前側按摩

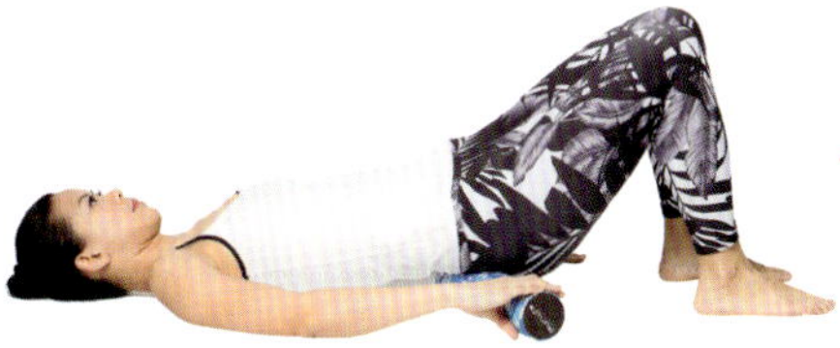

1 滾筒擺放位置為外斜後方，這裡能更服貼整個骼嵴邊緣。

2 伸直按摩側的腿。

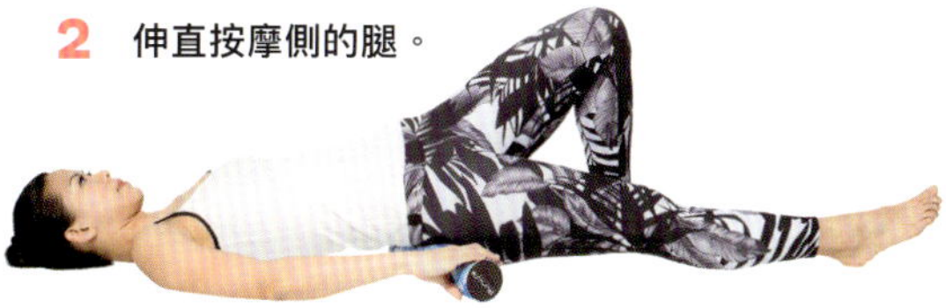

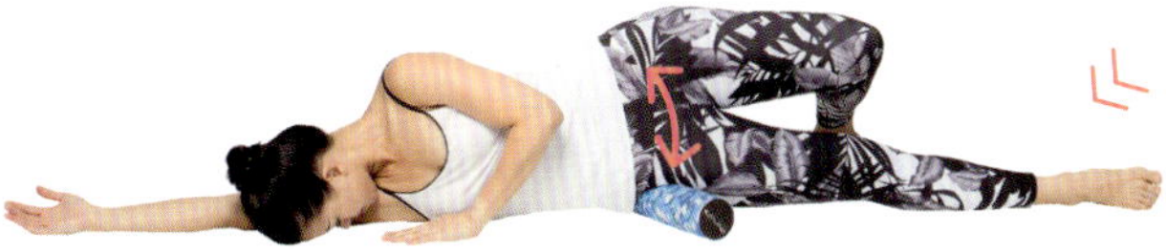

3 手向上，翻轉至按摩一側，停留在側邊按摩臀中肌。彎屈腿，臀部小幅度上下移動做轉動按摩。來回15次或30秒

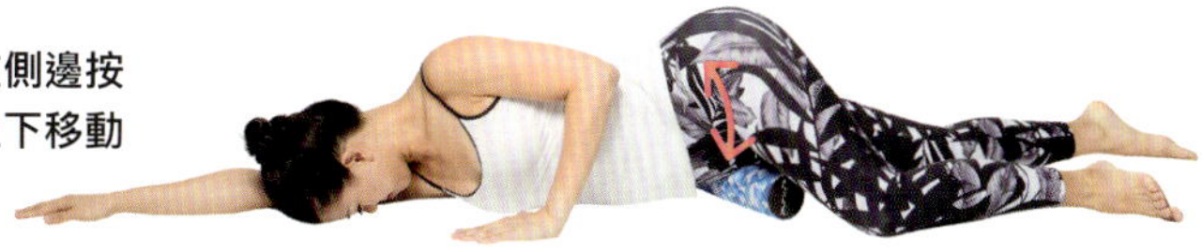

4 再向前轉動，腳微彎屈按摩闊筋膜張肌。彎屈腿，臀部小幅度上下移動做轉動按摩。來回15次或30秒。

C-2 髖前側

大轉子下方
股外側肌按摩

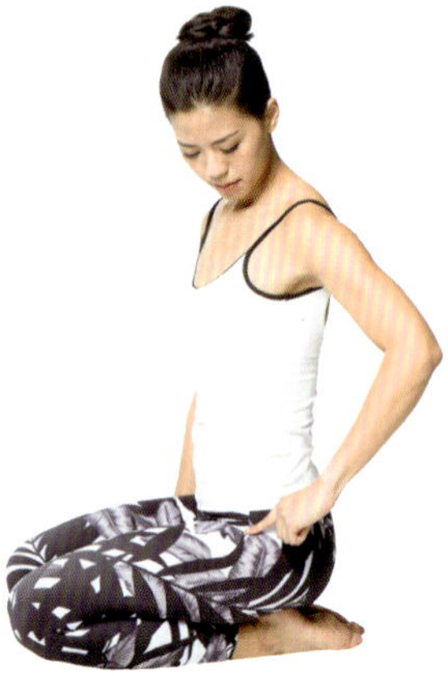

1 大轉子前側的上方就能找到臀中小肌，下方股外側肌的按摩點。適用於橫推按摩。

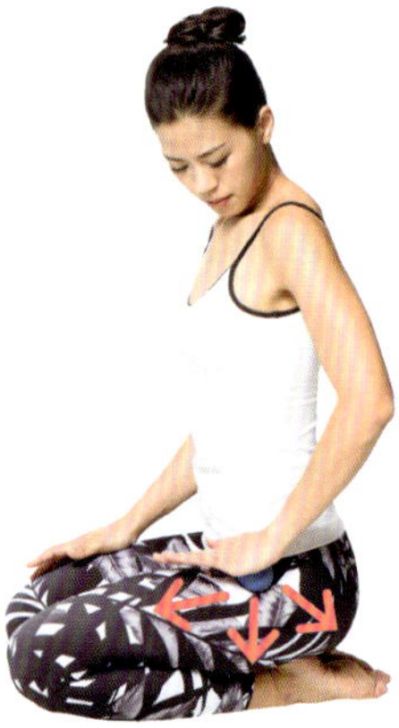

2 手掌心下方放按摩球，往下按壓後單向橫推往外或以十字、米字橫推按摩。建議球的大小約4公分，4公分以上面積太大，要改用俯臥姿操作較為方便。面積越大的按摩球比小球難按摩到深層肌。

POINT

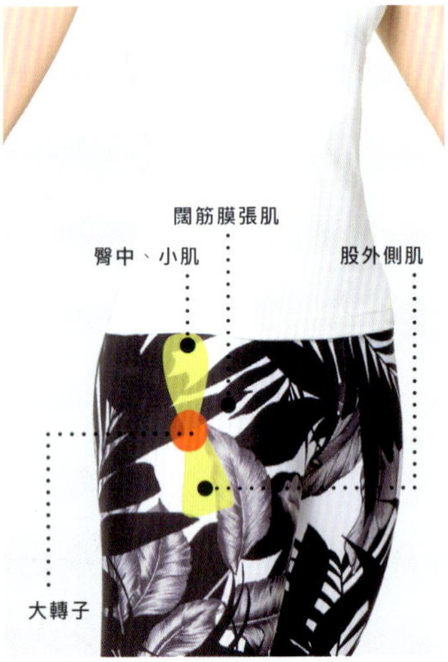

參考位置 大轉子上方

對應肌肉 臀中、小肌前束；股外側肌、闊筋膜張肌

按摩位置 深層的臀中小肌前束與股外側肌的按摩，得先找到大轉子，大轉子在身體的外側，與恥骨的水平高度差不多，在站姿先找到恥骨後水平向外側移動，然後做幾個抬腿動作看看，會找到一個不動的軸，在皮膚下方就能摸到一個凸凸的骨頭就是大轉子。

按摩工具 按摩球，約直徑4～6公分、瑜伽磚

變換擺位

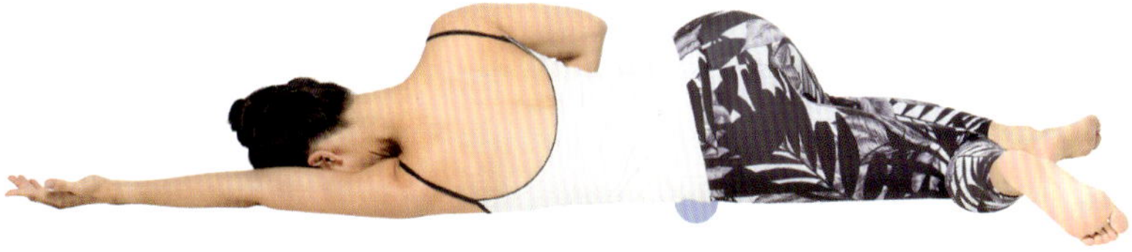

1 按摩的位置在大轉子前側，先側臥後，把按摩球擺放在身體前側，大轉子前下方位置。髖要屈曲，按摩部位肌肉才能放鬆。直腿外層有闊筋膜張肌拉住，肌肉緊繃，不易按摩到深層。

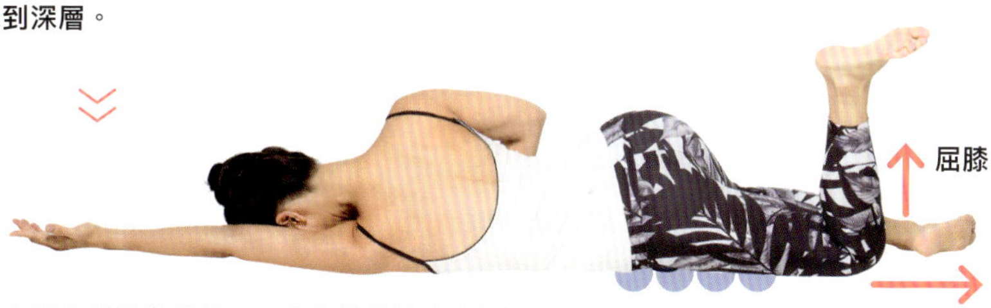

2 髖小幅度前後移動做單一方向橫推按摩（向前推壓時施力），或膝關節屈伸做牽引按摩。可以從上端一直向下按摩至膝蓋外側。

★每個動作操作15次或30秒後換其他位置操作。

大轉子上方臀中小肌按摩

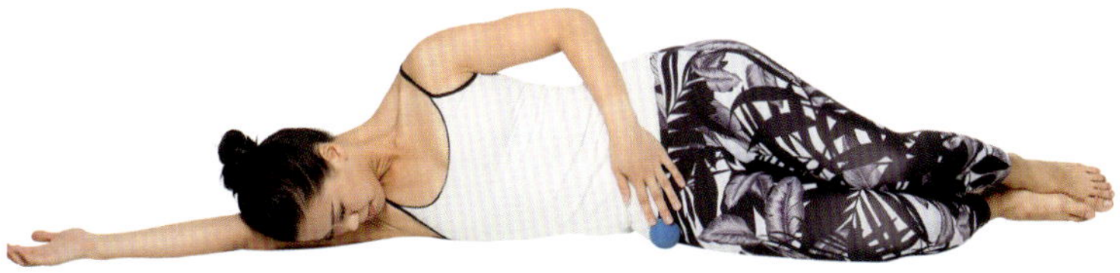

1 方法跟上面一樣，把按摩球擺放點換成大轉子前上方的位置。一樣側臥姿操作，維持髖屈曲動作。

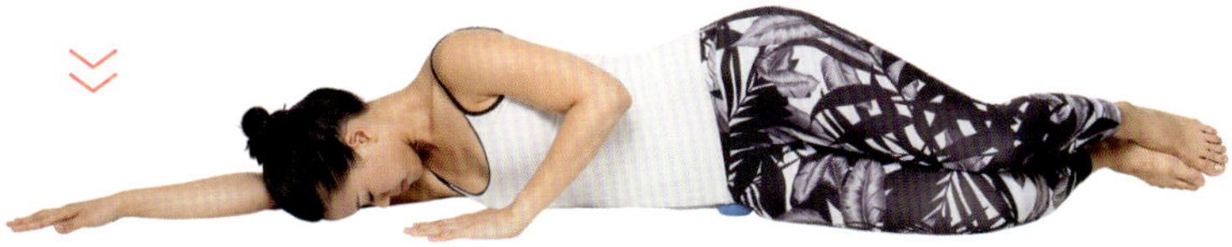

2 透過身體向下翻轉約45度後，再向前移動，按摩球會從前側向後方推壓臀中、小肌前束的肌纖維。可以使用橫推按摩（軀體前後小幅度移動）與髖內外旋（上腳往前伸直輕碰地面，下腳膝關節伸屈）的牽引來按摩。

C-3 髖後側（淺層）

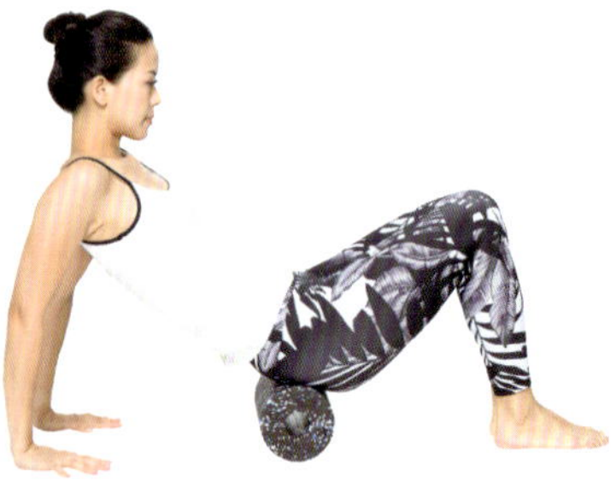

1 上半部臀大肌按摩，滾筒以擺橫方式操作，擺放在尾椎骨，從尾椎骨往上按摩至上端。大腿倒向外側的轉動按摩。

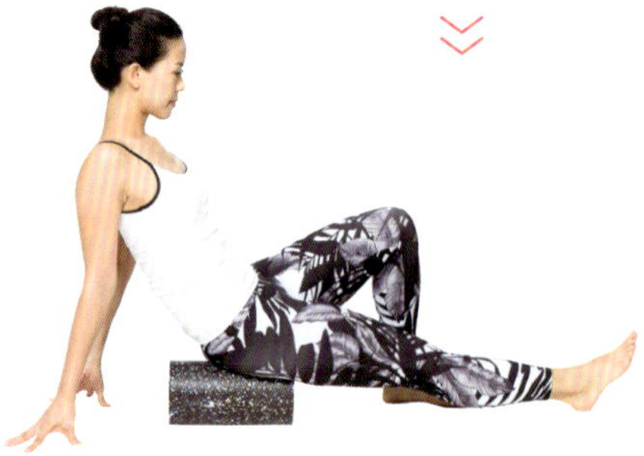

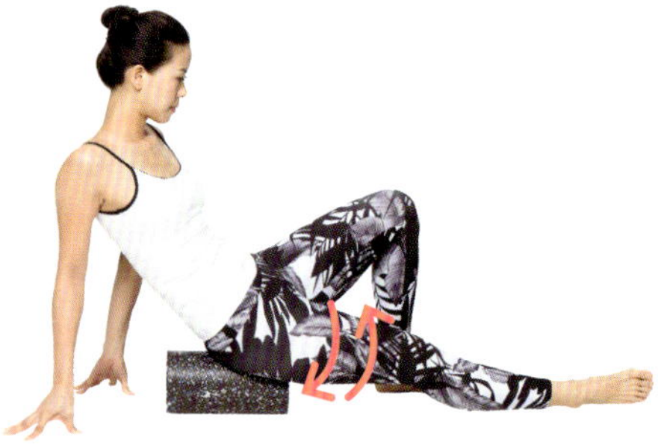

2 下半部臀大肌按摩，滾筒擺直在大轉子內側，所以滾筒會向外移動在大腿後側的外半部區域。按摩側腿伸直，做大腿內外旋轉。

POINT

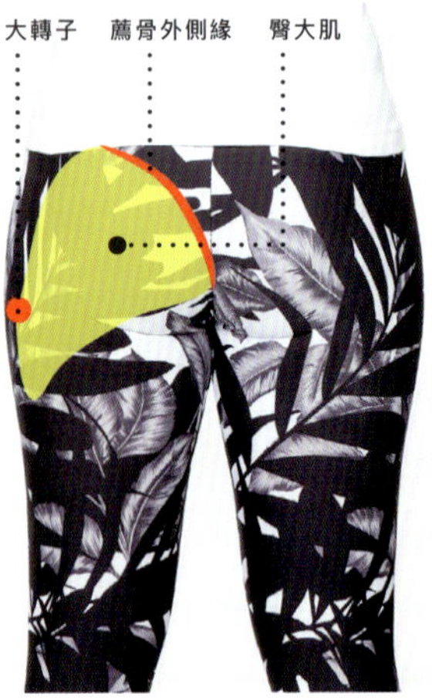

參考位置 薦骨外側、尾椎、大轉子

對應肌肉 臀大肌

按摩位置 薦骨在臀後的中間區域，最底端是尾椎骨，沿著尾椎骨一直向上可按摩臀大肌上半部肌肉纖維，臀大肌下半部按摩會偏向大轉子下方區域。

按摩工具 大滾筒、小滾筒

C
腰髖足區
鬆筋按摩部位

變換工具

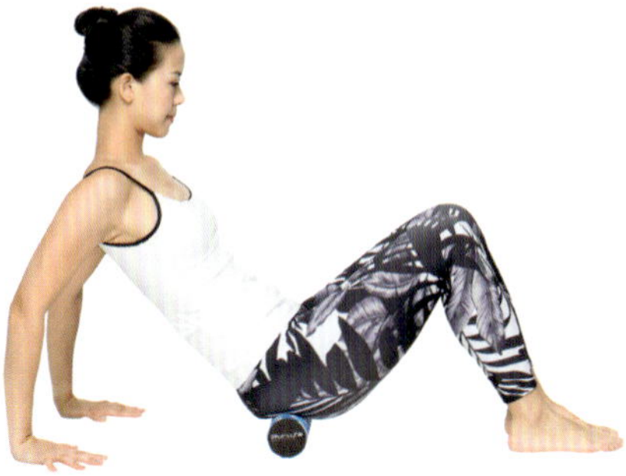

1 小滾筒的操作與大滾筒相同。上半部臀大肌按摩，滾筒擺放在尾椎骨。大腿倒向外側的轉動按摩。

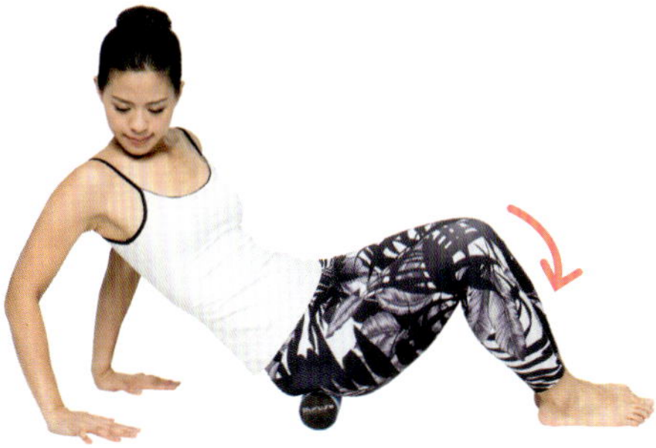

2 身體向外側傾倒，再轉回中間，來回操作15次或30秒。可從尾椎骨往上按摩至上端。

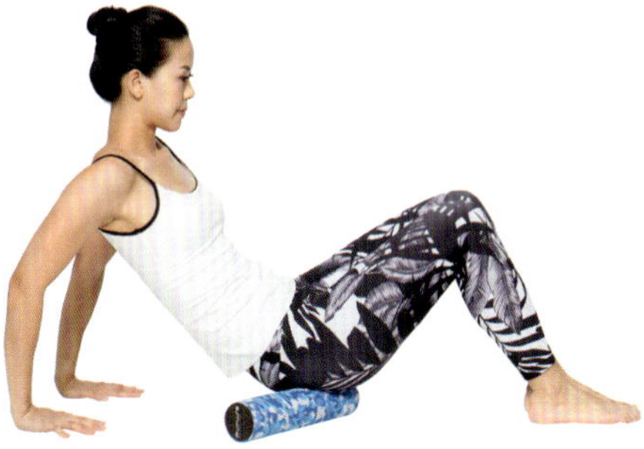

3 小滾筒外側斜上擺放約30~45度，按摩臀中肌後側纖維。
身體向外側傾倒，再轉回中間，來回操作15次或30秒。

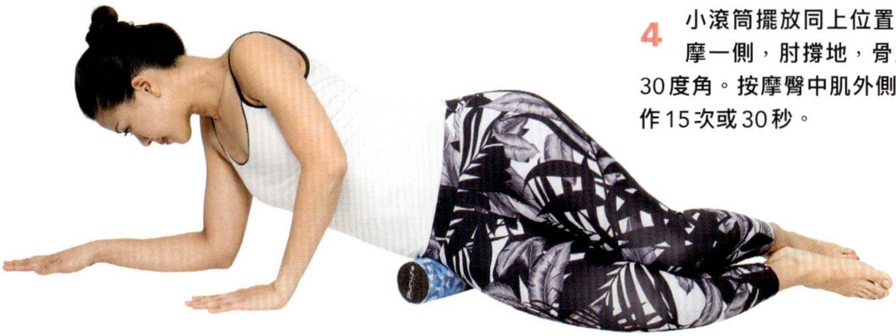

4 小滾筒擺放同上位置，整體轉向按摩一側，肘撐地，骨盆前後轉動約30度角。按摩臀中肌外側纖維。來回操作15次或30秒。

C-4

臀後（深層）

POINT

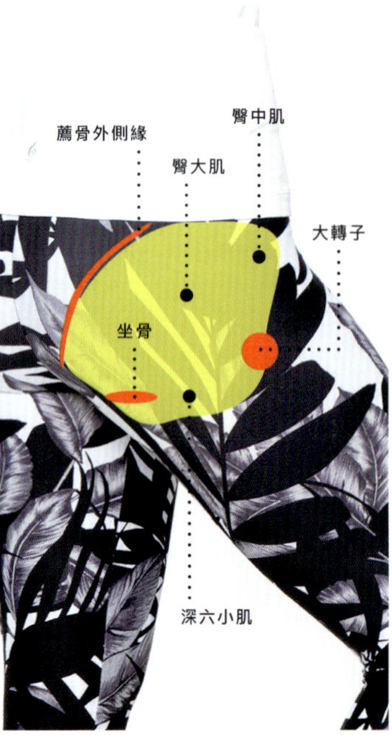

參考位置 坐骨、大轉子、薦骨外側緣（深層）、髂嵴

對應肌肉 臀大肌、臀中肌、臀深六小肌（梨狀肌、上孖、閉孔內外、下孖、股方肌）

按摩位置 這部位適合使用按摩球來操作，建議先擺放在坐骨與大轉子中間上下的區域（臀深六小肌按摩部位），再擺放於尾椎骨旁邊向上沿著薦骨邊緣按摩（臀大肌、梨狀肌、臀中肌）。

按摩工具 按摩球，直徑約4～7公分

C

腰髖足區

鬆筋按摩部位

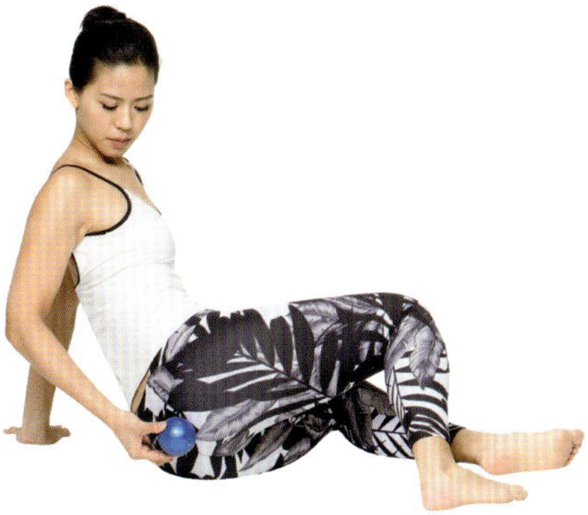

1 將臀部一側抬起，把球擺放在尾椎骨旁邊，再緩緩把臀部坐回地板壓在按摩球上。

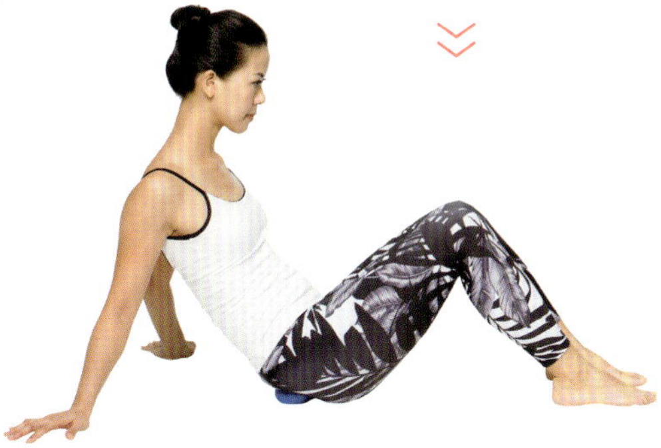

2 可以在這個位置上，臀部前後緩慢的小幅度移動，進行橫推按摩。

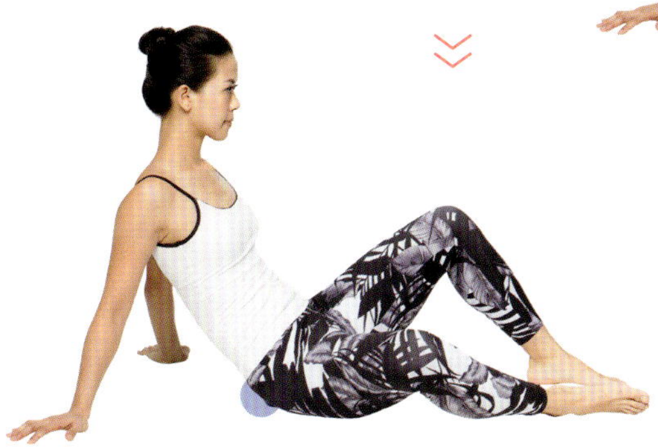

3 球的按摩之外可以再加上肌肉的主動活動。試著將腿打直，或屈膝狀態下將腿往地板方向轉動傾倒。臀部深層肌肉有負責髖部的旋轉功能，可以在任何一個臀部按摩位置上做各種活動動作，例如髖關節的內外旋牽引按摩。

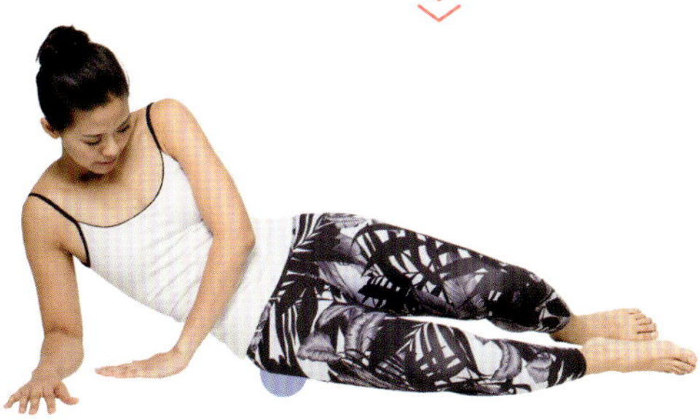

4 將球移動到大轉子後方位置，身體側傾約45度左右進行橫推與牽引按摩。（因為身體是立體的，按摩的位置必須與按摩球成垂直狀態，因此身體需做一些側向轉動來配合地面上的按摩工具。

★所有按摩在一個點上操作15次或停留30秒就必須換其他部位操作，每個位置都按摩過後，再回到第一個按摩點，可以重複操作三個循環。

C-5

髖區前側

POINT

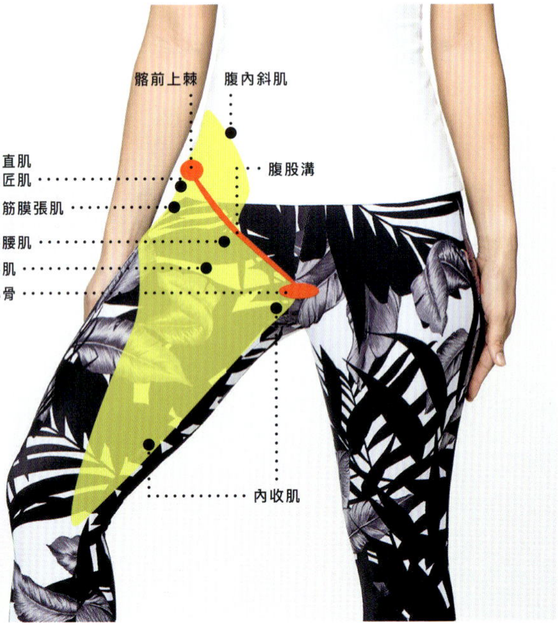
髂前上棘
腹內斜肌
股直肌
縫匠肌
腹股溝
闊筋膜張肌
髂腰肌
髂肌
恥骨
內收肌

參考位置 髂前上棘、恥骨、腹股溝中間

對應肌肉 腹內斜肌、闊筋膜張肌、縫匠肌、股直肌、髂腰肌、內收肌

按摩位置 髖區就像是交通的樞紐，連結人體上下各部位，可以在髖區先找到腹股溝，坐著腿屈曲時容易找到（大約是腿跟小腹之間的皮膚皺折處），沿著皺折向外可以找到髂前上棘（手叉腰上下移動看看，會有一個凸出來的骨頭）。

髖區前側以髂前上棘為按摩的參考點，上方腹內斜肌，下方縫匠肌、股直肌，外側闊筋膜張肌，沿著腹股溝下方斜內側是髂腰肌按摩點，腹股溝下方接近恥骨區域則是內收肌的按摩點。

按摩工具 按摩球，約直徑5～7公分、大滾筒、小滾筒、瑜伽磚

C 腰髖足區 鬆筋按摩部位

腹內斜肌球按摩

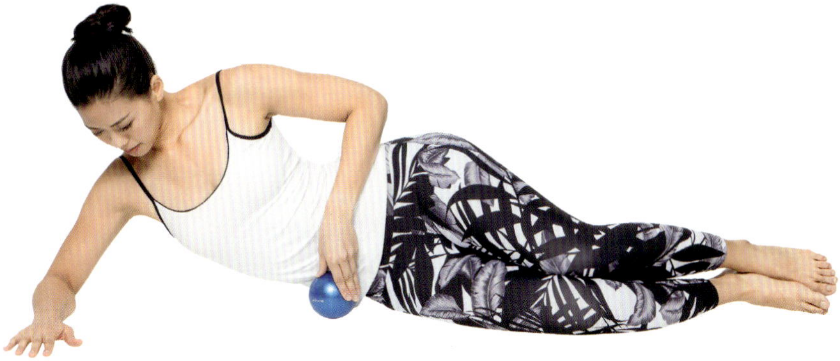

1 側臥姿，將按摩球擺放在髂前上棘的上方後，俯臥。

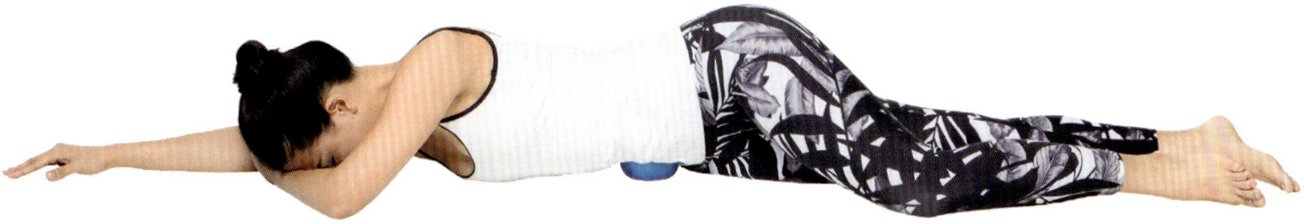

2 將球按壓在髂前上棘上方，髖小幅度左右移動（橫推按摩）後，再將按摩球移動到外側，另一側臀部向上翻轉約45度後再使用橫推方式按摩腹內斜肌。

★一個點橫推15次或按摩30秒後就可以換其他位置按摩。

變換工具

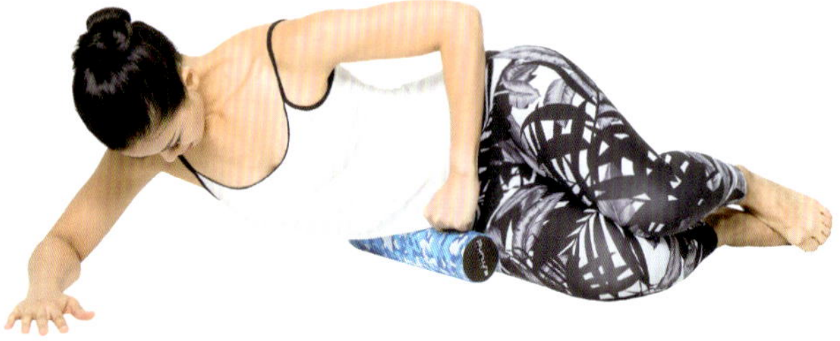

1 也可以使用滾筒按摩腹內斜肌。滾筒下緣貼在髂前上棘上方，斜下擺放滾筒，前端預留約一個拳頭的滾筒按摩區域。

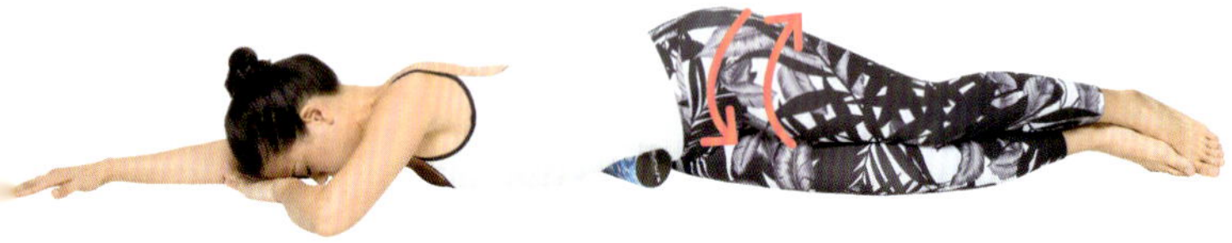

2 擺放好之後吐氣身體向下翻轉，可以的話，完全俯臥在地板，再讓臀部轉向上45度後向下翻轉，進行轉動按摩。**不要向後翻轉，會擠壓到肋骨。**

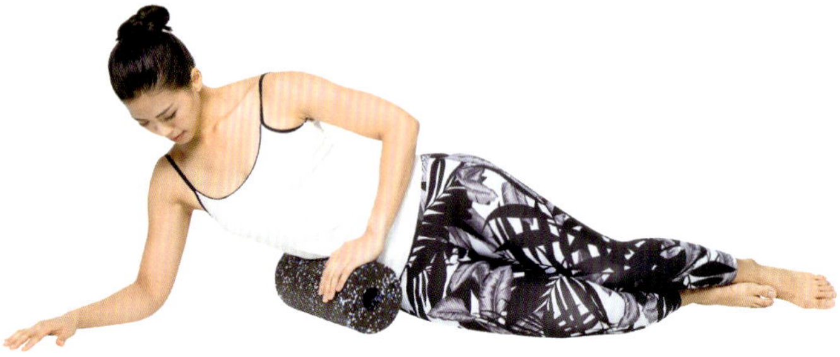

3 大滾筒的操作面積較大，使用操作得當還是很有效，與小滾筒操作方式相同。
滾筒下緣要貼緊骨盆上緣。不能按壓在肋骨上，或擠壓到肋骨。

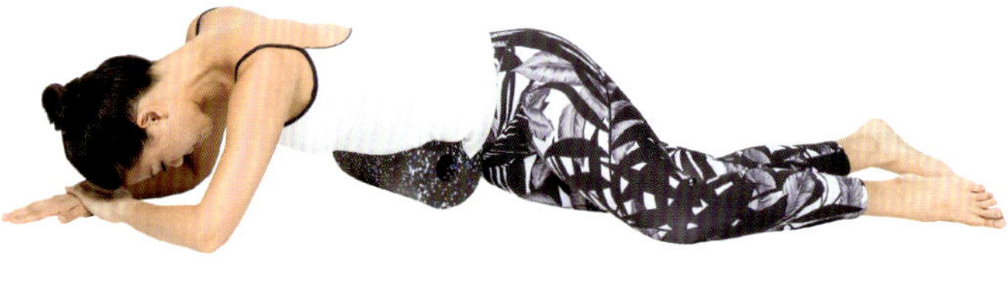

4 吐氣向下的同時，會因為滾筒的高度讓整個臀部離開地板。

★單一按摩點各操作15下或30秒後，就離開往下一個按摩位置或是按摩另一側。

C 腰髖足區 鬆筋按摩部位

闊筋膜張肌球按摩

1 闊筋膜張肌在腿伸直的狀態下，肌肉纖維是比較緊繃的，屈膝加上瑜伽磚墊高後，能在肌肉被動縮短、較柔軟的狀態下提高按摩的效果。擺放好按摩球位置後左右橫推移動按摩，找到較緊繃的點後短暫停留30秒。

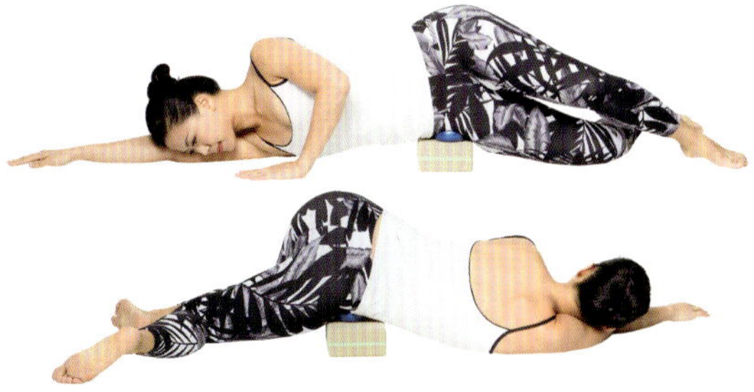

2 加上髖內外旋的活動（牽引按摩），提高筋膜滑動的空間。可使用軟式按摩球，直徑約5~7公分以上。

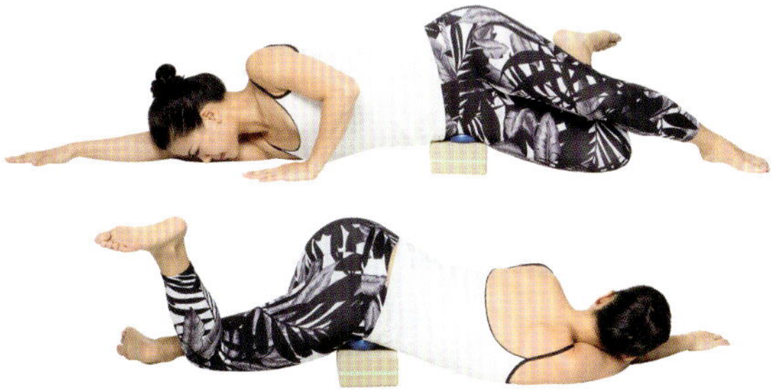

股直肌、縫匠肌、髂腰肌球按摩

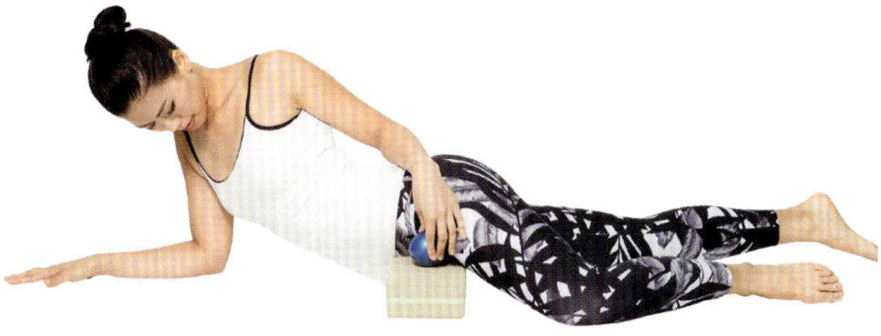

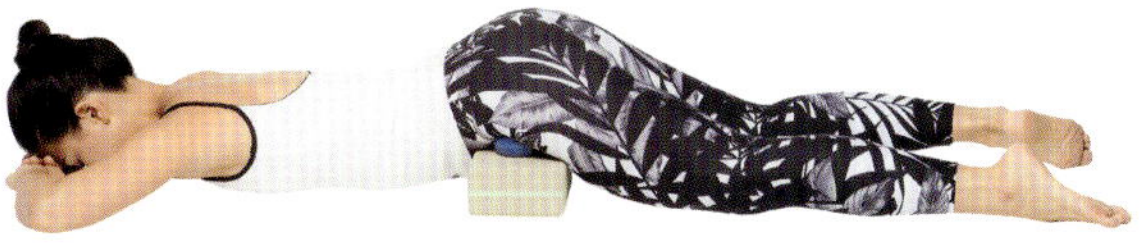

1 墊一塊瑜伽磚在髂前上棘的下方，讓髖有屈曲的角度，再把按摩球擺放在髂前上棘的下方位置。

2 擺好位置後，維持身體在舒適穩定的姿勢，將另一側臀部提高（兩邊臀部高度相同），雙腳膝蓋向外微張開（像青蛙腿），此動作可以讓縫匠肌變得較柔軟，在髂前上棘正下方左右小幅度橫推（按摩股直肌與縫匠肌）後，再把按摩球向內側移動（在腹股溝下方的外半部）這個位置是髂腰肌的按摩點，使用單一方向橫推方法，由內向外施加壓力推動。

★單一按摩點各操作15下或30秒後，就離開往下一個按摩位置。

闊筋膜張肌滾筒按摩

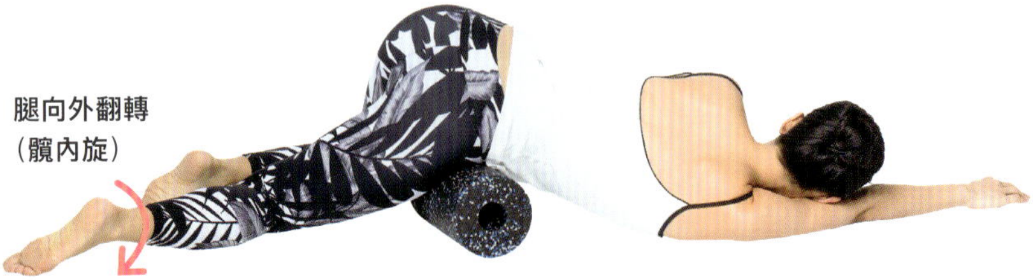

1 使用滾筒按摩闊筋膜張肌時，建議將髖小幅度前屈曲，可以提高按摩的深度。

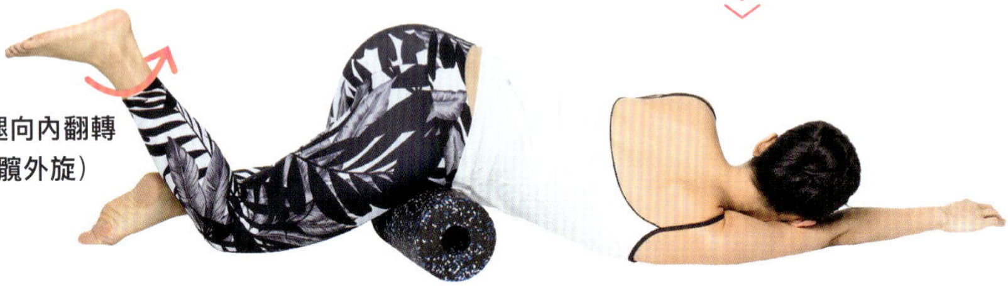

2 再加上髖內外旋活動練習。

★每個點操作 15 次或 30 秒後移動到其他位置按摩。

變換工具

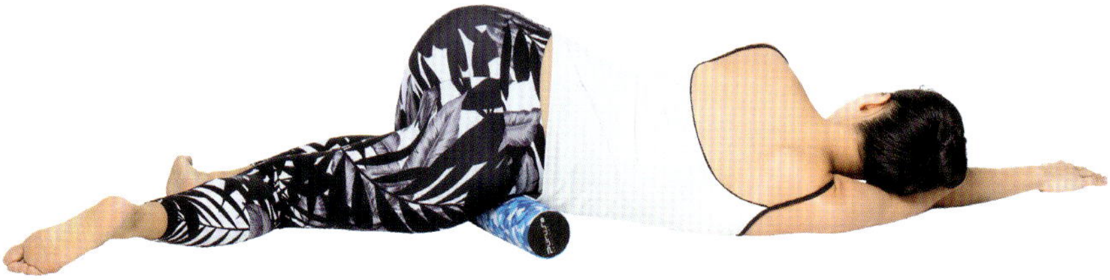

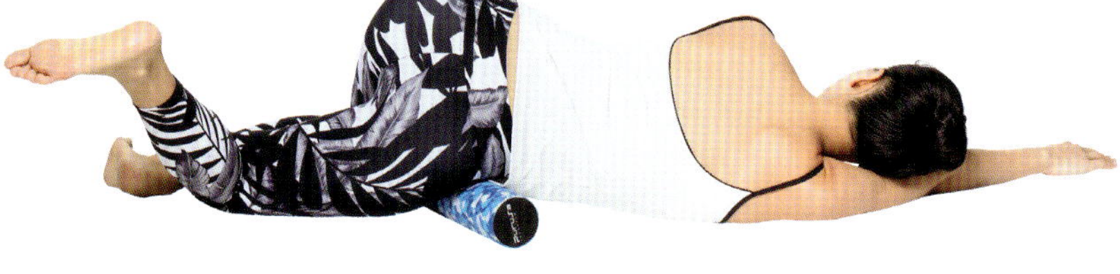

小滾筒操作方式與大滾筒相同。

C
腰髖足區
鬆筋按摩部位

內收肌群（下內側）球按摩

1 採側臥姿（像側睡腳夾抱枕動作）大腿內側下方擺放一塊瑜伽磚第二高度橫立，或兩塊橫擺相疊（較為穩定），再把按摩球擺放在瑜伽磚上方。

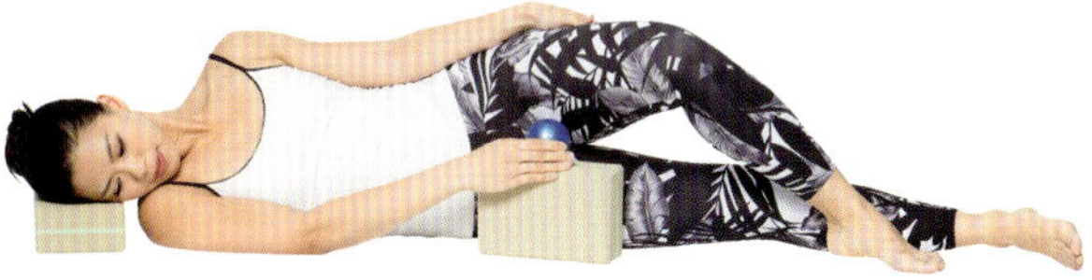

2 擺放穩定後膝蓋彎屈讓大腿上下做屈伸動作的牽引按摩，也可以加上髖內外旋的動作牽引，沿著大腿內側向下按摩到大腿中間段。

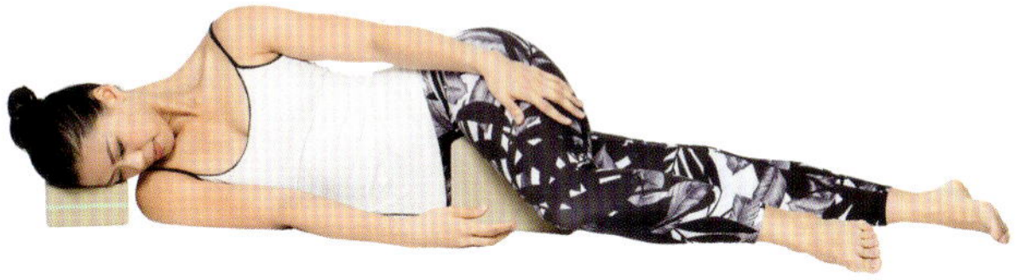

★單一按摩點各操作15下或30秒後，就離開往下一個按摩位置。

變換工具

試著在側臥姿按摩內收肌。持續讓內收肌處在夾抱枕的動作，
在被動縮短的狀態下，肌肉是柔軟的。

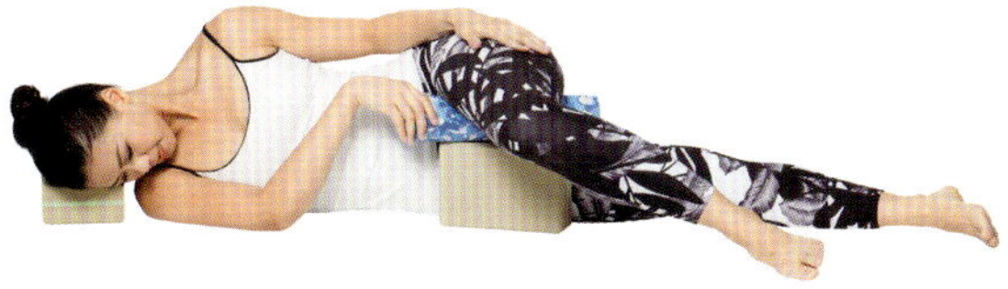

1 按摩位置同上，小滾筒擺放在瑜伽磚上方。擺放穩定後膝蓋彎屈，大腿上下做屈伸動作，也可以加上髖內外旋的動作牽引按摩。

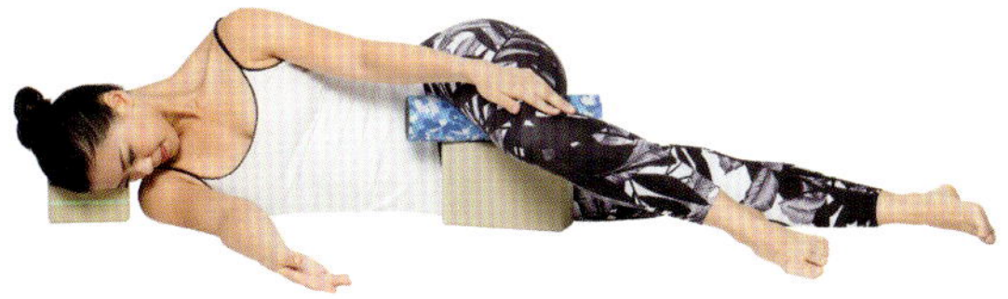

2 按摩區域從恥骨邊緣至大腿內側的中間區段。

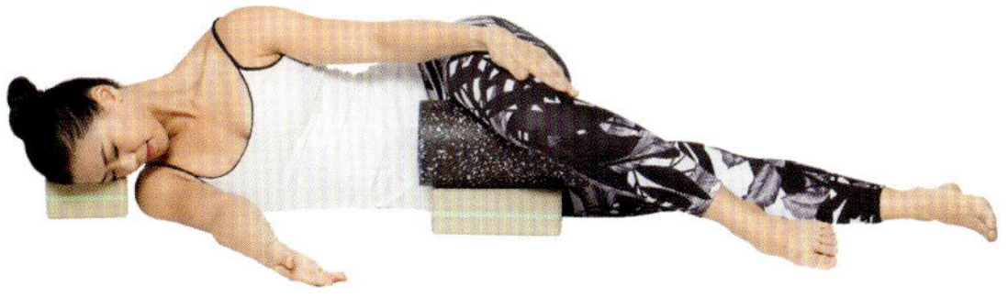

3 不同直徑的滾筒，下方瑜伽磚的高度輔助不同，請依個人體型調整至穩定位置。

★單一按摩點各操作15下或30秒後，就離開往下一個按摩位置。

C-6

膝關節前側

POINT

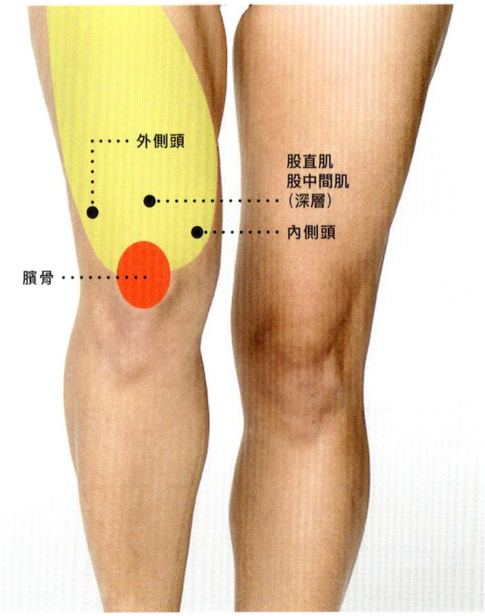

參考位置 膝蓋骨（臏骨）

對應肌肉 股四頭肌

按摩位置 股四頭肌的四條肌肉都共同連結到膝關節上方的骨頭，分別是上方的外、中、內，因此按摩的時候也必須將大腿前側分成三個方向操作，找到膝關節上方的臏骨對於按摩股四頭肌就相當容易。

膝關節上方匯集了股四頭肌的四條肌肉，也是肌肉間隔容易繃緊的位置。

如果發現下蹲或腿伸直覺得緊繃無力時，不妨試試按摩這個區域。

按摩工具 按摩球，約直徑4~7公分

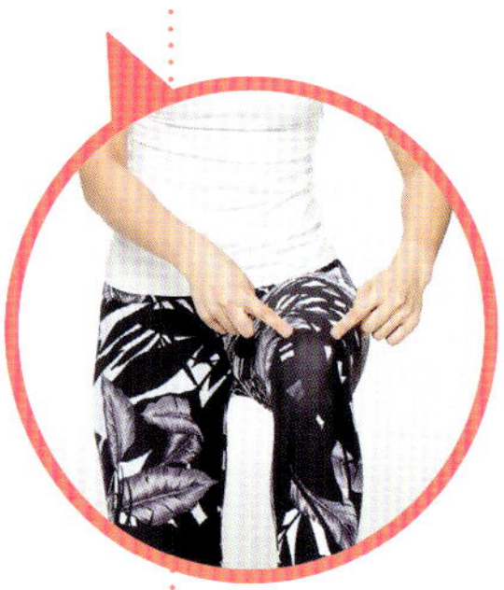

C

鬆筋按摩部位

腰髖足區

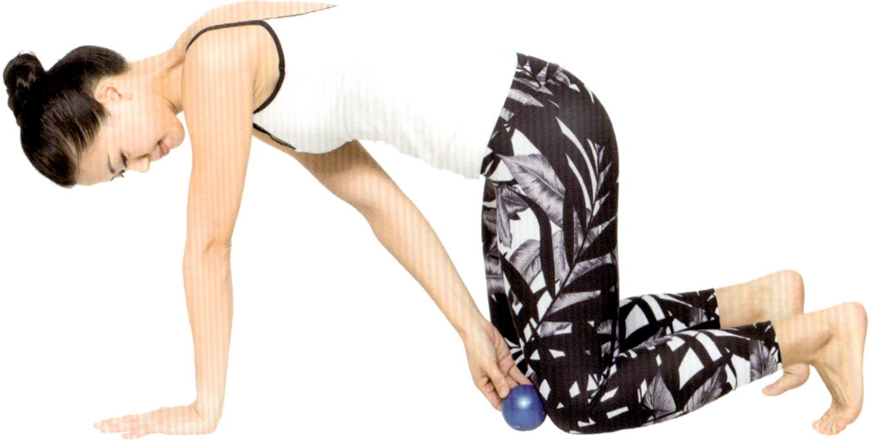

1 從四足跪姿的動作進入，按摩球擺放在膝蓋前側，再向下俯臥。

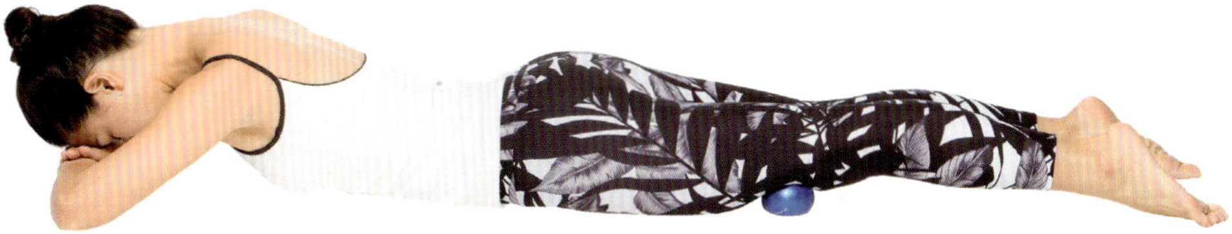

2 俯臥後讓大腿做小幅度左右的鐘擺動作，輪流按摩內外側。

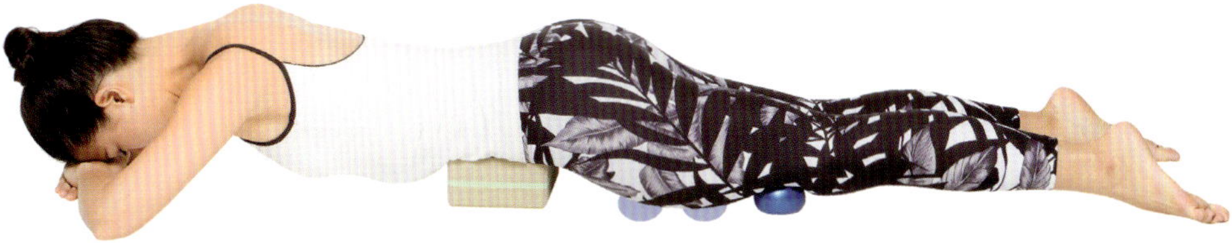

3 當按摩部位向大腿中間移動時，可能會增加更多的重量與下肢的不穩定度，這會讓肌肉無意識的繃緊而影響按摩，這時候可以在腹部擺放一塊瑜伽磚，改變按摩部位的重心。

變換工具

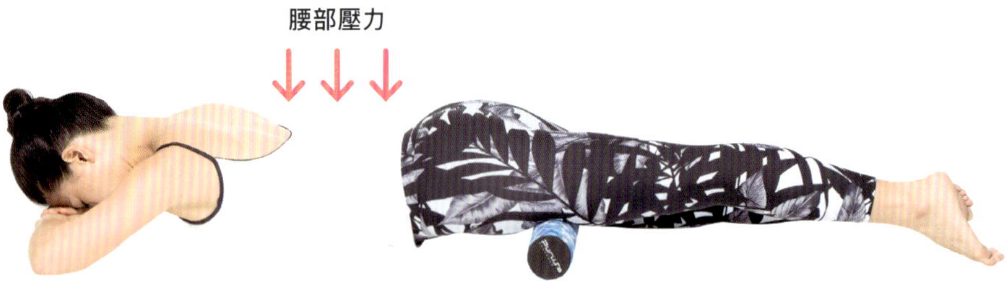

1 小滾筒按摩與按摩球擺放位置相同，除了橫向小幅度鐘擺的橫推按摩之外，滾筒還可以做轉動按摩，可以按摩到股四頭肌的所有肌肉纖維。

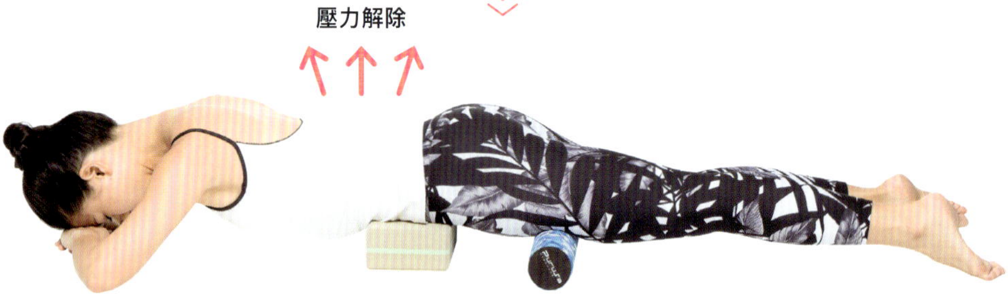

2 按摩部位以下懸空，身體會因為要穩定而使肌肉無意識的收縮。
也會產生腰的壓力。

加磚頭墊高與沒有墊高的差異，在於墊高之後腳指可以碰到地板，小腿得到支撐後，腿的肌肉能在放鬆狀態下按摩。

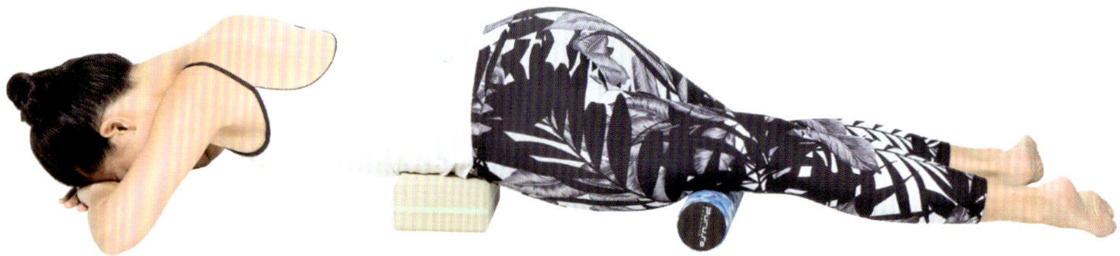

3 大腿前側俯臥姿的按摩可以使用轉動（臀部向外翻轉）、橫推（大腿向外小幅度壓推）跟牽引（屈伸膝或腳踝關節）按摩方式進行。

C
腰髖足區
鬆筋按摩部位

大腿內側滾筒按摩

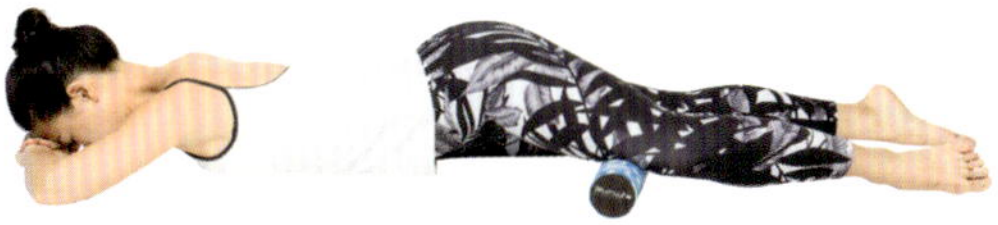

屈膝

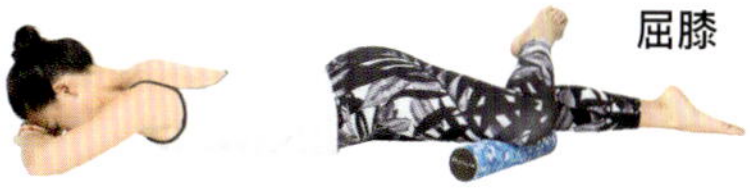

伸膝

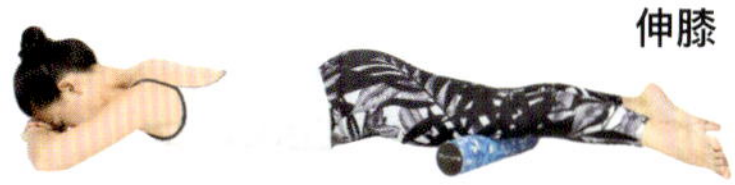

1 滾筒擺放在大腿內側肌肉部位後，屈伸膝關節做牽引按摩。

2 大滾筒因為高度的限制，所以身體必須要架高來進行，這對於肩膀疼痛或腹部核心無力的人會是一大負擔。

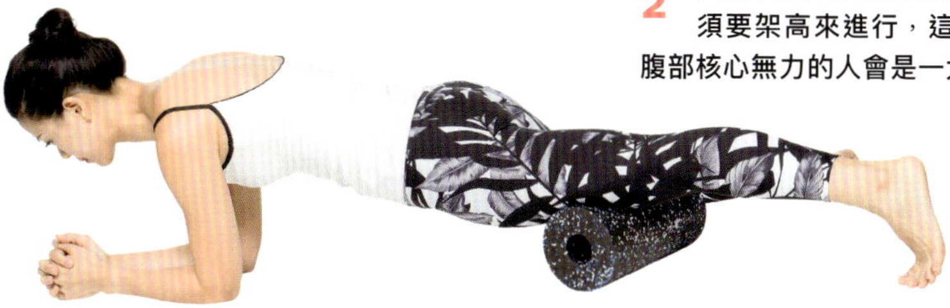

3 另一側的腿屈膝向外穩定軀幹。

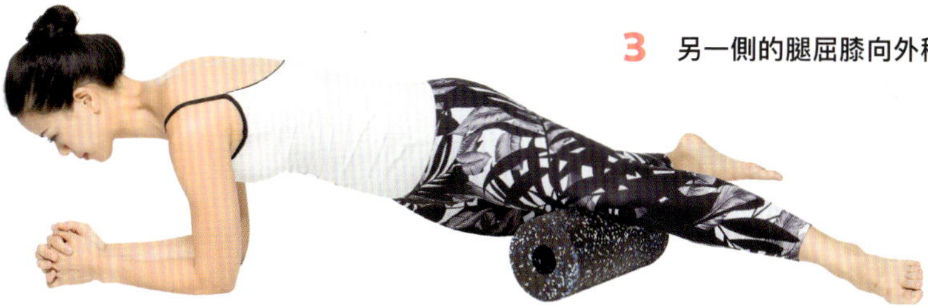

4 也可以在腹部墊一個穩定的物品例如瑜伽磚或大浴巾，作為輔助支撐。

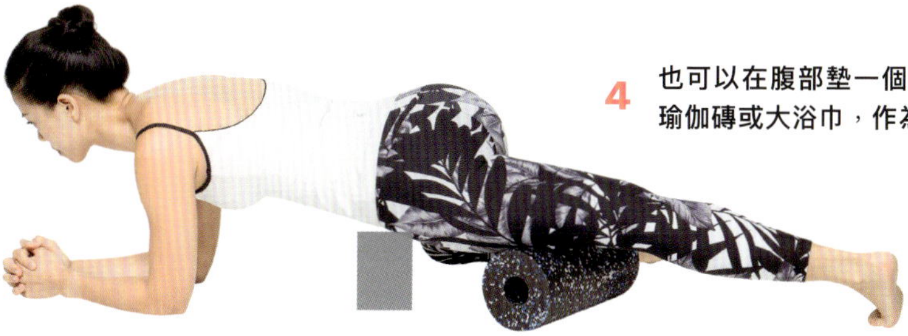

C-7

腿外側

POINT

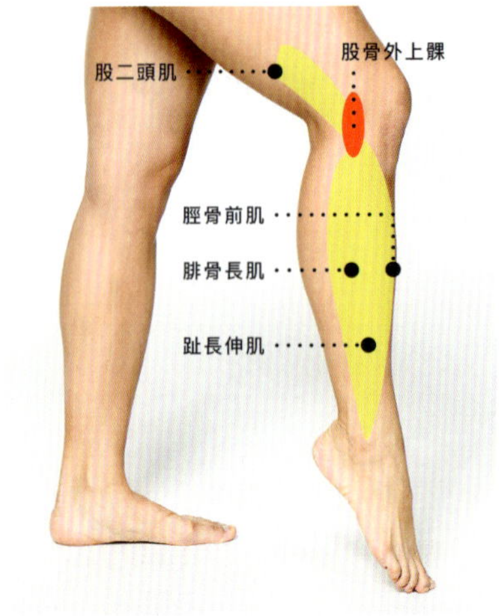

參考位置 股骨外上髁、腓骨頭端

對應肌肉 股二頭長短肌（上方）、腓骨長肌、脛前肌前側（下方）、趾長伸肌（前側）

按摩位置 膝蓋彎屈時在彎屈處找看看會有兩個明顯的骨頭凸點中間有一個凹痕，上面的是股骨外上髁，下方是腓骨頭端。在股骨外上髁的後方凹槽位置是腿後側股二頭長短頭的按摩點。腓骨頭端的下方是腓骨長肌附著處，前方可以找到脛前肌與趾長伸肌的附著點。

按摩工具 按摩球，約直徑5公分、瑜伽磚、大滾筒、小滾筒

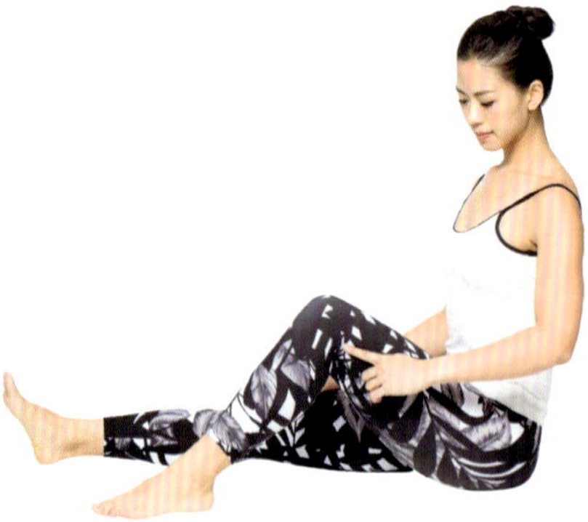

1 股二頭長短肌按摩起始擺放位置，在股骨外上髁的後方凹槽。

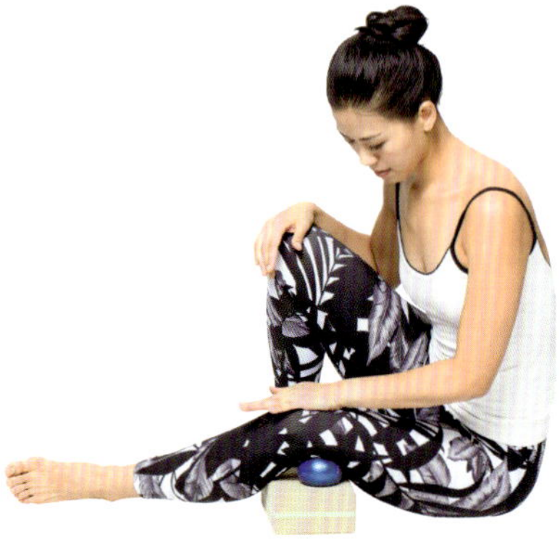

2 加瑜伽磚後，按摩角度會變成斜外向內施壓，相較於從正後方加壓的按摩深度來得深許多。

擺放好按摩球之後，身體輕微傾斜，將重心移動到按摩的腿上，手放在膝蓋上方給予壓力。

由內往外橫推按摩或屈伸腳踝關節進行牽引按摩。

變換工具

也可以透過滾筒兩端的邊緣
來按摩大腿後外側股二頭肌。
進行橫推與牽引按摩。

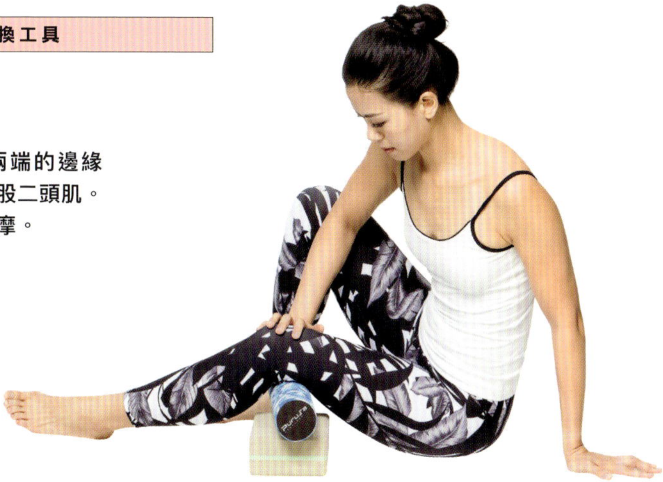

小腿外側滾筒按摩

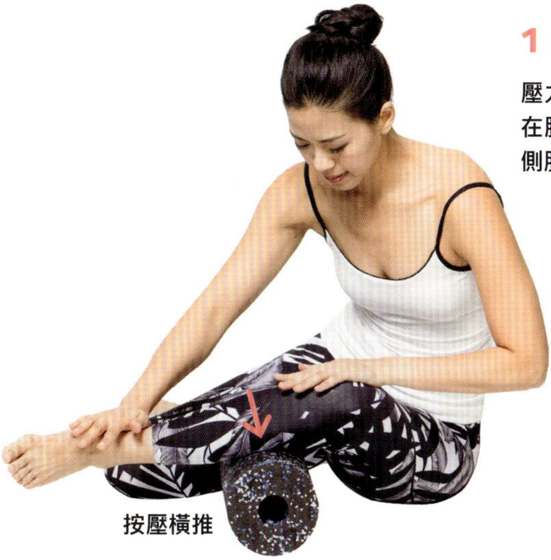

1 小腿外側滾筒按摩方式，小腿與滾筒成十字型。透過兩隻手各按壓在小腿兩端，給予穩定的按摩壓力。適用單向橫推按摩。
在膝蓋外側下方，可以按摩到腓骨長肌，大多數人外側肌力會比內側肌力量來得小。

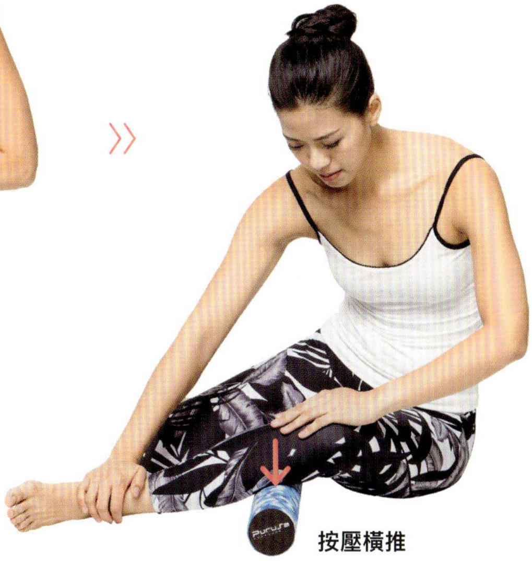

2 可換成小滾筒，操作方式相同。

脛前肌按摩

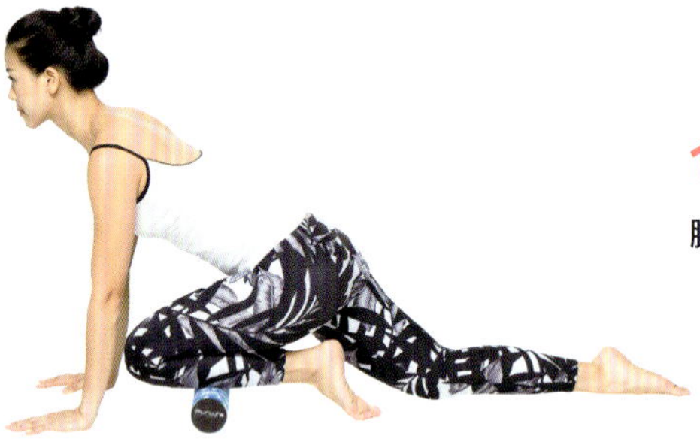

1 從膝關節外側下方轉到前方，是脛前肌的按摩點。從四足跪姿開始，腿向前彎屈將按摩部位放在滾筒上。

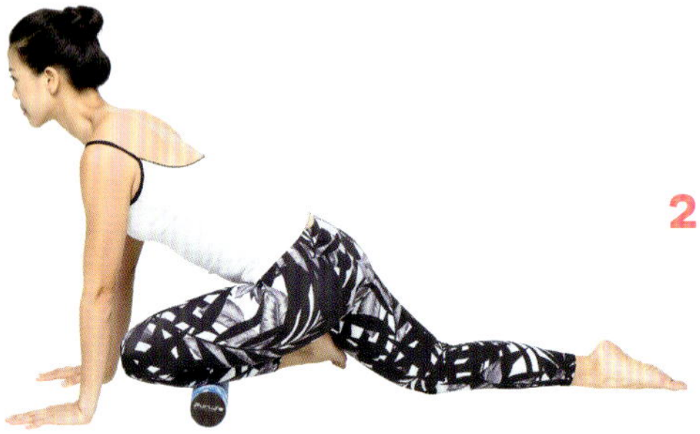

2 透過轉動按摩（身體向外傾倒）與牽引按摩（勾伸腳板）操作。

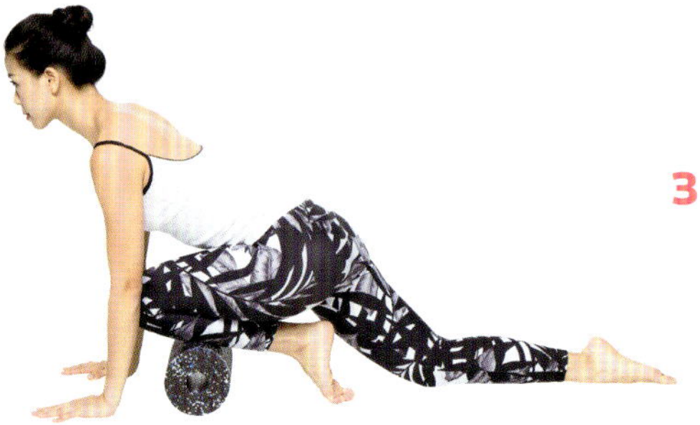

3 亦可採用大滾筒按摩，動作一樣。

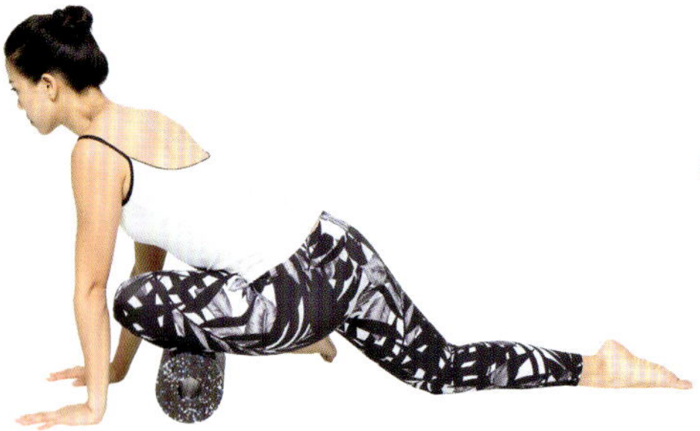

4 透過轉動按摩（身體向外傾倒）與牽引按摩（勾伸腳板）操作。

變換工具

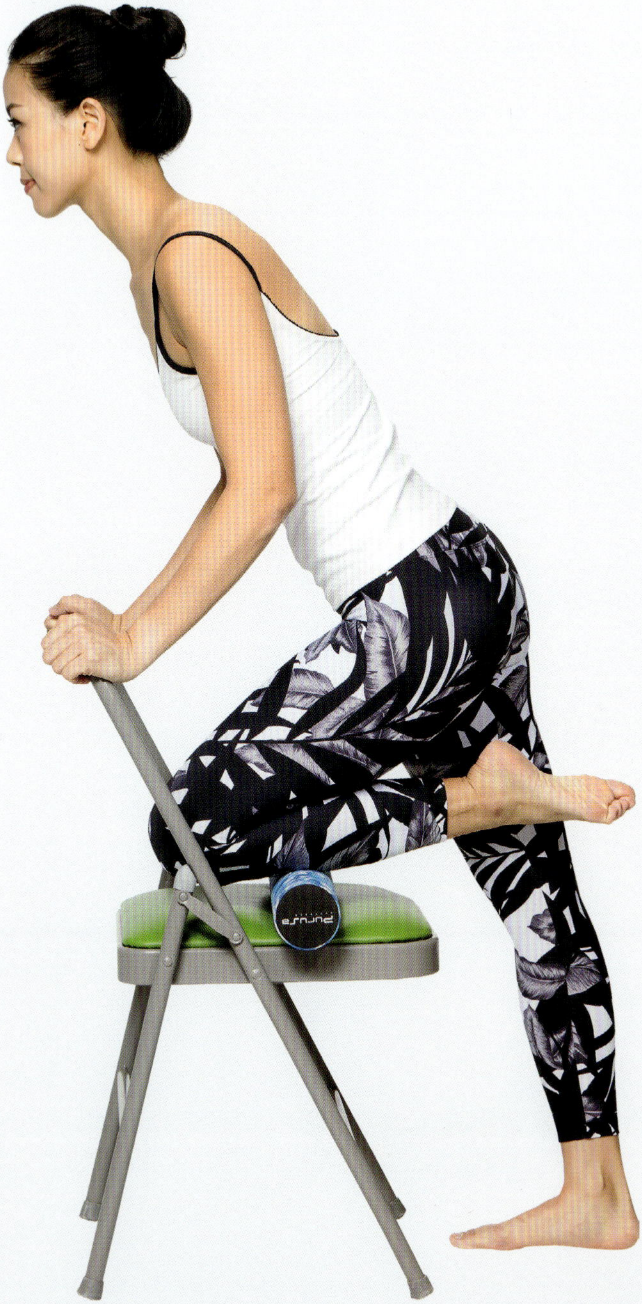

也可以透過將小滾筒放置在椅子上來按摩，操作方式相同。

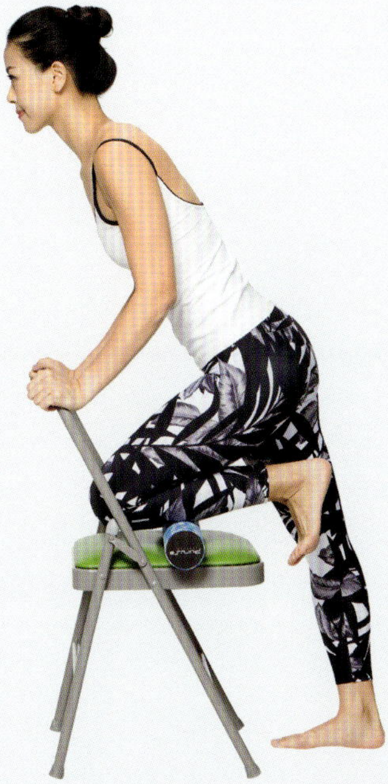

C-7
腿內側

POINT

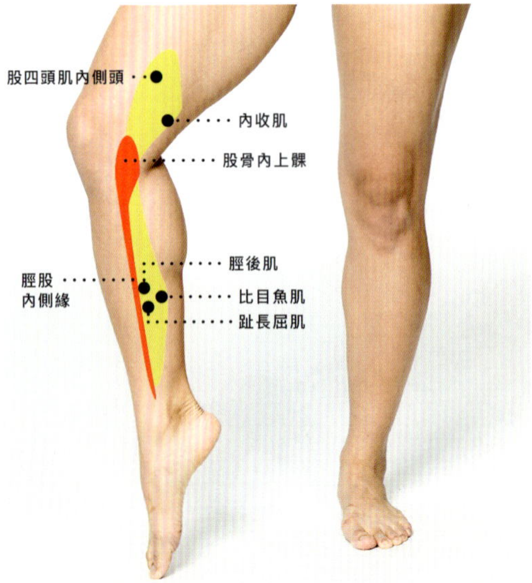

參考位置 股骨內上髁、脛骨內側緣

對應肌肉 股內側肌與內收肌間隔（上方）、比目魚肌、趾長屈肌（下方）、脛後肌

按摩位置 大腿內側向下尋找，會找到一個最凸的股骨內上髁，在上方可以找到股內側肌與內收肌的肌間隔。沿著內上髁向下找到脛股內側緣，沿著內側緣按摩比目魚肌，脛股內側緣下半部按摩趾長屈肌。

膝關節活動時，如果內側感到緊繃不舒服的話，可以試著按摩股內側肌的肌間隔。

小腿後側覺得緊繃，或無法完全下蹲，建議先按摩小腿內側的肌肉。

按摩工具 按摩球，約直徑5公分

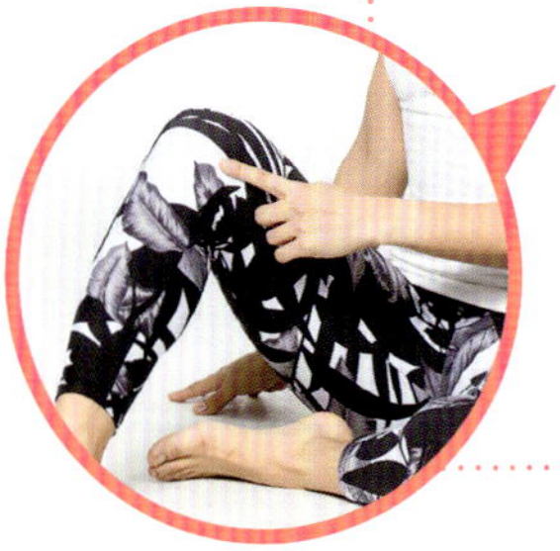

C
腰髖足區
鬆筋按摩部位

骨內側頭與內收大肌按摩

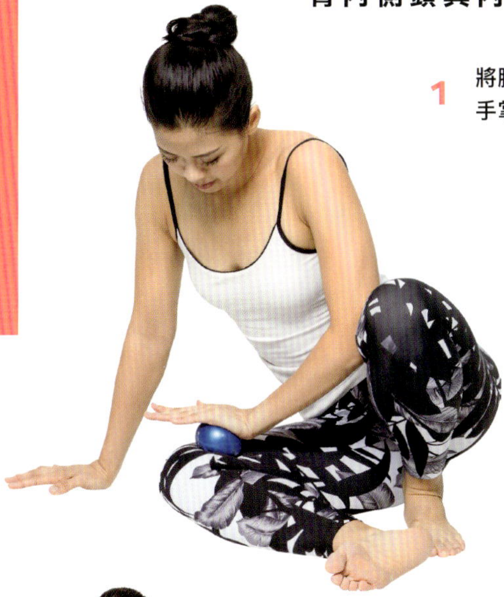

1 將腿整個穩定的擺放在地板。
手掌推球加壓，透過橫推方式按摩。

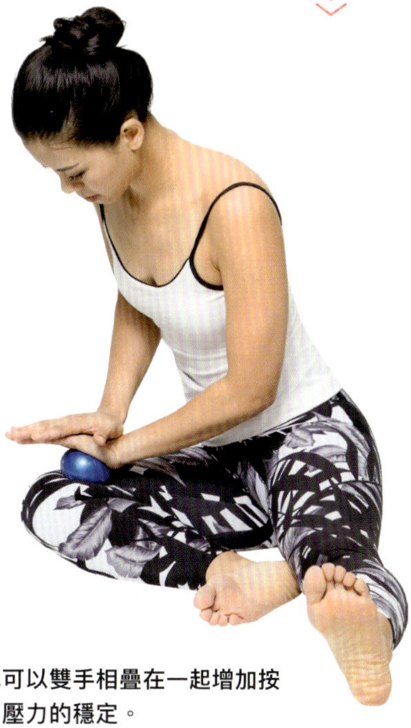

2 也可以雙手相疊在一起增加按摩壓力的穩定。

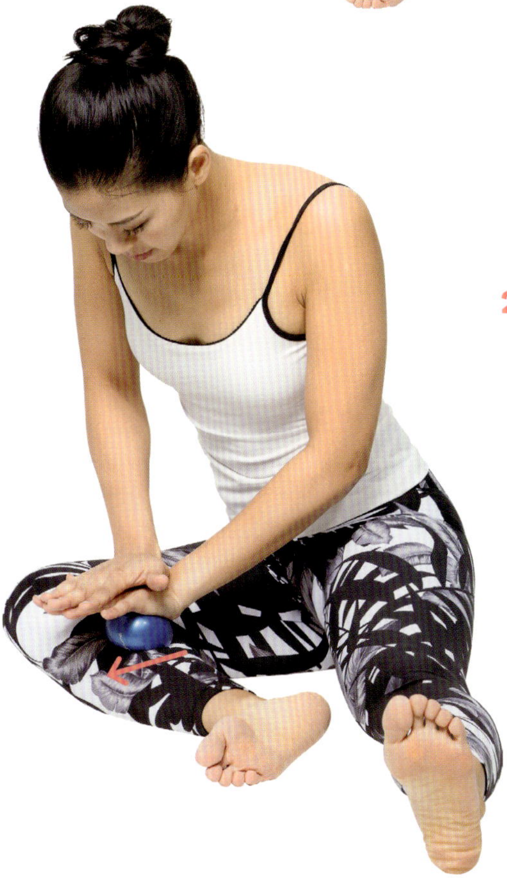

比目魚肌、趾長屈肌、脛後肌按摩

1 小腿內側按摩。球擺放在按摩部位後不移動，用手壓緊後利用手的擺動轉動按摩球進行按摩。

C-8 腿後上

POINT

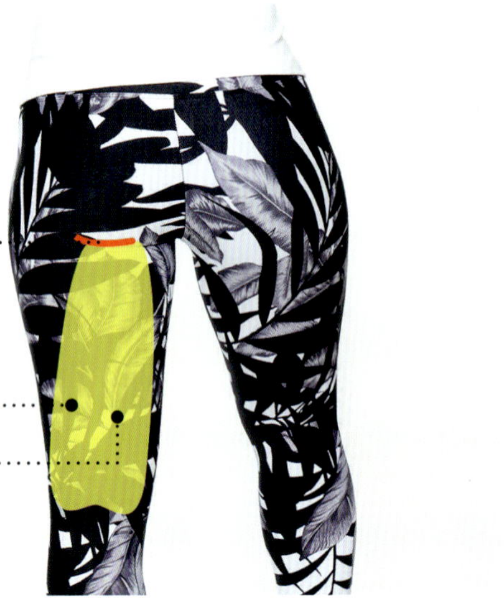

參考位置 坐骨下緣

對應肌肉 腿後側肌群（膕旁肌、股二頭肌）

按摩位置 腿後側肌肉都附著於坐骨下方，找到坐骨下緣後可以提高腿後側肌肉按摩的效率。

久坐族的朋友們，腿後側肌肉會變得短、緊又無力，加上前側的屈髖肌過於緊繃，會導致站立時骨盆後傾，連帶腰椎的曲線向後，造成腰髖的關節位置改變或是痠痛症狀。這也影響睡覺的姿勢，可能會不自覺的彎屈膝蓋，或平躺睡姿會把一隻腳彎屈成一個4字。

做單腳硬舉動作時，腿無法順利的伸直嗎？透過腿後側的按摩，再加上練習伸展，可以加快恢復腿後側肌肉的健康狀態。

按摩工具 按摩球，直徑4～7公分、瑜伽磚、大滾筒、小滾筒、椅子

C

腰髖足區

鬆筋按摩部位

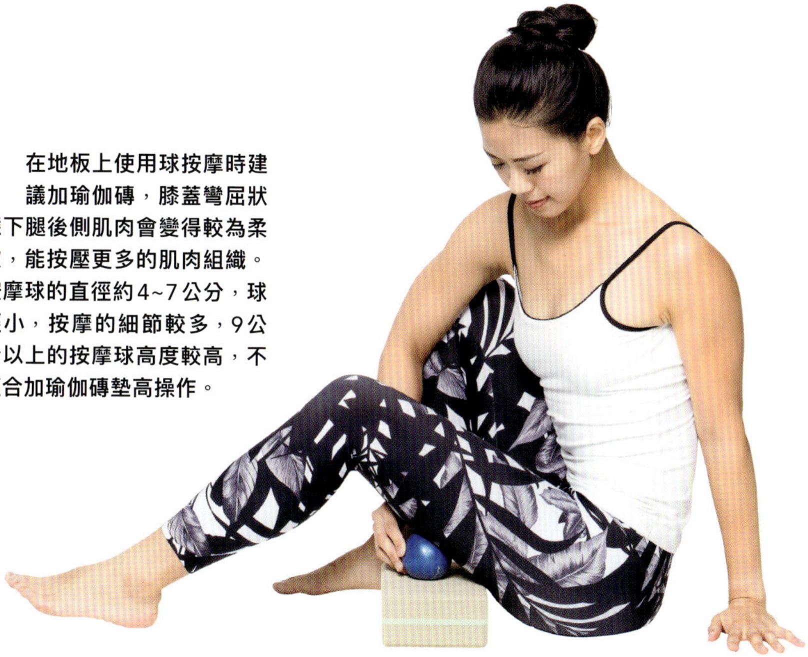

1 在地板上使用球按摩時建議加瑜伽磚，膝蓋彎屈狀態下腿後側肌肉會變得較為柔軟，能按壓更多的肌肉組織。按摩球的直徑約4~7公分，球徑小，按摩的細節較多，9公分以上的按摩球高度較高，不適合加瑜伽磚墊高操作。

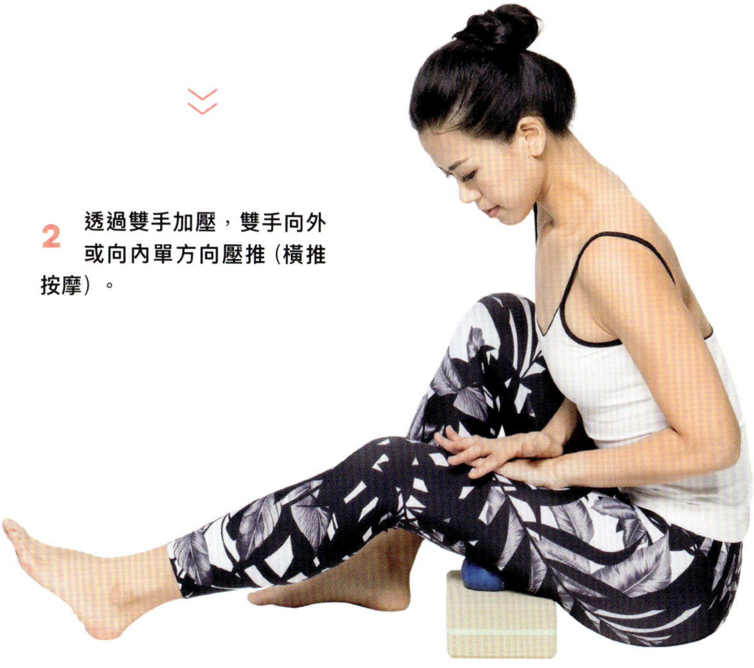

2 透過雙手加壓，雙手向外或向內單方向壓推（橫推按摩）。

變換工具

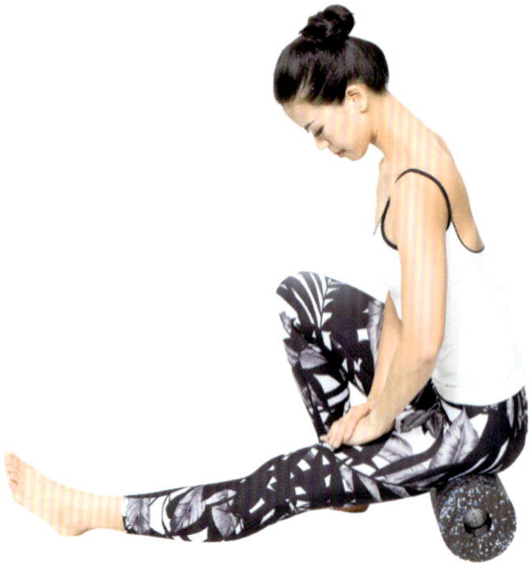

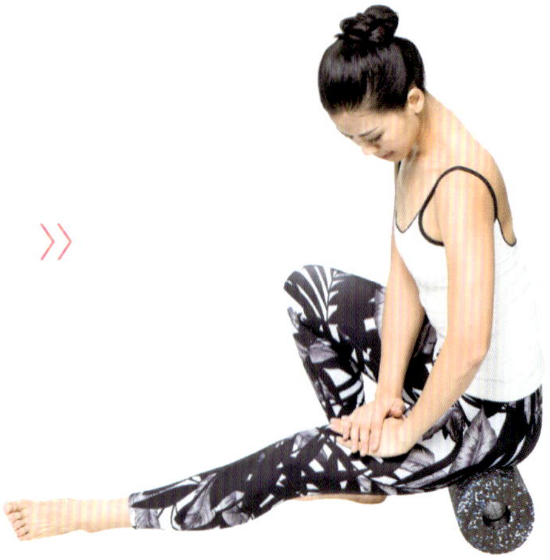

1 大滾筒的後側操作，第一個擺放位置在臀部的微笑曲線（坐骨的下緣）。

2 雙手放在大腿上下壓，雙手向外或向內單方向壓推（橫推按摩）。

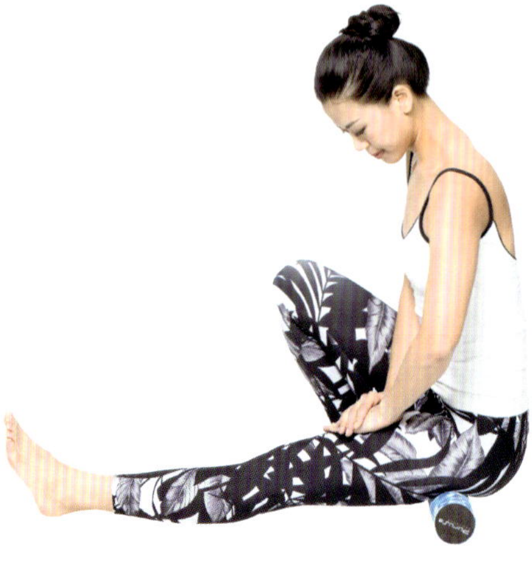

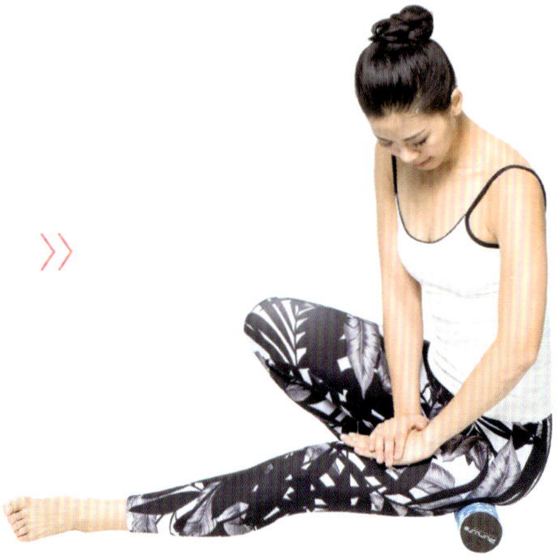

3 滾筒的高度降低，減少與身體接觸的面積反而會提高按摩深度。如果腿後側非常緊繃，可以選擇在臀下方加一塊瑜伽磚墊高滾筒。

4 透過雙手加壓，雙手向外或向內單方向壓推（橫推按摩）。

C

腰髖足區

鬆筋按摩部位

在椅子上按摩腿後側肌肉也是一個相當好的方式，
非常適合腿後側十分緊繃或是在辦公室的時候操作。

1 雙腳踏地坐在椅子上，抬起一側腳，將按摩球置於微笑曲線下方

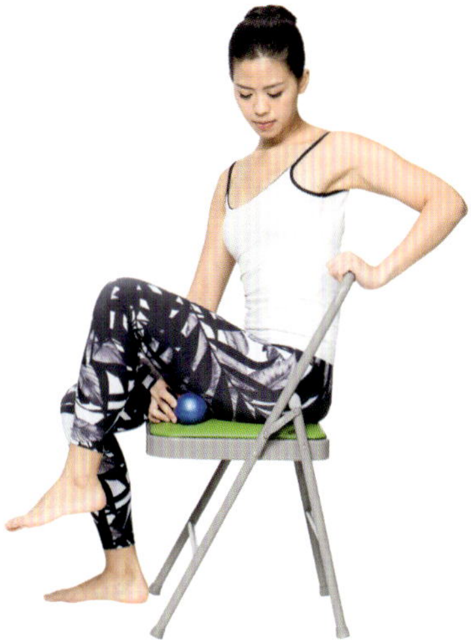

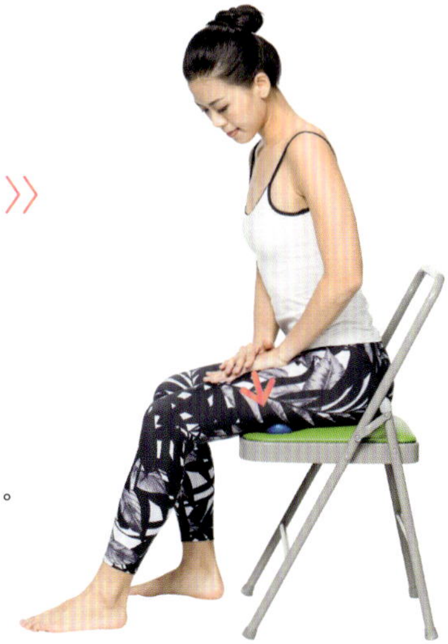

2 手加壓橫推向外。

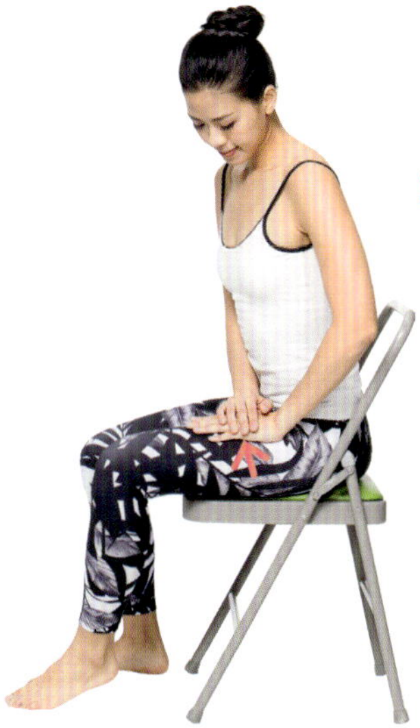

3 手加壓橫推向內。

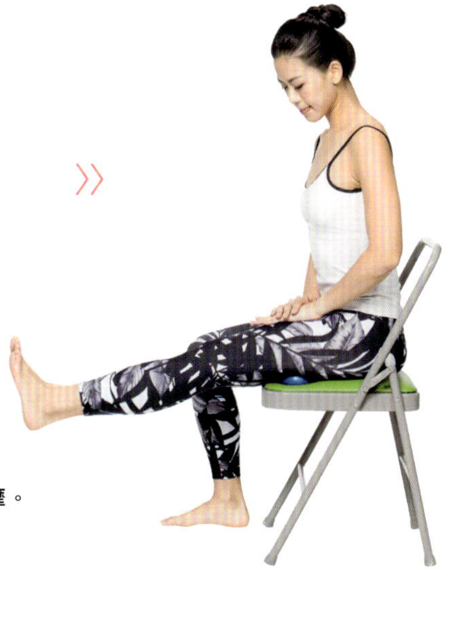

4 屈伸膝牽引按摩。

變換工具

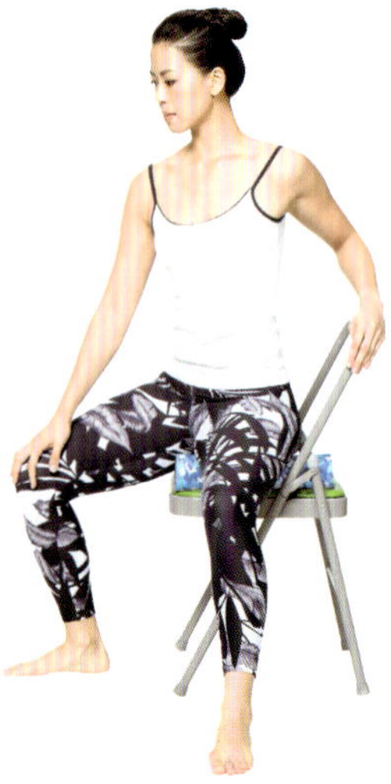

1 滾筒置於腿後，屁股離開椅子。

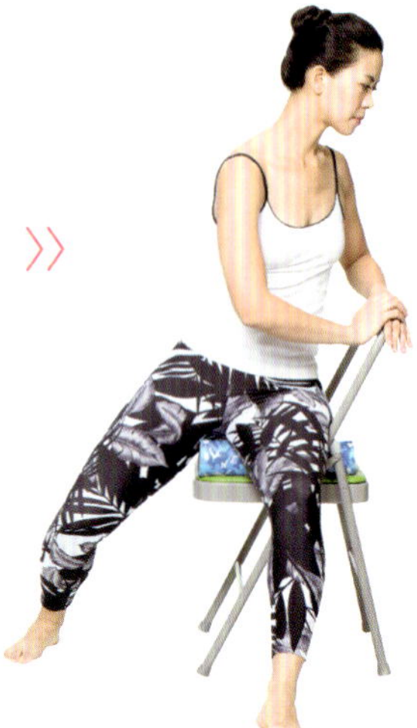

2 手放椅背，身體往外，大腿橫推按摩股二頭肌。

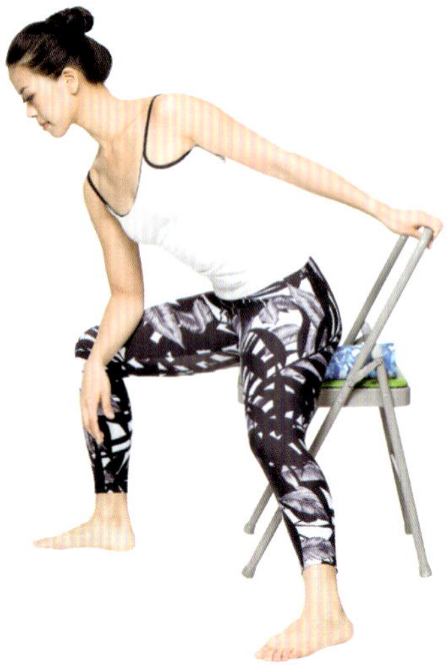

3 身體往內，大腿橫推按摩髕旁肌。

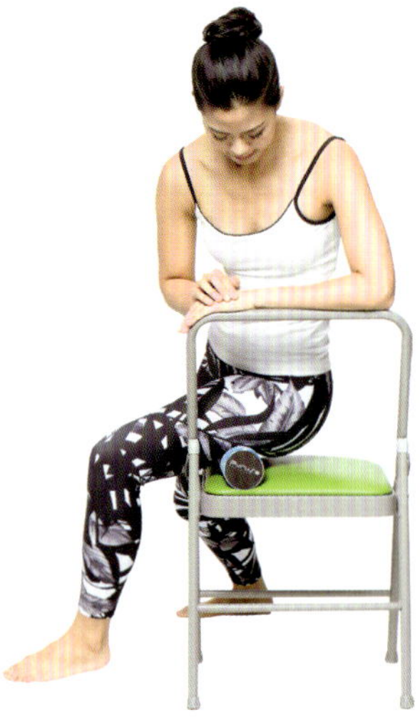

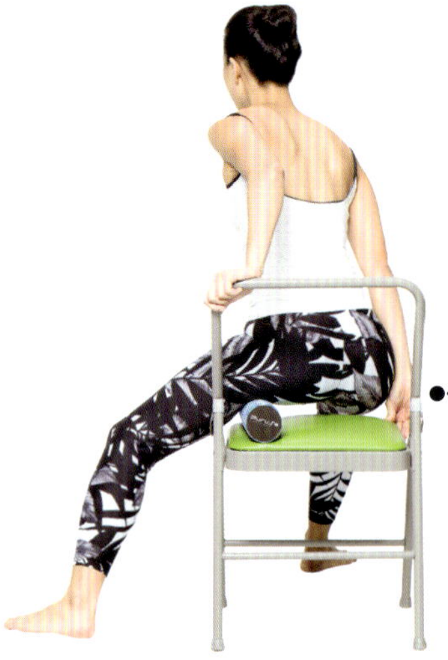

讓臀部離開椅子，重心放置在滾筒上方。

C 腰髖足區

鬆筋按摩部位

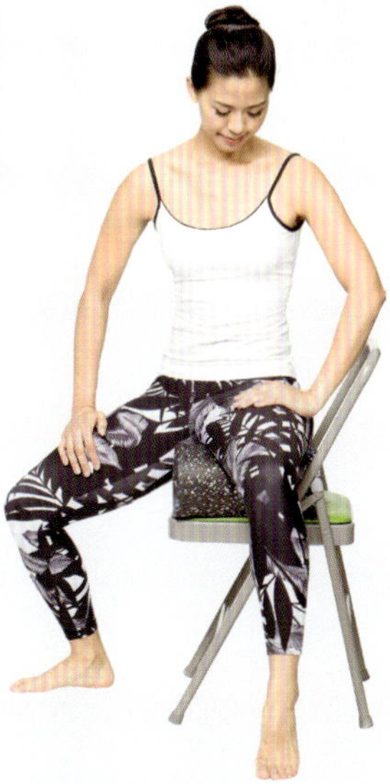

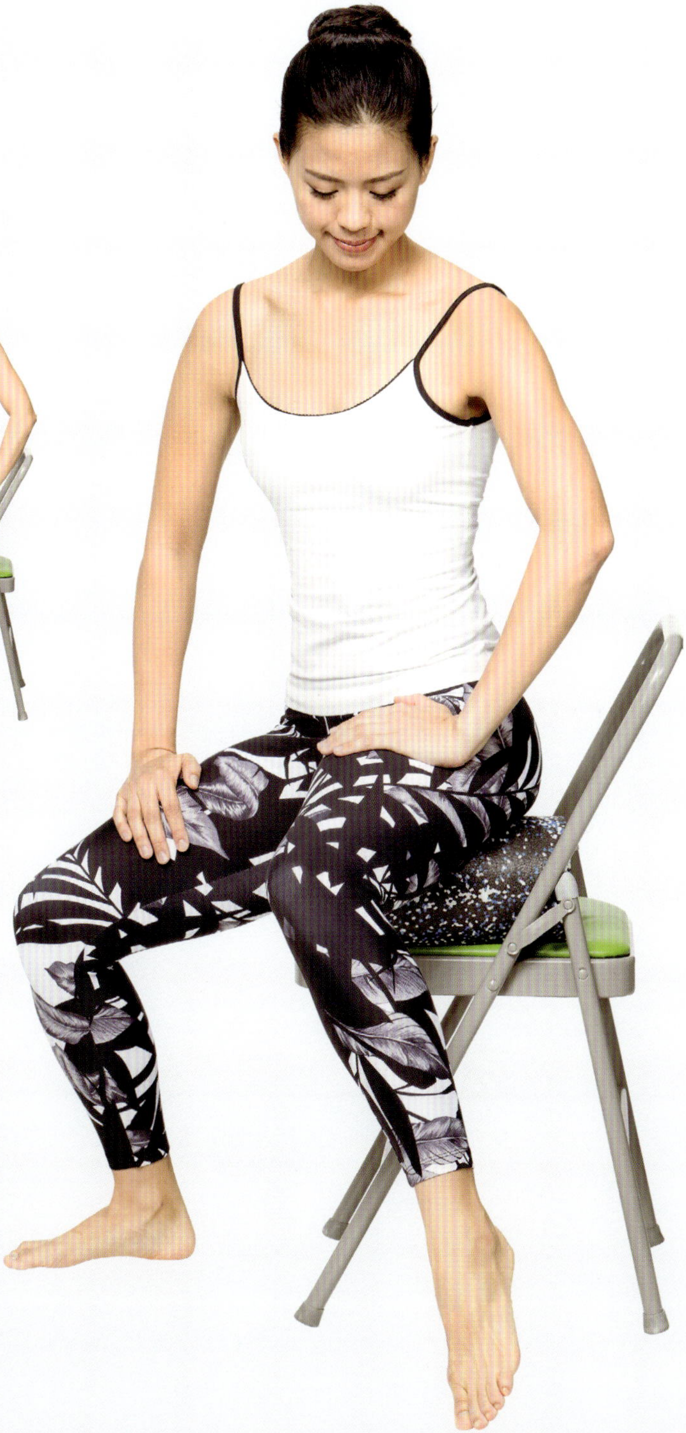

1 大滾筒置於腿後，屁股離開椅子。大滾筒高度較高，坐定時需注意身體的穩定度。

2 大滾筒可以直接操作橫推按摩。

C-9

腿後下

POINT

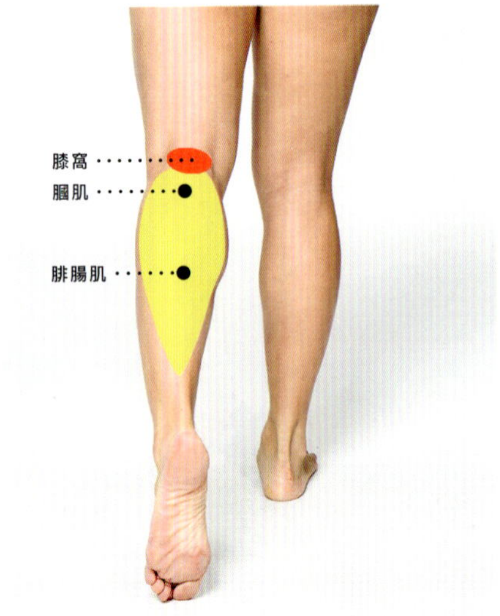

參考位置　腿後下、膝窩

對應肌肉　膕肌、腓腸肌

按摩位置　膝蓋彎屈，位於膝窩與小腿最上端的兩側可以按摩到腓腸肌與深層膕肌，沿著中間向下可以按摩腓腸肌的肌間隔。

久蹲再站立時覺得膝蓋無法伸直，體前彎練習時如果覺得膝蓋後側很緊繃，先按摩這裡！

也適合容易腰酸，站姿前彎腿後很緊繃，以及長時間久站、久坐與疲勞緊繃的人。

按摩工具　按摩球，約直徑5公分、瑜伽磚、椅子

C

腰髖足區

鬆筋按摩部位

1 擺一塊瑜伽磚在膝蓋後下方（膝窩），瑜伽磚上方擺放按摩球。

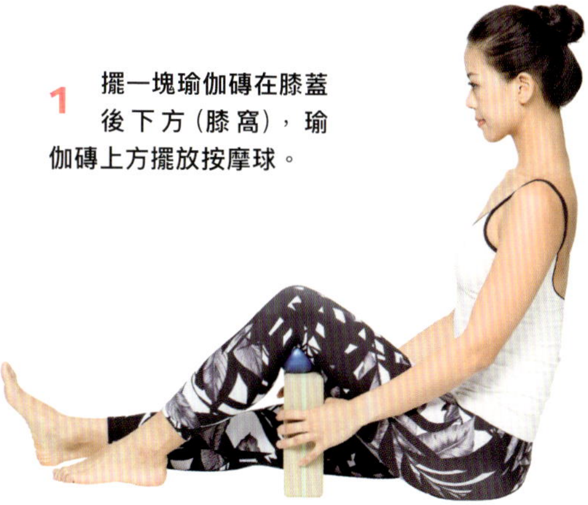

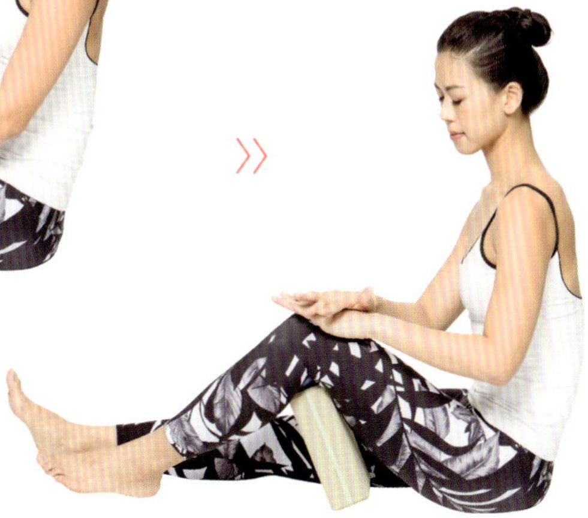

2 再將磚頭向前成斜前方擺放，這時候按摩球會壓在腿後側的頂端。

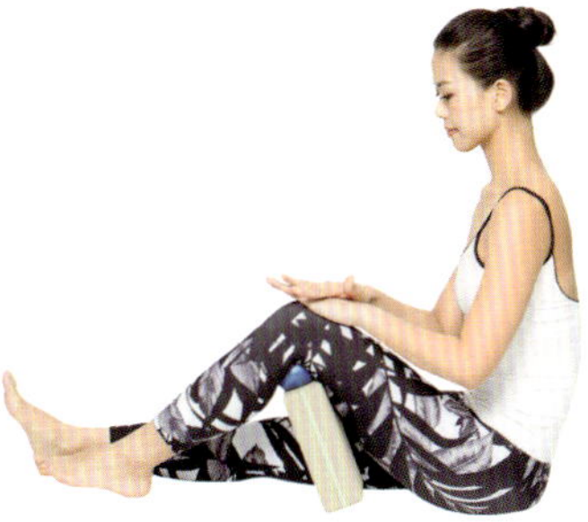

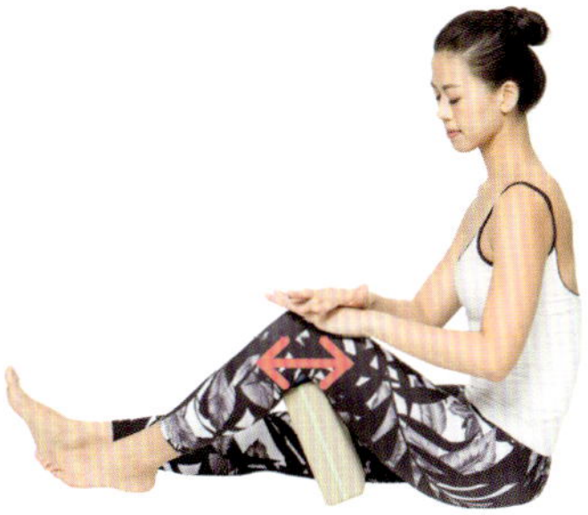

3 膝蓋先左右移動看看，會發現左右兩邊各有一條筋（韌帶）扣住外側，把球放在左右兩條韌帶的旁邊操作按摩。手扣住瑜伽磚前後移動（橫推按摩）。

4 將腿伸直做牽引按摩，手固定瑜伽磚，膝蓋彎屈伸直約10~15次。

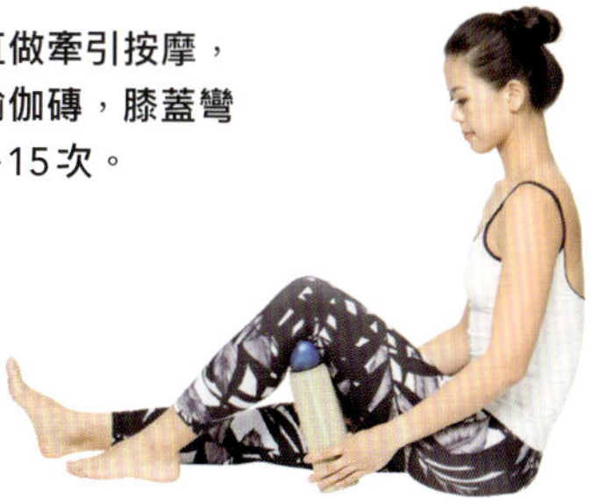

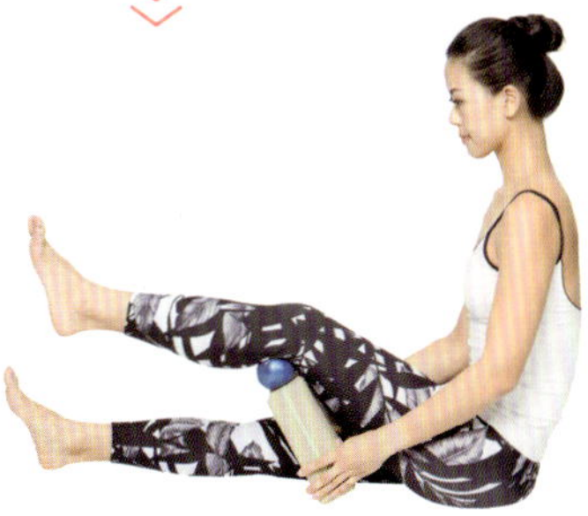

椅子上的腿後側按摩

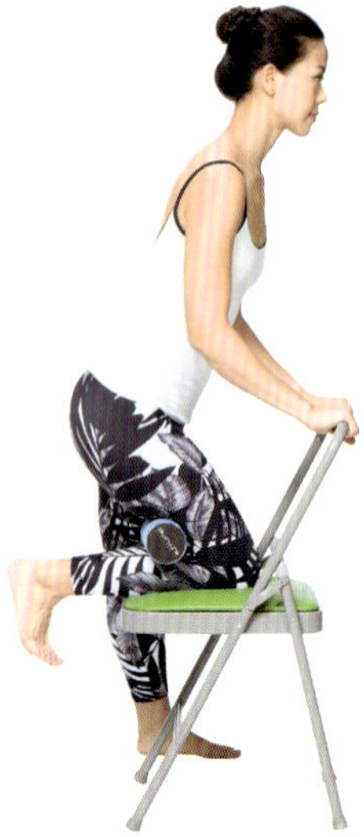

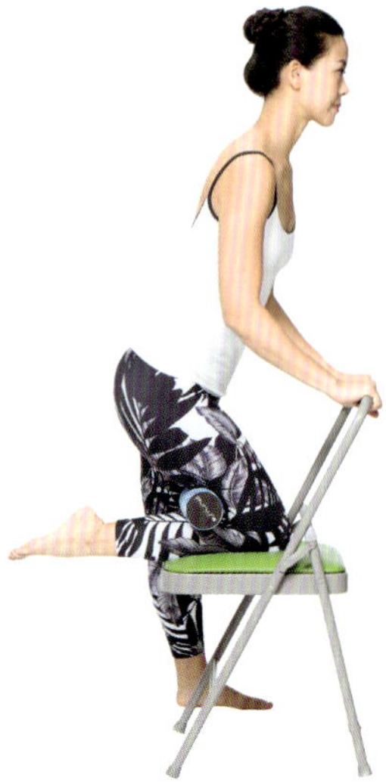

1 透過滾筒做整個小腿後側腓長肌的肌肉按摩，直接垂直加壓短暫停留。勾伸腳板做腿後側的牽引按摩。

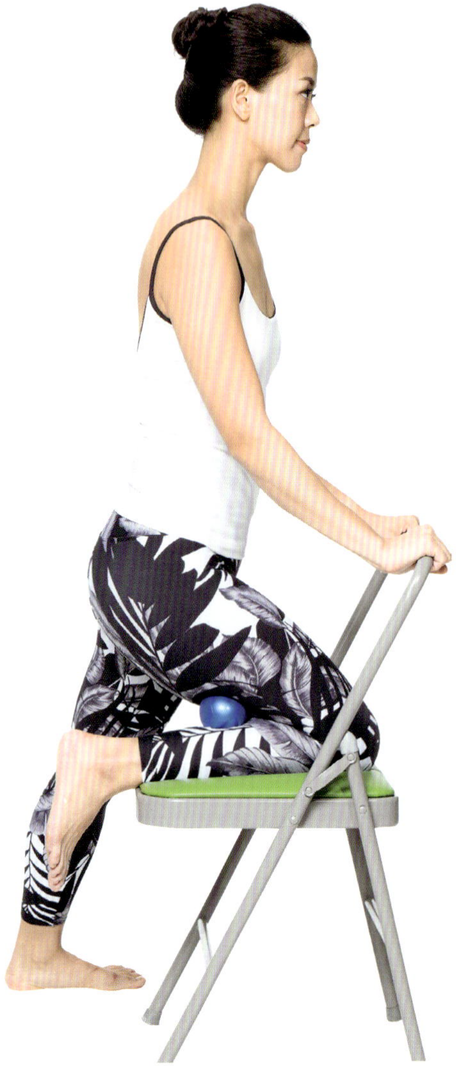

2 按摩球的操作方式相同，垂直加壓與牽引。

C

腰髖足區

鬆筋按摩部位

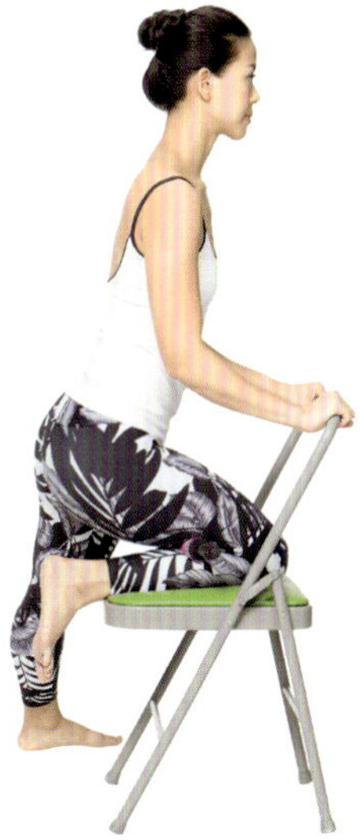

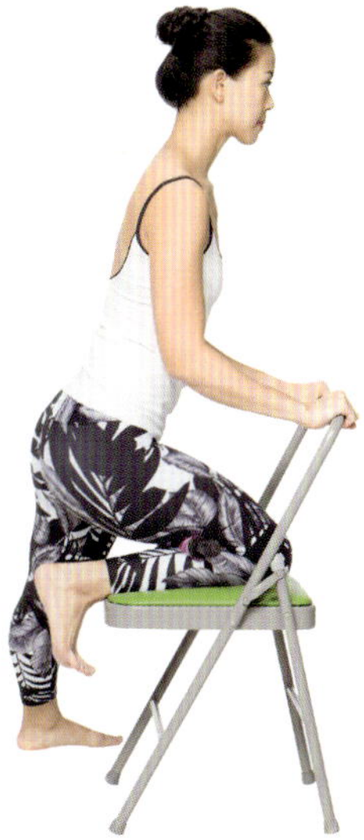

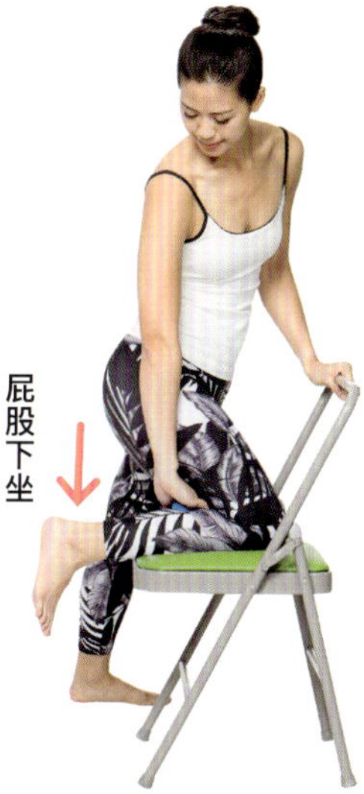

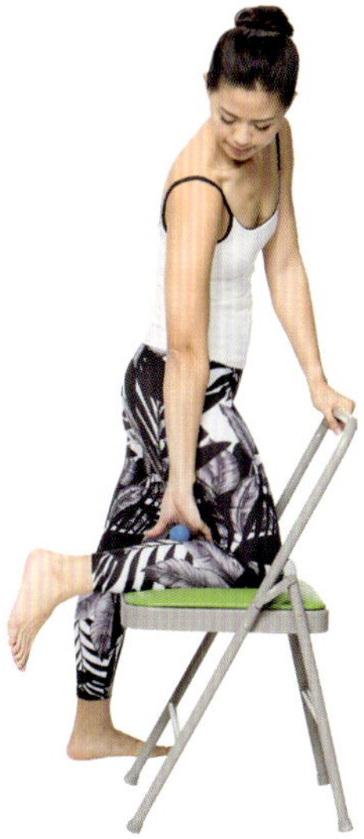

3 也可以使用滾軸或圓徑較小的工具來操作。例如：擀麵棍、保鮮膜中心紙軸等。

4 小腿腓腸肌中間有一個肌間隔，透過跪姿進行，手掌托著按摩球之後，擺放在小腿的中間再往下坐，按摩停留時間約3~5秒。肌間隔按摩選用的按摩球直徑建議約3~5公分略硬質材質。

C-10

足底

POINT

重點部位 趾骨關節間隔、足內弓、足外弓

對應肌肉 足部蚓狀肌、拇展肌、小趾展肌

按摩位置

趾骨關節（彎曲腳趾的關節）下方，與每一個趾骨之間的間格是足部蚓狀肌的按摩點，足內弓按摩拇展肌，足外弓按摩小趾展肌。

按摩工具 按摩球，約直徑5公分、瑜伽磚

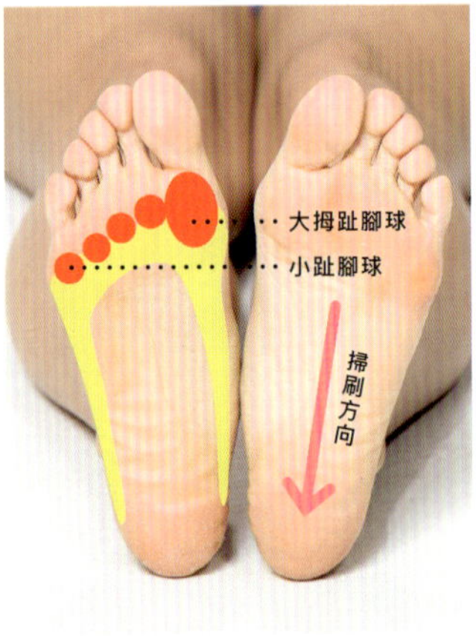

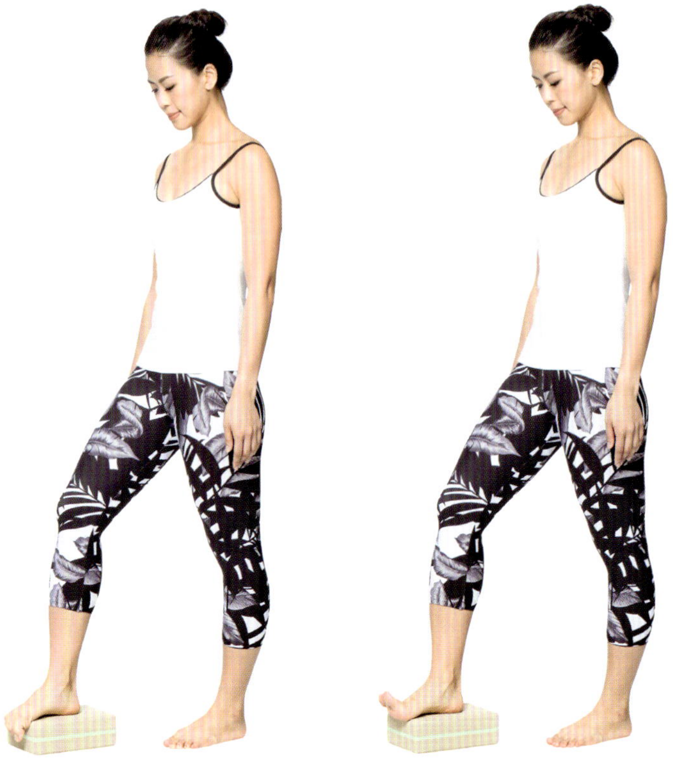

準備動作

踩在瑜伽磚上，腳趾向外懸空，彎曲腳指看看，把關節彎曲位置對齊瑜伽磚邊緣。

C
腰髖足區
鬆筋按摩部位

趾骨關節下緣按摩

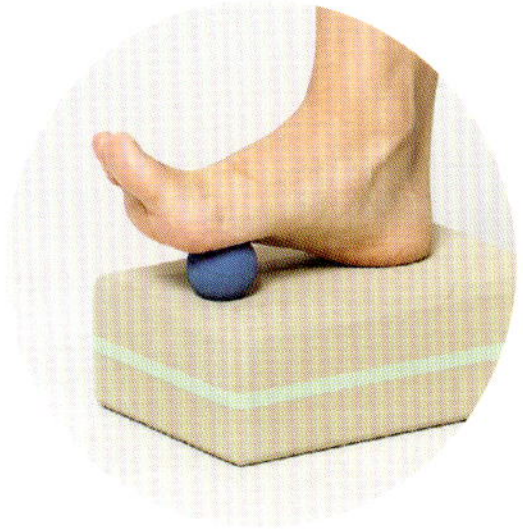

1 腳趾向外懸空，彎曲腳趾看看，把腳趾彎屈皺折位置下方擺放按摩球。從上方看足背腳趾彎屈時突出的關節點下方，是擺放按摩球的位置。
建議選擇直徑約3~4公分的按摩球。

2 把按摩球擺放在腳趾關節彎屈位置的下方與趾骨之間的間隔。
在每一個趾骨關節間隔下方各按摩一次（牽引按摩方式——屈曲腳趾）。

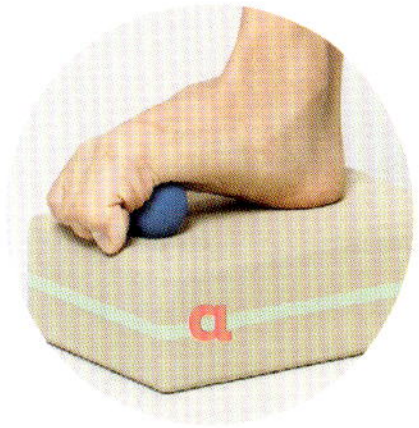

大拇指跟第二腳趾中間

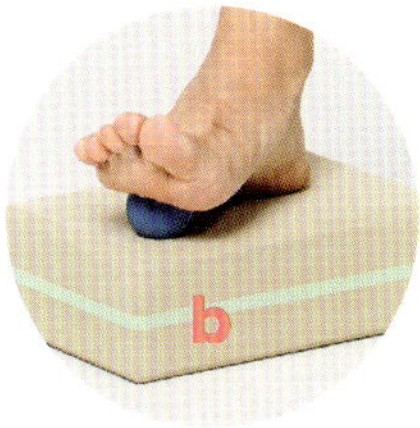

第二跟第三腳趾中間

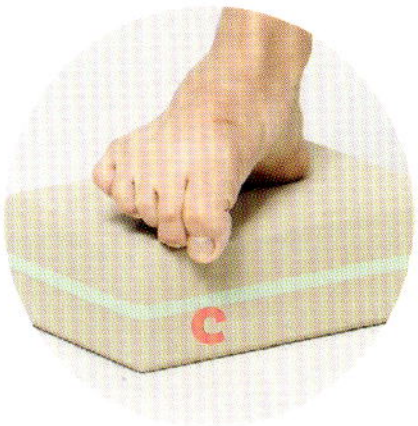

第三跟第四腳趾中間

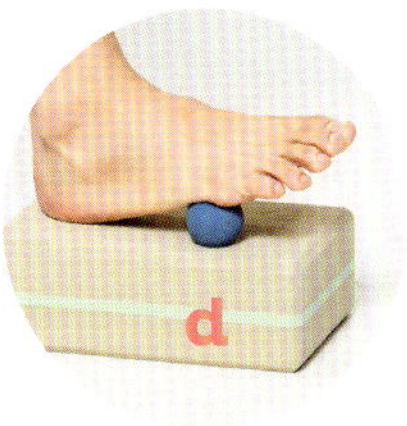

第四跟小趾之間間隔

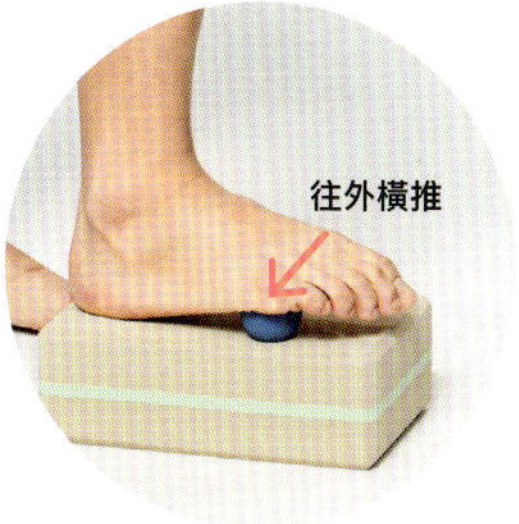

3
移動到小趾外側，用橫推按摩方式按摩小趾外的小趾展肌。

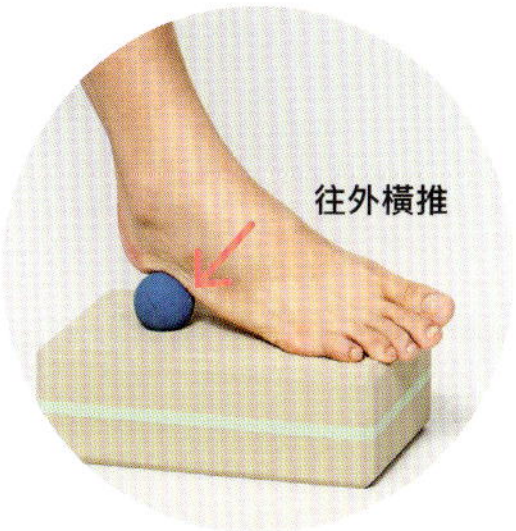

5
小趾展肌後段腳跟外側按摩。前腳掌點地，腳跟離地，球按摩腳跟外側。

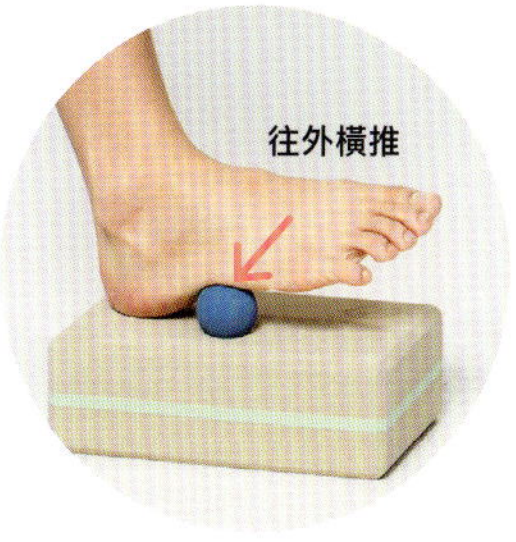

4
小趾展肌中間區段橫推按摩。
前腳掌離地，腳跟為中心點腳掌左右小幅度移動。

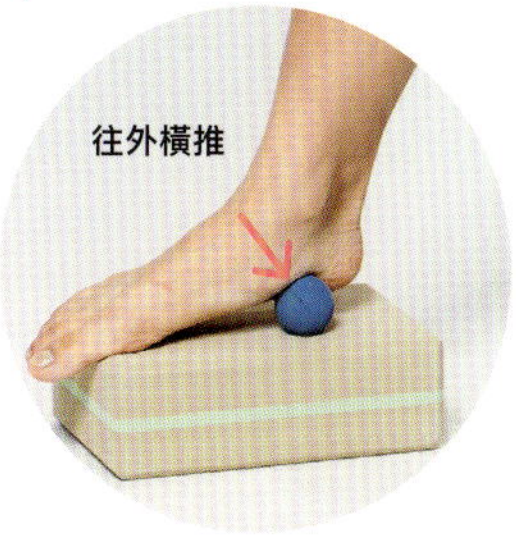

6
腳底內側、足內弓、拇展肌按摩。前腳掌點地，腳跟離地，球按摩腳跟內側。

足內弓按摩

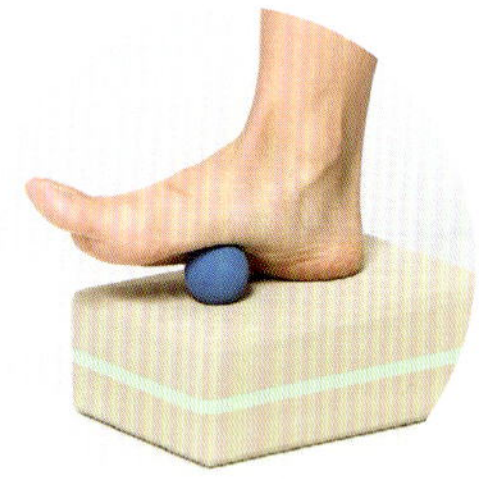

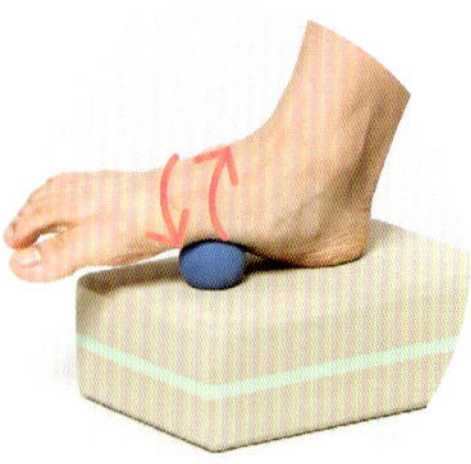

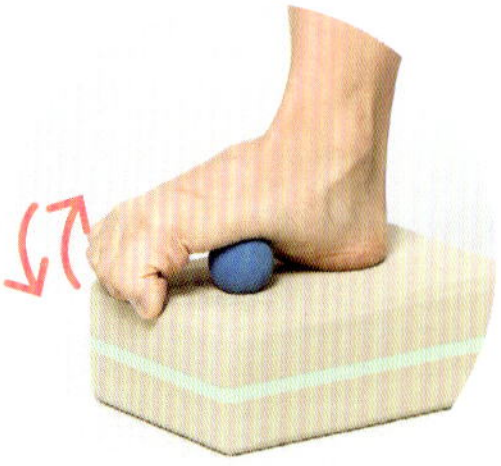

1 按摩球放於足內弓位置。

2 前腳掌左右小幅度擺動，橫推按摩。

3 屈伸腳趾的牽引按摩。

足底滾筒掃刷

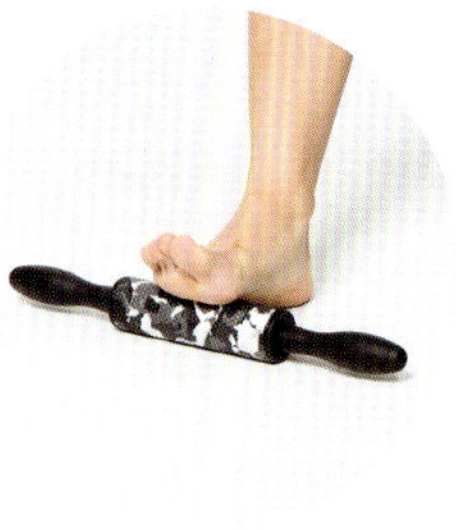

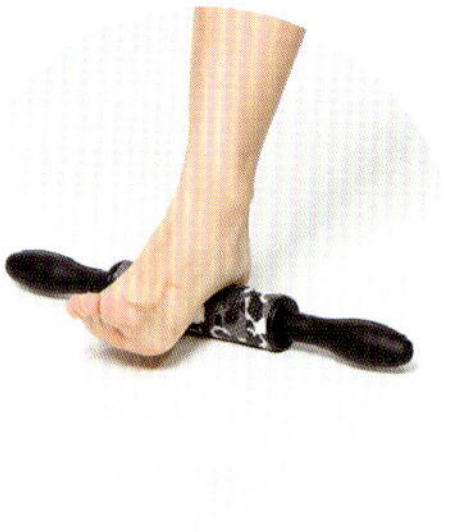

中間區——單一方向掃刷，由前方掃刷到腳跟。

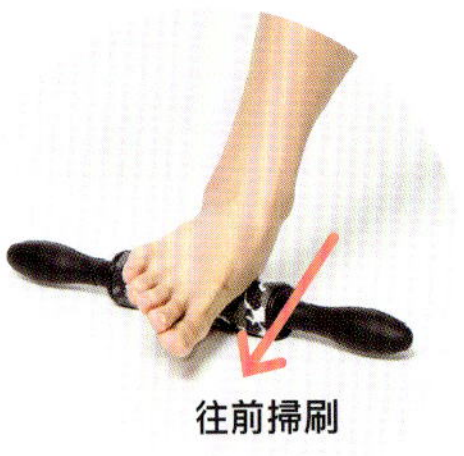

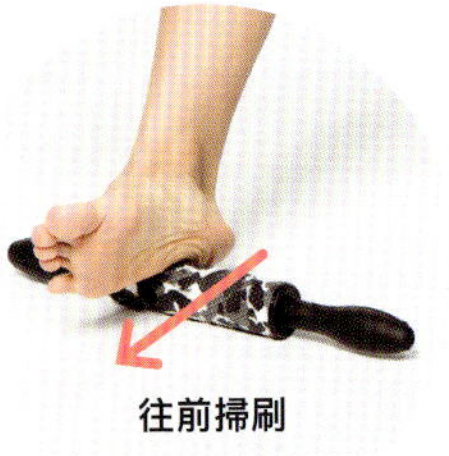

足內弓——拇展肌掃刷　足外弓——小趾展肌掃刷

足底中間區段掃刷

建議使用網球或軟性按摩球壓滾

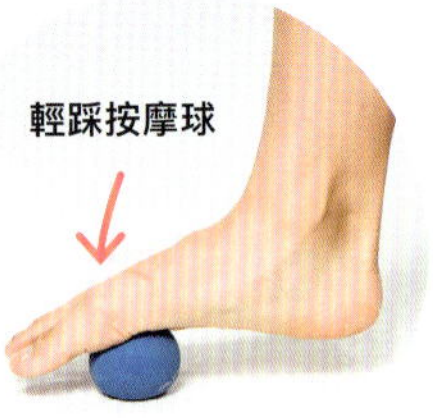

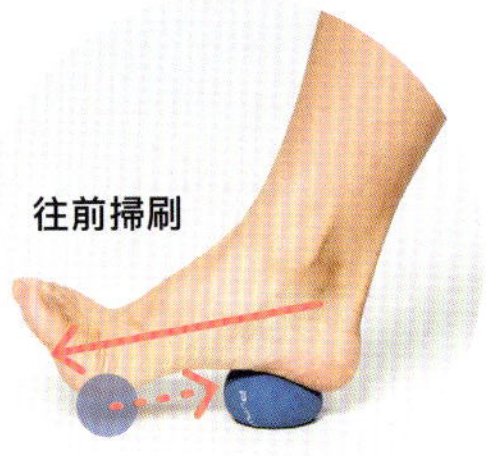

單向滾動，由前滾壓到後側腳跟。每次快速掃刷20~30下。提高足底本體感覺神經傳導。

C 腰髖足區 鬆筋按摩部位

推薦滾軸三種操作方法

● 肌肉起始點成一線的操作

從關節一次推往另一個關節，滾壓的過程中能輕易察覺到高張力的部位。滾輪以等速緩慢滾壓時，接觸到較緊繃的肌肉束會明顯感覺前進速率變慢。

● 類似刮痧的操作方式

單方向多次小幅度的操作，每次滾壓的距離約3~5公分。

● 快速掃刷

輕而快的掃刷，從關節掃刷至另一個關節，用來促進本體感覺神經。

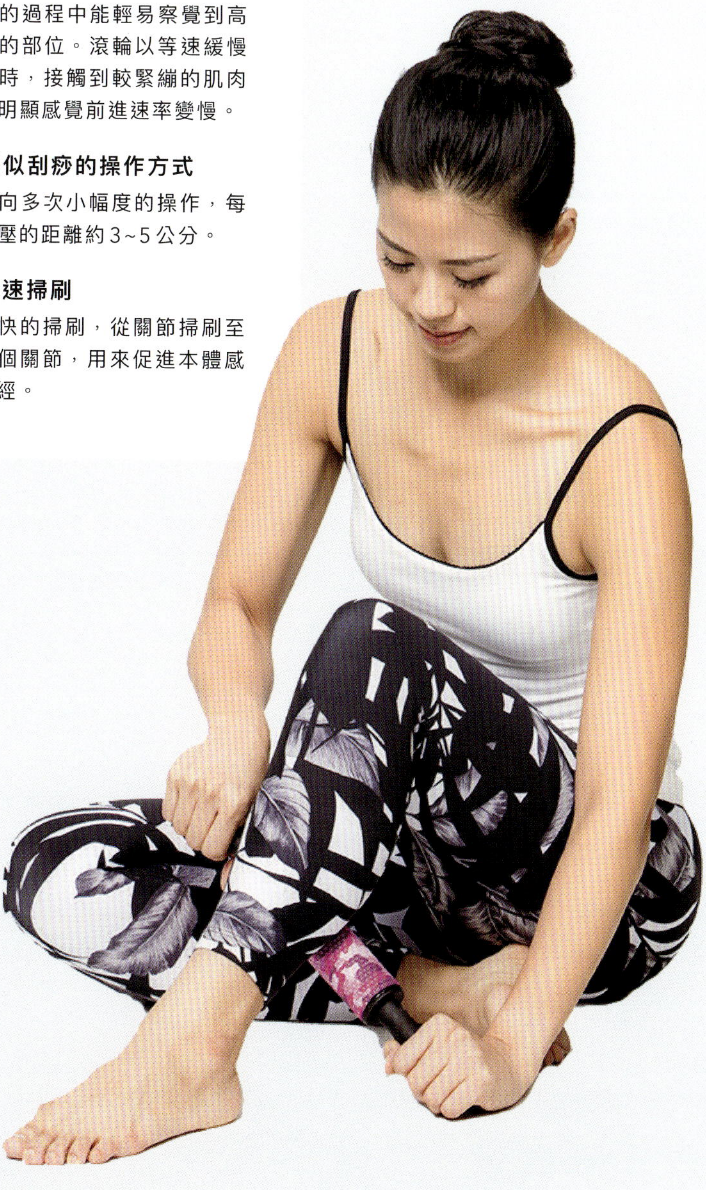

滾軸下肢應用

滾軸非常適合使用在下肢的自我操作與幫他人操作使用，
單方向滾動操作方式可整理肌筋膜方向與促進液體流動。

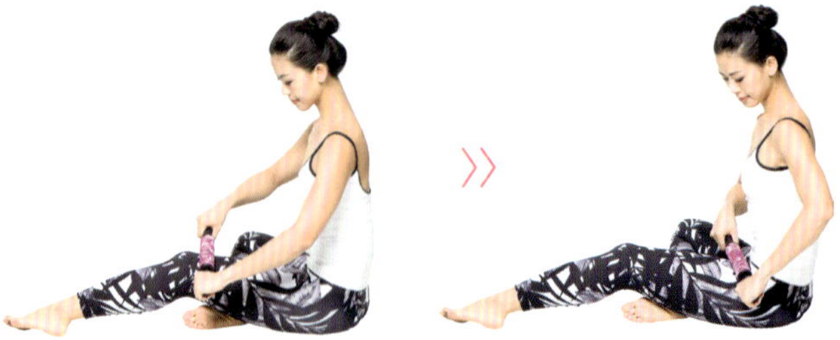

1

大腿前外側

從膝蓋往上單方向掃刷。

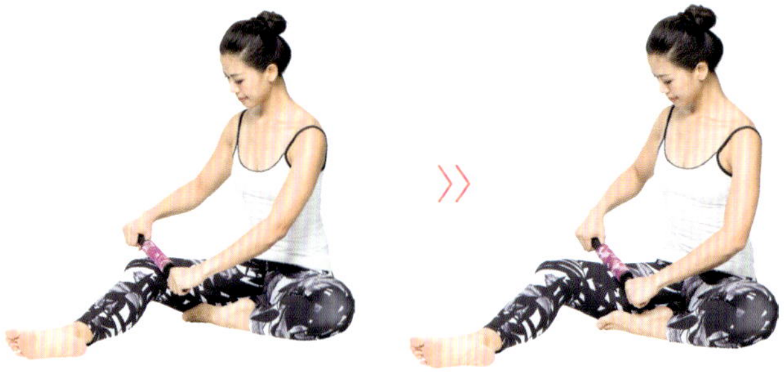

2

大腿內側

屈膝微彎，由膝蓋往上操作，大腿外側可墊磚頭或其他物品增加穩定。

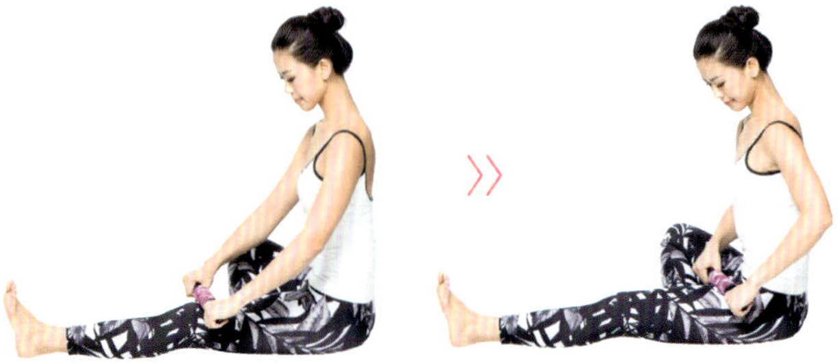

3

大腿前側

股直肌操作，由膝蓋往上操作。

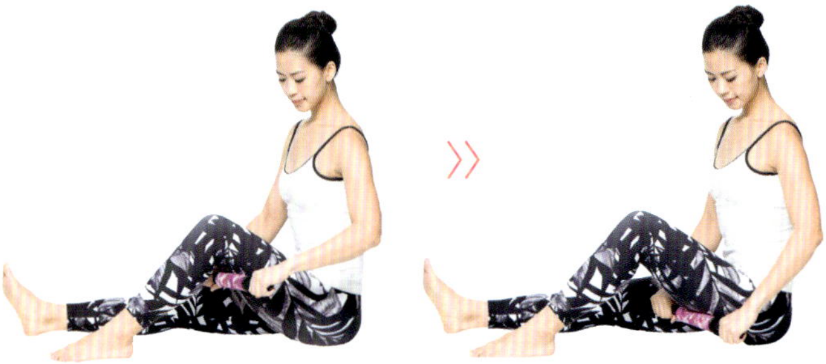

4

大腿後側

屈髖屈膝，由膝窩向下操作至臀部。

5

小腿後側

後側可分為兩至三個角度操作。

- 偏外側：滾軸手把內下外上來操作。下方手把單邊固定，外側手單邊向上。

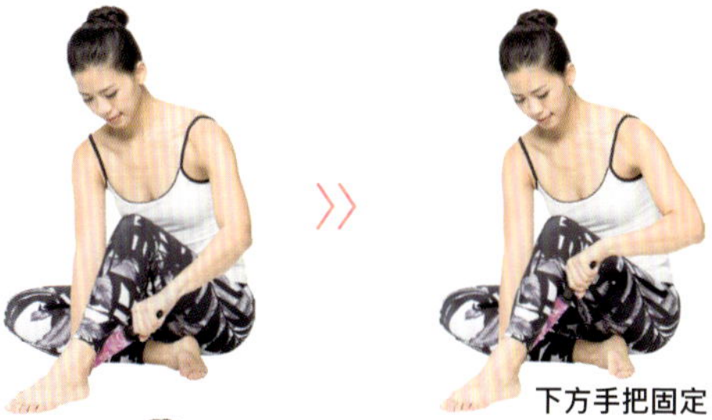

下方手把固定

- 偏內側：更改手把位置外下內上，按摩小腿後偏內側的部位。內側手單邊向上，下方手把單邊固定。

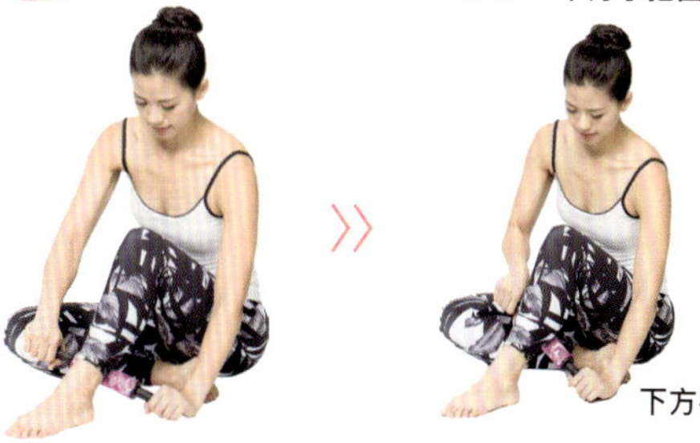

下方手把固定

6

小腿內側

與大腿內側操作的擺放相同，因此小腿內側與大腿內側可接連操作！

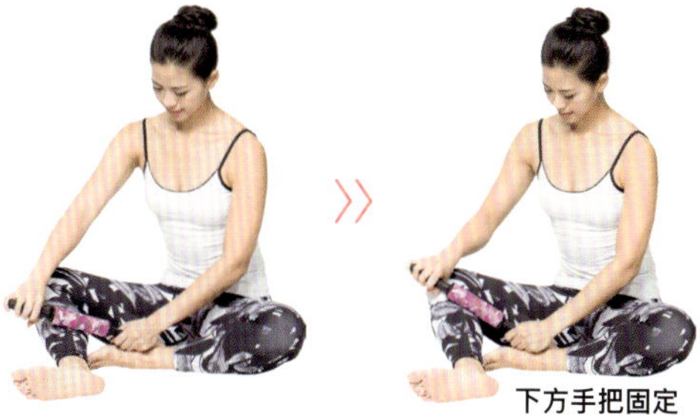

下方手把固定

7

小腿外側

可由足外踝上方向上操作。

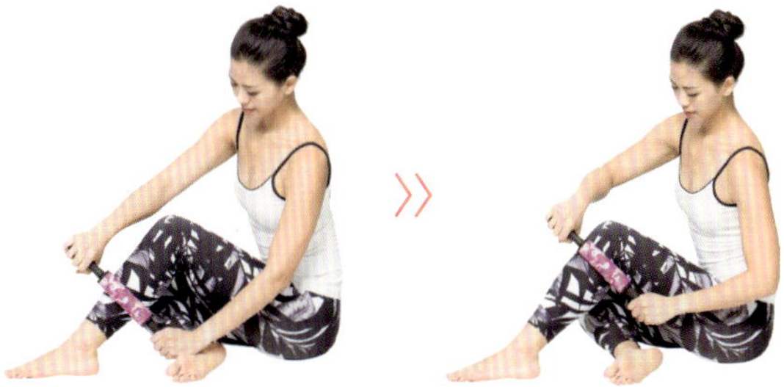

小腿前側

由下向上操作。

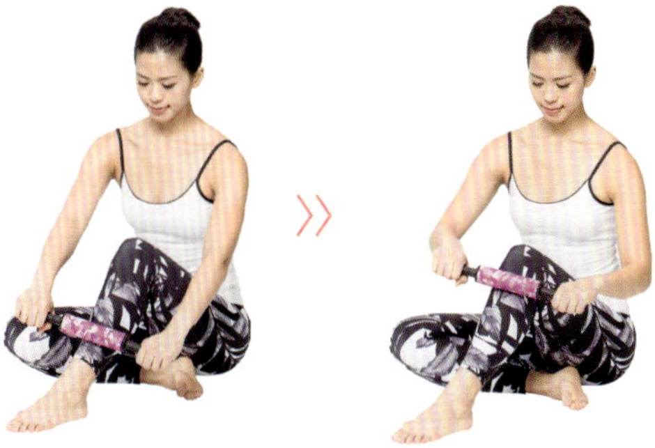

SELF MYOFASCIAL RELEASE Q&A

筋厲害！師傅幫幫我

肌筋膜超放鬆 Q&A

按摩時機、工具評比、風險禁忌常見問題全解析

Q1 自我按摩能治病嗎？

小叮嚀 **自我按摩能促進「自療」，但不等於「治療」。**

按摩確實有緩解身體某些不適感、放鬆情緒壓力、促進微損傷自癒等增益健康的作用，但是並不能取代醫療，因此，不宜把按摩當成身體生病時的主要醫治方法或急救來使用，而是應作為平時的日常保養，並配合適度的運動，提升身體的靈活度和氣血循環，當成一種長期維護健康的基礎。

尤其，按摩不適用於任何急性傷害，像是已經產生劇痛、明顯腫脹、開放性傷口、骨折脫臼等情況絕不可施以按摩，這些情況應尋找專科醫生協助，不要自行處理，以免造成更嚴重的傷害。

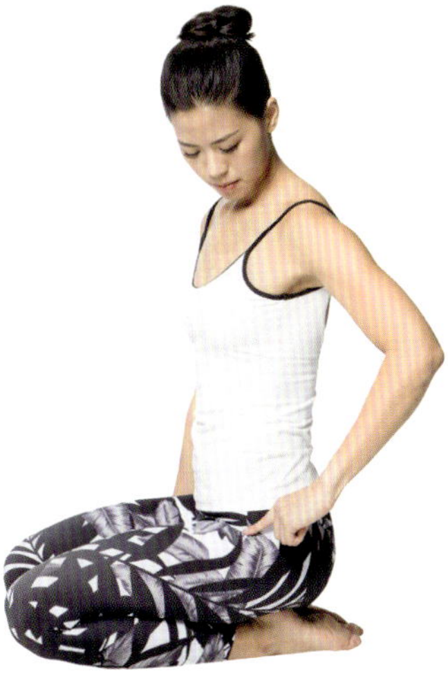

Q2 身體的任何部位都可以按摩嗎？

小叮嚀 **按摩時請勿直接按壓骨骼、脊椎與關節的部位。**

按摩應該針對身體的軟組織，如皮下淺筋膜、肌肉、深層肌筋膜等。在骨骼上直接加壓不會有任何放鬆的效果，尤其有骨質疏鬆的人要更加小心。肋骨、鎖骨等肌肉層較少的部位，過於強硬的施予壓力，很可能會壓裂或壓斷骨頭。

脊椎部位也不適合直接給予壓力，分段來看：胸椎至少還有肋骨的固定撐持，但頸椎與腰椎在沒有其他保護的情況下被按壓，一旦壓力太大，會影響到整體脊椎神經的傳遞，造成身體動作控制上出現問題。

關節也是人體結構上脆弱的一環，當關節產生活動度受限或疼痛問題時，如動過關節融合手術、關節炎、關節錯位、關節脫臼、關節固定手術、人工關節置換手術、關節粘黏等等，都不適合自我按摩。

⚠ 使用按摩工具時要很注意擺放的位置，滾筒和按摩球等工具都不要直接擺放在頸椎、鎖骨、肋骨（11、12浮動肋骨）、胸椎、腰椎、關節等人體脆弱的部位。

Q3 哪些人、哪些情況不適合按摩？

小叮嚀 **衡量自我身體狀況，隨時調整適合當下的按摩計畫，才能真正獲得正面效果。**

按摩是很生活化、個人化的保健方法，在沒有特殊疾病和體質正常的情況下，多數人都能自行操作，並感受到潛移默化的身心療癒效果。然而，也因為按摩會施予身體壓力、促進血液循環，身體若有腫瘤、發炎、傷口等情況，或是身體很虛弱、急性發炎期等特殊時期，就不能隨意的按摩；另外，如果以正常力道按壓某個部位，卻發出強烈的疼痛感，也要立即停止操作。以下情形皆應諮詢專科醫師，以治療方法為主，勿隨意按摩身體。

● 外力創傷

按摩不適用於各種急性傷害、扭傷、挫傷、骨折等情況，外力造成的開放性傷口也不宜按摩。

● 腫瘤與炎症

不可按摩有腫瘤、癌症、發炎、腫脹處，或是按壓會感到極度疼痛、灼熱、電麻等不舒服的部位。

● 關節疾病

按摩不適合處理關節的問題，如關節炎、關節錯位、脫位、半脫位、關節融合、固定手術、關節沾黏等情況。

● 血管異變

已有血管硬化問題或靜脈曲張的部位，皆不建議做推壓、掃刷、滾動等各種按摩操作，以避免血塊剝落造成血栓。

● 慢性病患與孕婦

患有高血壓、心臟病、骨質疏鬆、懷孕等特殊身體狀況下，應避免按摩力道過大、過久，以免反而造成傷害。可諮詢專科醫師和專業按摩師之後，調整自我按摩的計畫。孕婦尤其有一些特定部位不可按壓，避免子宮過度收縮造成流產或早產。

疼痛瘀血異常現象

如果不知道自己的身體狀況是否適合按摩，但發現按壓時越按越疼痛、放開後還會隱隱抽痛，或疼痛感久久不會消失、正常力道按摩卻很容易瘀血，有以上這些現象，都請盡快到醫院做檢查。

Q4 「深層按摩」是指要很用力按壓、感覺會痛才有效嗎？

小叮嚀 **按摩力道要足、要深，不是以「按到痛」為判斷，需運用「姿勢擺位」加上「正確的按摩手法」。**

自我按摩的目標雖然要深入深層肌筋膜，但要注意操作的力道不要太大，過度的疼痛對一般人來說，反而可能會讓肌肉、筋膜更加緊繃。過度疼痛還會造成心跳與血壓飆高，對於患有高血壓、心臟病的人是一大風險，對於孕婦也會增加子宮收縮的危險。

如果人體持續在高壓力與疼痛中，除了心跳、血壓會升高之外，呼吸也會變得急促，這時候交感神經會亢奮起來，導致整個人處在備戰狀態，連帶會造成腸胃蠕動下降、胸悶、消化不良、血管收縮、四肢的血流減少而導致冰冷、發麻等現象。拿捏按摩的適度力道，必須經過正確的學習和多加練習與感受，觀察身體的反應來做適合個人的調整，以免造成更嚴重的傷害。

疼痛級數這樣判斷

疼痛度以「不痛0分~10分最痛」來分級的話，建議按摩操作時維持在「6分痛以下」，或觀察自己呼吸的狀態，在感覺放鬆、能自然平緩的呼吸狀態下進行按摩為宜。

即使自己感覺疼痛度在6分以下，但按壓的過程中卻讓你的呼吸變得不順暢，這樣的壓力也算是過大喔！要立即調整減輕力道。

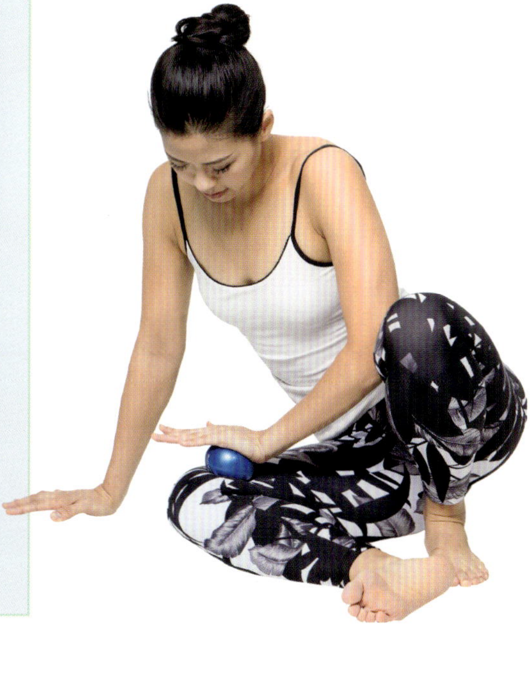

Q5 聽說按摩腿部可以改善「靜脈曲張」，是真的嗎？

小叮嚀 **按摩能舒緩腿部壓力，預防靜脈曲張；但若已形成靜脈曲張則不宜用力按壓。**

很多人認為「靜脈曲張是因為壓力負荷過度，所以用按摩來紓解壓力應該沒錯。」但是該如何改善靜脈曲張的問題，必須先了解形成的原因與嚴重等級，一般而言，下肢靜脈曲張形成的原因，多為血管壁缺乏彈性，或是靜脈瓣膜功能不全而產生逆流，再加上平常久坐、久站等重力因素，下肢靜脈在長期高度壓力的狀態下，造成靜脈血管撐大擴張，擴張後逆流情況變得更嚴重，因此形成惡性循環。

● 預防勝於治療效果

當靜脈曲張問題尚未形成時，施作「按摩」或加上穿著預防性的「彈性襪」等護具，有助於保持血管壁的彈性。如果靜脈曲張的問題已經產生，按摩的效果其實就很有限，情況嚴重時還需透過針劑施打和靜脈曲張手術來解決問題。

靜脈曲張多發生於人體的下肢，下肢靜脈血管因為功能不良造成擴大後，皮膚與肌肉組織也會受到不正常的高壓，使下肢呈現腫脹、痠痛、皮膚癢、變色或出現潰瘍，依照嚴重程度可分為三級：

第一級 淺層輕微的下肢靜脈曲張，腿部皮膚有細細的紫紅色血管出現。

第二級 腿部出現網狀的血管擴張。

第三級 腿部突出一顆顆或條狀類似蚯蚓的青筋。

第三級的靜脈曲張要避免在局部或附近做按壓、掃刷、滾動等任何按摩動作，以免發炎或更嚴重的血塊剝落阻塞血管！

● 不當按摩當心靜脈炎、血栓風險！

靜脈曲張適合按摩嗎？中山醫院血管外科主任黃小進醫師明確表示：「肯定推不好。」臨床中，很多患者以為推拿、按摩、刮痧可以治療或緩解靜脈曲張的情況，其實這些方法不僅不能治療，反倒可能引起相反的效果，一方面可能會延誤病情，甚至合併血栓性的「淺靜脈炎」，尤其是過度用力的按摩，組織受到的損傷會加速創傷性靜脈炎的發生。

特別是有血栓症狀的病人，推拿、按摩、刮痧可能會導致血栓脫落，將栓子推散到深靜脈，導致「深靜脈血栓」，甚至發生「肺栓塞」，造成生命危險！曾有醫院患者就是發生類似的情況，因為靜脈曲張引起了肺栓塞，主要就是因為靜脈曲張往往會合併靜脈炎，如果平常缺乏運動、血液不太流動，就更容易形成血栓這種危險因子。

一般血栓會形成在淺靜脈裡，也就是肉眼所見的「蚯蚓」裡面，有時候靜脈裡已經有一些血栓狀態形成時，血液還是在繼續往上流動，這樣就可能使血栓掉到深靜脈、回流到心臟、再循環到肺，進而形成肺栓塞的危險。所以，千萬不要試圖用按摩治療靜脈曲張，應改變生活中錯誤的姿勢和工作型態，並且就醫診治和穿戴適當的護具來改善。

Q6 是不是哪裡痠痛就按哪裡？

小叮嚀 **找出製造痠痛的真正「加害者」，才能確實解救「被害者」。**

產生肌肉痠痛的原因非常多，可能是血液循環不良所導致，或是肌肉被過度拉長所引起，也有可能是肌肉在已經缺乏伸展性的狀態下還被更加拉長，平常運動後的疲勞代謝物堆積，也會使身體產生痠痛感，如果肌筋膜張力失衡，造成某部位受到刺激，也會出現痠痛症狀，就連某些感冒病毒也會導致痠痛……生活中各種原因幾乎都有可能會產生痠痛。

● 找出痠痛的真正原因

在自我按摩時，建議要找出造成痠痛的源點，除了病毒感染、外力傷害、疲勞損傷或腫瘤等等非肌筋膜張力引起的痠痛，這些部分應該要找專科醫師；其它因為肌筋膜問題造成的痠痛，建議大家從本書第四章的「活動檢測」找出「緊繃區」（緊繃的肌肉通常是製造痠痛的加害者），然後優先按摩它，促進緊繃部位的血流量、筋膜滑動能力與伸展性；再來是按摩相對「被迫拉長而變得無力的肌肉區」，一樣要促進血流與肌肉的收縮能力，讓兩側的肌肉張力恢復平衡，就能徹底消除痠痛，恢復良好的活動力。

如果經過自我按摩幾次後，痠痛感並沒有減少，建議諮詢醫生或專業按摩師、物理治療師，協助找出痠痛的真正原因和部位，並且確認自己按摩的操作動作是否確實到位，務必以正確的按摩方法操作到真正的問題源點。

Q7 每天應該自我按摩幾次？按摩時間越久越好嗎？

小叮嚀　為了「促進」還是「放鬆」？善用按摩時機和手法，就可以達到不同的效果。

按摩不是只能幫人體放鬆、好眠，同時還能讓人變得更有活力，具有一體兩面的神奇作用。透過呼吸的吐納和按摩手法的改變，按摩可以發揮「促進活化」或是「放鬆紓解」兩種不同的效果，我們可以在起床後開始一天的工作之前，操作「促進式按摩」，著重血液循環和活絡神經；另外一個按摩的好時機是在睡覺前，透過較為緩和的力量和推開緊繃纖維組織的按摩手法，有助於鬆解一天的疲勞和壓力，作為「放鬆式按摩」。

同樣的，按摩既可用來提升運動表現，也能用來改善運動後的肌肉疲勞。運動前可以用按摩來熱身，有助於提高接下來的運動效果；運動後幫自己按摩片刻，再做伸展動作，能使舒緩的效果更好，減少蘿蔔腿、鐵腿痠痛產生。

在按摩前、後，可以各做一次相同的肌筋膜活動檢測，就能知道當下的按摩是否有效，對身體有什麼改變。另外，按摩的時間並不是越久越好，「少量多次」的操作會比「一次按很久」來得有效喔！為了達到預期的按摩目的，運動前的按摩，同一個按摩位置每次不宜超過1分鐘；運動後的按摩，同一個位置每次不要超過3分鐘。

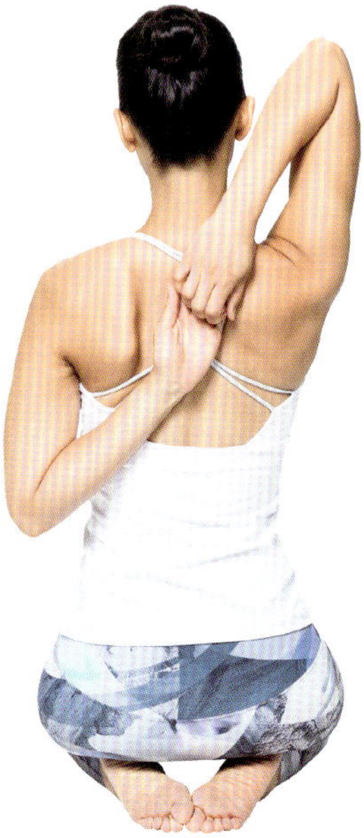

不宜按摩的時機

——不要在吃飽飯後立即按摩

——需要休息時，不要做「促進式的按摩」

——運動前不要過度操作「放鬆式的按摩」

Q8 坊間流行的按摩器和「鬆筋按摩工具」差在哪裡？

小叮嚀 **穴位按摩器主要多用於按壓，滾筒或球做推、滾、掃刷操作更有助於放鬆紓壓。**

市售的各種自我按摩工具，因為理論依據不同、設計的功能和目的不同，建議在使用前先熟悉功能與作用後再使用，避免因不當操作而無法達到預期的按摩效果，還可能不慎把自己給弄傷了。

放鬆肌筋膜的按摩著重在把緊繃、沾黏前兆、結節處推散鬆開，適合搭配滾筒、滾軸、按摩球等工具做橫推、滾動、掃刷、牽引之操作。按摩工具是替代手工技術的一部分，也是按摩效果的重要關鍵，必須同時具有彈性與支撐性，在挑選時，除了要選用多種尺寸以方便淺層、深層組織都操作到，也可參考自己的手指、手掌、手肘等彈性和軟硬度來評估工具的適用性。

Q9 好累懶得動……電動按摩工具的效果好嗎？

小叮嚀 **自己動手比起電動工具有三大優點：能同時做自我檢測、隨時彈性調整、方便操作身體細節部位！**

現在科技很發達，有許多高階按摩椅的設計的確功能很多，也十分舒服，對於紓解疲勞和壓力有一定的功效，但按摩椅的程式設定是有限的，而且無法幫身體做緊繃檢測，也無法因應個人體況彈性調整按摩的部位與力道，更無法操作到身體許多細節之處。因此，如果想讓按摩的效果更好、更仔細，建議可以選擇付費方式請按摩師幫忙，或是學習一套自我按摩的技巧，成為自己的按摩師，在生活中隨時幫自己的健康量身服務！

按摩工具測試&研發改良心得

滾筒不是能滾就好，按摩球光有彈性還不夠；材質、尺寸與表面設計都是品質的關鍵。

我是一位有近20年按摩經驗的按摩師，同時也是具有RYT-200認證的瑜伽老師。從二〇一一年開始，我成為泡棉滾筒與網球按摩的愛好者，早期的按摩滾筒都是實心泡棉製成，使用一段時間後，泡棉會因為經常受擠壓而變軟、塌陷，因而漸漸降低了按摩的效果。

曾有一位運動員試圖解決這個問題，他將泡棉滾筒的內徑改成硬的圓管，又在泡棉表層增加了仿手感的造型顆粒、線條，因為是造型新穎，而且更為耐用，在市場上廣受喜愛。從那時候開始，各家滾筒廠商也紛紛跟進，製作推出各種有表層造型變化的泡棉滾筒，如巧克力磚、圓點、條紋、刺蝟狀、狼牙造型等各式各樣的凹凸紋路，甚至還有在滾筒內加裝震動馬達來提高放鬆效果的產品。然而，這些推陳出新的造型和功能，到底是不是真的符合讓人體放鬆、活化機能所需要的設計呢？我在使用中同步測試效果的過程，逐漸歸納出按摩工具應具備的幾項條件。

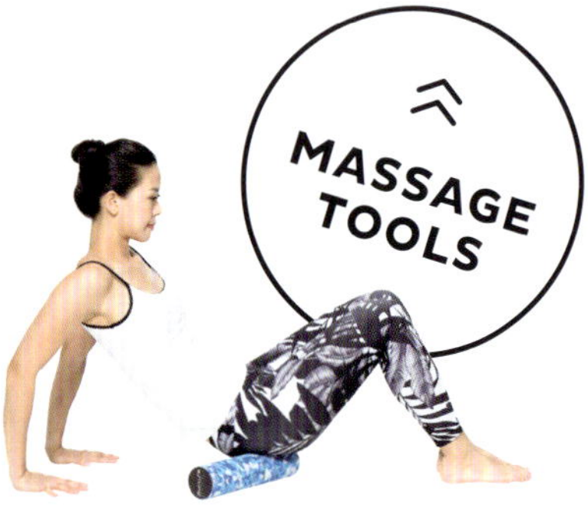

經驗與改良1

手感材質——要兼具彈力與支撐性

使用過眾多的按摩工具之後，最大的心得就是工具必須和「手」具有同質性，也就是軟硬、彈性要適當。如果滾筒泡棉太硬，按壓起來就容易使筋膜繃緊；泡棉如果太軟，又會使得按壓力道無法深入。反觀徒手按摩時我們使用的雙手，手指表層有一層軟組織，裡頭才是骨頭，所以外層柔軟，內層有足夠的硬度來支撐，這樣才能在觸覺舒適的狀態下，將施力推向按壓部位的深層組織，並且不易造成傷害。

市面上多數的實心泡棉在使用一段時間後，泡棉容易變軟、塌陷，普遍達不到我想要的放鬆效果。因此，我從二〇一二年開始着手研究、改良滾筒的材質，一開始用水管外層黏瑜伽墊，發現外層的泡棉厚度也會影響按摩時按壓的深度，經過多次調整，目前自製的滾筒規格在按摩放鬆的效果上，已經高出許多市售的產品。

經驗與改良2

縮小尺寸——按壓效果更深入，方便操作細節

大滾筒因為按壓面積較大，身體有許多部位都很難操作到，以至於按摩放鬆不能完整的進行。因此，我嘗試以圓徑比較小的水管來製作滾筒，使按摩能更精緻的操作到人體的細節，並且提升按壓施力的有效深度。把自己過去近二十年按摩師工作的手法經驗，套用在製作和改良按摩工具上，經過不斷的測試和修改，目的就在於使工具能更接近徒手按摩的感覺和細緻度，並使效果更加提升。

表面平滑——受力平均，避免過壓與相對忽略

在工具表層與皮膚的接觸面上，市售產品的質感、凹凸變化越來越多，表面造型紋路多的工具，其實容易產生一個問題：凸面部分的接觸點，容易對人體過度施壓；凹面處又無按壓效果，落差懸殊。這種工具反而容易造成肌肉和筋膜緊繃，皮膚也比較會感到刺激敏感；而看起來單純的「平面式」工具，按壓在人體軟組織時力道分布最為平均，加上「縮小滾筒圓徑」，更能大幅提高按壓的深度和效果。

從課堂測試邁向國際應用

結合前面三項發現與不斷的精進改良，我們終於有了具體的成果，設計出具備舒適度、按壓深度與能夠平均推開筋膜軟組織的「深層按摩滾筒」，並在開設的筋膜放鬆課程中帶入實際使用。

二〇一四年在台灣高雄Shri Yoga完美瑜伽國際會館Phoebe Chiang老師的邀請下，我將第一代自行開發的滾筒，正式帶入教室開設的常態筋膜放鬆課裡，並持續不斷地修改與設計相配合的按摩動作，終於在二〇一五年底，製作出操作性更為方便的「平面小滾筒」。

二〇一六年開始，與All Yoga Taiwan的Corey Wu老師開設一系列深層肌筋膜放鬆課程，進一步挑出市場中沒有的「五顆按摩球組」應用於按摩操作。直至二〇一七年六月，我們已經開辦超過三十場課程，期間也建立出一套適合大眾居家學習的自我按摩方法。

二〇一七年七月，我們再推出設計改良過的「平面小滾軸」新工具，它的特性在於能提高單向滾動操作的效果，同時也因為縮小了滾軸直徑，增加按摩細節部位時的方便性。

按摩是一門深厚的學問與技術，需要相當多的實際經驗累積，對人體肌骨、臟腑與軟組織構造的認識也要十分透徹，更要懂得實際按摩時的活用與變化。把近二十年的徒手按摩經驗，套用在自我按摩工具的開發，除了在三種按摩工具的研發上有所成果，也歸結出精闢實用的「筋膜自我活動檢測法」、「按摩操作四大技巧」——轉動、單向橫推、牽引、滾動，以及全身性的「深層肌筋膜放鬆技術」，並受到馬來西亞Cyarhine Chee老師與香港瑜伽老師群的邀請，於二〇一七年十月底到馬來西亞，二〇一八年一月到香港，分享這套按摩工具與完整的操作系統。

建議讀者在學習自我按摩時，能跟著本書一步一步做，先依據筋膜活動檢測找出身體緊繃、需要按摩的部位，搭配能使身體更穩定、放鬆的「姿勢擺位」技巧，善用本書所教授的按摩操作技巧和輔助工具，在居家生活中，經常以按摩和伸展動作自我放鬆，療癒身心，享受痠痛消失、手腳俐落、充滿活力的健康人生。

MASSAG

當自己的按摩師

深層肌筋膜自我放鬆術

熱銷回饋版

作者　鄭旭輝
攝影　謝文創攝影工作室
設計　mollychang.cagw.
動作示範　徐慧安（Shine Hsu）
妝髮協力　Summer Wei
特約主編　唐芩
編輯統籌　一起來合作
主編　錢滿姿（二版）

總編輯　林淑雯
出版者　方舟文化／遠足文化事業股份有限公司
發行　遠足文化事業股份有限公司（讀書共和國出版集團）
231 新北市新店區民權路108-2號9樓
電話：（02）2218-1417　傳真：（02）2218-8057
劃撥帳號：19504465　戶名：遠足文化事業股份有限公司
客服專線　0800-221-029
E-MAIL　service@bookrep.com.tw
網站　www.bookrep.com.tw
印製　卡樂彩色製版印刷有限公司 電話：（02）2883-4213
法律顧問　華洋法律事務所　蘇文生律師
行銷協力　一方青出版國際有限公司
地址：台北市大安區青田街2巷18號1樓
電話：（02）2392-7742
E-mail：greenfans95558@gmail.com
FB網址：www.facebook.com/greenfans558

定價　450元
初版一刷　2018年9月
二版一刷　2025年3月

缺頁或裝訂錯誤請寄回本社更換。
歡迎團體訂購，另有優惠，請洽業務部（02）2218-1417 #1124

國家圖書館出版品預行編目(CIP)資料
當自己的按摩師：深層肌筋膜自我放鬆術 / 鄭旭輝著；-- 二版.
-- 新北市：方舟文化出版：遠足文化發行, 2025.03 ;224面 ;17×23公分. --（生活方舟：4023）
ISBN 978-626-7596-31-9（平裝）1.肌筋膜放鬆術 2.按摩　418.9314　113017704

誌謝
特別感謝瑜伽海洋會館提供服裝贊助、Taimat瑜伽系列產品提供工具贊助、維氏影業文創空間協助影片拍攝